国家卫生健康委员会"十四五"规划教材

全国高等中医药教育教材

供中医学、针灸推拿学等专业用

推拿手法学

第4版

主　编　刘明军　龚　利

副主编　李长辉　周运峰　罗　建　房　纬

U0284572

人民卫生出版社

·北京·

图书在版编目（CIP）数据

推拿手法学 / 刘明军，龚利主编 . —4 版 . —北京：
人民卫生出版社，2021.6（2024.7 重印）

ISBN 978-7-117-31550-0

Ⅰ.①推… Ⅱ.①刘…②龚… Ⅲ.①推拿 – 医学院
校 – 教材 Ⅳ.①R244.1

中国版本图书馆 CIP 数据核字（2021）第 096888 号

人卫智网	www.ipmph.com	医学教育、学术、考试、健康， 购书智慧智能综合服务平台
人卫官网	www.pmph.com	人卫官方资讯发布平台

推拿手法学
Tuina Shoufaxue
第 4 版

主　　编：刘明军　龚　利
出版发行：人民卫生出版社（中继线 010-59780011）
地　　址：北京市朝阳区潘家园南里 19 号
邮　　编：100021
E - mail：pmph @ pmph.com
购书热线：010-59787592　010-59787584　010-65264830
印　　刷：北京顶佳世纪印刷有限公司
经　　销：新华书店
开　　本：850×1168　1/16　　印张：12
字　　数：300 千字
版　　次：2001 年 7 月第 1 版　　2021 年 6 月第 4 版
印　　次：2024 年 7 月第 4 次印刷
标准书号：ISBN 978-7-117-31550-0
定　　价：52.00 元

打击盗版举报电话：010-59787491　E-mail：WQ @ pmph.com
质量问题联系电话：010-59787234　E-mail：zhiliang @ pmph.com

编　委 （按姓氏笔画排序）

王永亮（黑龙江中医药大学）　　范志勇（广州中医药大学）

刘明军（长春中医药大学）　　　罗　建（成都中医药大学）

刘建民（湖北中医药大学）　　　周运峰（河南中医药大学）

刘鲲鹏（上海中医药大学）　　　房　纬（天津中医药大学）

孙弘扬（贵州中医药大学）　　　郝敬红（云南中医药大学）

李　武（湖南中医药大学）　　　徐泉珍（浙江中医药大学）

李长辉（福建中医药大学）　　　曹　锐（辽宁中医药大学）

杨　帆（海南医学院）　　　　　龚　利（上海中医药大学）

何立东（江西中医药大学）　　　韩国伟（山西中医药大学）

陈　军（山东中医药大学）　　　雷龙鸣（广西中医药大学）

陈幼楠（北京中医药大学）　　　熊　英（南京中医药大学）

陈邵涛（长春中医药大学）

秘　书（兼）　陈邵涛

数字增值服务编委会

修 订 说 明

为了更好地贯彻落实《中医药发展战略规划纲要(2016—2030年)》《中共中央国务院关于促进中医药传承创新发展的意见》《教育部 国家卫生健康委 国家中医药管理局关于深化医教协同进一步推动中医药教育改革与高质量发展的实施意见》《关于加快中医药特色发展的若干政策措施》和新时代全国高等学校本科教育工作会议精神,做好第四轮全国高等中医药教育教材建设工作,人民卫生出版社在教育部、国家卫生健康委员会、国家中医药管理局的领导下,在上一轮教材建设的基础上,组织和规划了全国高等中医药教育本科国家卫生健康委员会"十四五"规划教材的编写和修订工作。

为做好新一轮教材的出版工作,人民卫生出版社在教育部高等学校中医学类专业教学指导委员会、中药学类专业教学指导委员会和第三届全国高等中医药教育教材建设指导委员会的大力支持下,先后成立了第四届全国高等中医药教育教材建设指导委员会和相应的教材评审委员会,以指导和组织教材的遴选、评审和修订工作,确保教材编写质量。

根据"十四五"期间高等中医药教育教学改革和高等中医药人才培养目标,在上述工作的基础上,人民卫生出版社规划、确定了第一批中医学、针灸推拿学、中医骨伤科学、中药学、护理学5个专业100种国家卫生健康委员会"十四五"规划教材。教材主编、副主编和编委的遴选按照公开、公平、公正的原则进行。在全国50余所高等院校2 400余位专家和学者申报的基础上,2 000余位申报者经教材建设指导委员会、教材评审委员会审定批准,聘任为主编、副主编、编委。

本套教材的主要特色如下:

1. 立德树人,思政教育 坚持以文化人,以文载道,以德育人,以德为先。将立德树人深化到各学科、各领域,加强学生理想信念教育,厚植爱国主义情怀,把社会主义核心价值观融入教育教学全过程。根据不同专业人才培养特点和专业能力素质要求,科学合理地设计思政教育内容。教材中有机融入中医药文化元素和思想政治教育元素,形成专业课教学与思政理论教育、课程思政与专业思政紧密结合的教材建设格局。

2. 准确定位,联系实际 教材的深度和广度符合各专业教学大纲的要求和特定学制、特定对象、特定层次的培养目标,紧扣教学活动和知识结构。以解决目前各院校教材使用中的突出问题为出发点和落脚点,对人才培养体系、课程体系、教材体系进行充分调研和论证,使之更加符合教改实际、适应中医药人才培养要求和社会需求。

3. 夯实基础,整体优化 以科学严谨的治学态度,对教材体系进行科学设计、整体优化,体现中医药基本理论、基本知识、基本思维、基本技能;教材编写综合考虑学科的分化、交叉,既充分体现不同学科自身特点,又注意各学科之间有机衔接;确保理论体系完善,知识点结合完备,内容精练、完整,概念准确,切合教学实际。

4. 注重衔接,合理区分 严格界定本科教材与职业教育教材、研究生教材、毕业后教育教材的知识范畴,认真总结、详细讨论现阶段中医药本科各课程的知识和理论框架,使其在教材中得以凸显,既要相互联系,又要在编写思路、框架设计、内容取舍等方面有一定的区分度。

5. **体现传承,突出特色** 本套教材是培养复合型、创新型中医药人才的重要工具,是中医药文明传承的重要载体。传统的中医药文化是国家软实力的重要体现。因此,教材必须遵循中医药传承发展规律,既要反映原汁原味的中医药知识,培养学生的中医思维,又要使学生中西医学融会贯通,既要传承经典,又要创新发挥,体现新版教材"传承精华、守正创新"的特点。

6. **与时俱进,纸数融合** 本套教材新增中医抗疫知识,培养学生的探索精神、创新精神,强化中医药防疫人才培养。同时,教材编写充分体现与时代融合、与现代科技融合、与现代医学融合的特色和理念,将移动互联、网络增值、慕课、翻转课堂等新的教学理念和教学技术、学习方式融入教材建设之中。书中设有随文二维码,通过扫码,学生可对教材的数字增值服务内容进行自主学习。

7. **创新形式,提高效用** 教材在形式上仍将传承上版模块化编写的设计思路,图文并茂、版式精美;内容方面注重提高效用,同时应用问题导入、案例教学、探究教学等教材编写理念,以提高学生的学习兴趣和学习效果。

8. **突出实用,注重技能** 增设技能教材、实验实训内容及相关栏目,适当增加实践教学学时数,增强学生综合运用所学知识的能力和动手能力,体现医学生早临床、多临床、反复临床的特点,使学生好学、临床好用、教师好教。

9. **立足精品,树立标准** 始终坚持具有中国特色的教材建设机制和模式,编委会精心编写,出版社精心审校,全程全员坚持质量控制体系,把打造精品教材作为崇高的历史使命,严把各个环节质量关,力保教材的精品属性,使精品和金课互相促进,通过教材建设推动和深化高等中医药教育教学改革,力争打造国内外高等中医药教育标准化教材。

10. **三点兼顾,有机结合** 以基本知识点作为主体内容,适度增加新进展、新技术、新方法,并与相关部门制订的职业技能鉴定规范和国家执业医师(药师)资格考试有效衔接,使知识点、创新点、执业点三点结合;紧密联系临床和科研实际情况,避免理论与实践脱节、教学与临床脱节。

本轮教材的修订编写,教育部、国家卫生健康委员会、国家中医药管理局有关领导和教育部高等学校中医学类专业教学指导委员会、中药学类专业教学指导委员会等相关专家给予了大力支持和指导,得到了全国各医药卫生院校和部分医院、科研机构领导、专家和教师的积极支持和参与,在此,对有关单位和个人表示衷心的感谢!希望各院校在教学使用中,以及在探索课程体系、课程标准和教材建设与改革的进程中,及时提出宝贵意见或建议,以便不断修订和完善,为下一轮教材的修订工作奠定坚实的基础。

人民卫生出版社

2021 年 3 月

◇◇◇ 前　言 ◇◇◇

　　全国高等中医药教育(本科)国家卫生健康委员会"十四五"规划教材《推拿手法学》(第4版)是在全面贯彻落实国务院办公厅《关于深化医教协同进一步推进医学教育改革与发展的意见》《中医药发展战略规划纲要(2016—2030年)》和新时代全国高等学校本科教育工作会议精神,推进高等学校加快"双一流"建设,把握新时代要求,全面振兴本科教育背景下,在教育部、国家卫生健康委员会、国家中医药管理局的领导下,由人民卫生出版社组织全国高等中医药院校的专家在上一轮教材基础上共同修订编写完成的。

　　本版教材分为上、中、下三篇,共七章。上篇共两章,分别介绍推拿手法学发展简史、推拿手法学基本知识;中篇共三章,分别介绍了常用推拿手法、特色推拿手法、常规操作法;下篇共两章,分别介绍了推拿手法的现代研究、西方手法医学和技术介绍。其中,在上一版教材的基础上,全书增加了"思政元素"内容,将中国传统文化、医德伦理等元素与专业知识融为一体编入教材;对推拿手法发展简史部分补充了近年来推拿学科成果;归纳、精减了常规操作法中各部位手法操作内容;更新了推拿手法的现代研究和手法的生物学效应研究内容;增加了西方手法医学技术简介;删除了"学习要点"和"学习小结"两个模块。

　　另外,随着教学改革的不断深入,本教材结合推拿手法学课程的教学特点,建设了与纸质版教材相配套的数字化资源,内容包括教学课件、手法操作视频、复习思考题答案要点及模拟试卷等。数字化资源是纸质版教材的重要补充和扩展,便于学生随时在线开展学习活动,从而更加深入地理解和掌握推拿手法的相关知识与技能。

　　本教材的具体分工如下:第一章由刘明军编写,第二章由周运峰、曹锐编写,第三章由陈邵涛、陈军、王永亮、孙弘扬、罗建、雷龙鸣、韩国伟、郝敬红、李武编写,第四章由房纬、刘建民、刘鲲鹏编写,第五章由范志勇、徐泉珍、李长辉、何立东编写,第六章由龚利、杨帆、陈幼楠编写,第七章由熊英编写。

　　本版教材得到了国内众多专家的大力支持,长春中医药大学高天姣博士做了大量的编务和校勘工作,在此一并致谢!

　　由于编者水平有限,本教材在编写过程中难免出现不足或纰漏之处,希望广大师生在教学使用过程中提出宝贵意见,以便于不断修订提高。

编者

2021年3月

◇◇◇ 目 录 ◇◇◇

上 篇

中 篇

下　篇

上 篇

01章PPT

PPT 课件

第一章

推拿手法学发展简史

学习目标

　　通过学习推拿手法的发展简史,了解推拿手法的起源;掌握各个历史时期推拿手法发展的特点,各个历史时期推拿手法的代表人物、代表著作及其学术特点,明清时期推拿手法的主要特色流派及其手法特点。

　　推拿手法起源于远古时代人类的生产劳动和生活实践。因撞击、扭挫、跌损等而引起疼痛时,人们会很自然地用自己的双手去抚摩受伤部位以减轻疼痛;或通过摩擦身体以抵御寒冷。经过不断实践和总结,逐渐认识到这些抚摩、按压动作能够起到一定的治疗作用,这可以被视为推拿手法的起源。因此可以说,自从有了人类便有了推拿手法的运用。在长期的医疗实践中,推拿手法从原来简单的下意识动作,发展成为需要经过刻苦训练才能掌握的一种具有高度技巧性的运动形式,成为中医学中别具特色的一种治疗保健方法。

　　推拿一词,在黄帝时期称为案扤,至汉代以前又称按跷、跷摩,汉代至明代多称按摩。推拿手法治病的文字记载,始于殷商甲骨文,当时称之为“拊”。在殷商甲骨文中,反复出现“拊”和用“拊”来治疗小腹部疾病的记载;还记载了专门从事“拊”的医师名字,例如尹、臭、拊等。虽然在甲骨文中并没有具体的推拿手法的记载,但可以推断,殷人治病的主要手段是推拿手法,手法的出现应当比推拿疗法的形成更早,且推拿手法比针灸、药物的使用更早。

　　长沙马王堆汉墓出土的《五十二病方》中记载的推拿手法计有按、摩、抚、畺挈、中指搔、刮、捏 7 种,由于该书随墓主下葬于公元前 168 年,因此,其成书应早于《黄帝内经》,是目前可见的最早记载推拿手法的书籍。不仅如此,该书还记载了我国推拿史上最早的药摩和膏摩及形式多样的推拿工具。帛画《导引图》中则记载了以双手搓腰、揉膝的两种自我保健推拿手法。《黄帝内经》记载的推拿手法有按、摩、推、扪、循、切、抓、揩、弹、挟、卷 11 种;同时期的《黄帝岐伯按摩》十卷被认为是最早的推拿专著,惜已佚失。《汉书·苏武传》记载了用足踩背救醒苏武的一种推拿方法;《史记·扁鹊仓公列传》则记载了仓公淳于意以冷水拍击头部,配合针刺治疗菑川王之病的过程。《金匮要略·杂疗方》中,详细记载了膏摩治“四肢才觉重滞”“头风”以及用推拿手法救治自缢的人工呼吸法,其中运用的手法有摩、捋、屈伸、按、揉、踩等 6 种。这些记载大多只涉及手法的名称,对手法的具体操作方法缺乏详细描述。

　　晋隋唐时期,推拿在医学领域的地位很高,其不仅是医学教育的四大科目之一,而且推拿手法还被应用到骨伤和外科疾病的治疗中。推拿手法在这个时期有了新的发展。

　　晋代葛洪《肘后救卒方》记载了许多推拿手法及其运用。如掐人中穴治疗昏厥,指按胃脘部治疗“心卒痛”,抄举法治疗急腹痛,背法急救溺死,抓法治疗“卒腹痛”等。首次记载的下颌关节脱位复位法,目前还被临床广泛应用,如《医心方》引《肘后方》遗文曰:"治失欠颌车蹉开张不合方:一人以指牵其颐,以渐推之则复入。推当疾出指,恐误啮伤人指也。"这是将牵引法、推法按一定程序进行操作的复合手法,开创了复合手法的先河。此外,还介绍了捏脊法、捏肩井法和一些检查手法,如指捏法、指按法、捻法等。晋代刘涓子的《刘涓子鬼遗方》记载用擦法与拓法治疗皮肤病。唐代孙思邈《备急千金要方·养性》记有"老子推拿法"42式,是将导引与推拿相结合,属保健推拿范畴,其中涉及的推拿手法计有按(捺)、摩、模、捻、掘、振、摇、拍打、扭(捩)、托、抱、顿、挽等13种。唐代蔺道人《仙授理伤续断秘方》介绍了揣、摸、捻、捺4种检查诊断手法和拔伸、撙捺、捺正治疗手法,指出:"凡认损处,只须揣摸,骨头平正不平便可见;凡左右损处,只相度骨缝,仔细捻捺,忖度便见大概。要骨头归旧,要撙捺皮相就入骨。""凡拔伸,且要相度左右骨如何出,有正拔伸者,有斜拔伸者。""若骨出向左,则向右边拔入;骨向右出,则向左拔入。""拔伸,当相近本骨节损处,不可别去一节骨上。""拔伸不入,撙捺相近,凡捺正,要时时转动使活。"对手法诊治骨折的论述可谓系统而完备。梁代陶弘景《真诰·卷之十》有用"曲折法"治疗"手臂不授""举身不授"等病症的记载,即是运用推拿手法来使受术者肢体关节屈伸的被动运动手法。

宋金元时期对推拿手法的理论进行了全面总结,推拿手法用以治疗骨伤科疾病又有发展。当时政府编著的《圣济总录》对推拿手法进行了总结、归纳与分析。认为推拿与导引是两门不同的学科,就推拿的含义及按法与摩法的区别进行了阐述,指出:"世之论按摩,不知析而治之,乃合导引而解之。夫不知析而治之,固已疏矣,又合以导引,益见其不思也。"又说:"大抵按摩法,每以开达抑遏为义。开达则壅蔽者以之发散,抑遏则慓悍者有所归宿。"并对手法的适应证和禁忌证进行了分析。指出了几种"按之痛止""按之无益""按之痛甚"的具体情况。此外,还取宋以前10余家养生学派保健推拿方法之长,编成一套14节的养生功法,其中11节是自我保健推拿方法。宋代《苏沈良方》所载掐法疗脐风,是推拿手法治疗新生儿破伤风的最早记载;宋代张杲《医说·撷仆打伤》记载的搓滚竹管治筋缩,开创了用器械代替推拿手法促进筋腱、关节功能康复的先河。元代危亦林《世医得效方》载有利用受术者自身的重力牵引整复的多种方法,例如肩关节脱位的坐凳架梯法、髋关节前脱位的倒吊复位法和脊椎骨折的悬吊复位法。

明清时期,小儿推拿形成独立体系,成人推拿形成一些流派,推拿手法有较大发展。明代徐用宣《袖珍小儿方》的"秘传看惊掐惊口授心法"是最早的小儿推拿专题文献,后经庄应祺增补的《补要袖珍小儿方论》,载有掐、揉、按、推、擦5种推拿手法,另有"龙入虎口""苍龙摆尾"2种复式操作法,这是小儿推拿复式操作法的最早记载。明代杨继洲《针灸大成·按摩经》是现存最早的小儿推拿著作,书中载有掐、揉、推、按、摩、运、摇、搓、分、合、点、摘、刮、捻、扯(挦)、推拂16种推拿手法,并介绍了黄蜂出洞、水底捞月、凤凰单展翅、打马过河、飞经走气、按弦搓摩、天门入虎口、猿猴摘果、赤凤摇头、二龙戏珠、丹凤摇尾、黄蜂入洞、凤凰鼓翅、孤雁游飞、运水入土、运土入水、老汉扳缯、斜肘走气、龙入虎口、苍龙摆尾共20种小儿推拿复式操作法。明代龚廷贤《小儿推拿方脉活婴秘旨全书》是现存最早的推拿专著单行本,新增擦、笃、打拍、开弹、拿5种推拿手法,以及乌龙双摆尾、老虎吞食、拿十二经络法3种复式操作法。明代周岳甫《小儿推拿秘诀》对拿法有较详细的介绍,并对推法、运法等加以阐明。书中还介绍复式操作法9种。明代朱橚等人编辑的《普济方·折伤门》记载正骨手法27种。明代王肯堂《证治准绳·疡医准绳·损伤门》记载15种骨折脱位的整复手法,王氏认为"凡捺,要手法快便,要皮肉相执平整;整拔亦要相度难易,或用三四人,不可轻易"。

　　清代熊应雄《小儿推拿广意》中仅介绍推拿手法9种,复式操作法14种,但在手法的运用上,提出"推拿面部次第""推拿手部次第"等操作顺序。清代夏鼎《幼科铁镜》介绍了推、拿、掐、揉、运、捻、摇、分8种手法。清代骆潜庵《幼科推拿秘书》介绍了按、摩、推、拿、掐、揉、运、分、合、点、摇11种手法,将复式操作法称为"十三大手法",新增"揉脐及龟尾并擦七节骨"和"总收法"2种,并对推拿手法的操作次数,提出不必拘泥于"一岁三百",而要审定主穴,多用工夫。清代夏云集《保赤推拿法》专论操作,介绍了43种操作方法,在"凡例"中简释了推、拿、挤、搓、摇、捻、扯、运、刮、分、合11种手法的操作要领,并告戒说:"术者己之大指食指皆不可修留爪甲……医手最宜轻稳,莫致儿皮肤疼痛。"清代张振鋆《厘正按摩要术》首次将小儿推拿常用手法归纳为"按、摩、掐、揉、推、运、搓、摇"八法,认为拿法是诸种手法之统称。清代唐元瑞《推拿指南》载有关于眼疾的各种推拿操作方法61条,可谓眼科推拿之大观。清代吴谦等《医宗金鉴·正骨心法要旨》将正骨推拿手法归纳总结为"摸、接、端、提、按、摩、推、拿"八法,对其操作方法与要领、注意事项、使用范围等做了详细描述,认为手法正骨具有一定优越性,强调手法术者"必素知其体相,识其部位……以手扪之,自悉其情"。如手法使用不当也可能出现副作用,因此提出"法之所施,使患者不知其苦,方称为手法也"的技术要求,对后世影响较大。

　　明清时期,以手法为特色形成的流派主要有点穴推拿、一指禅推拿、内功推拿等。点穴推拿是以点法和按法为主要手法,在有关经穴、奇穴、特定穴和特定线路上进行操作,达到防治疾病目的的推拿流派。其代表人物有明代异远真人,著有《跌损妙方》;清代江考卿,著有《江氏伤科方书》;清代赵廷海,著有《救伤秘旨》;清代王文,口授《推按精义》等。《推按精义》中的基本手法有补、泻、调、压、推、拨、分、扣、按9种。

　　清代同治年间在扬州一带流行的一指禅推拿流派的基本手法有一指禅推法、拿、按、摩、㨰、捻、搓、抄、揉、缠、抖、摇等10余种,一指禅推法是其主要手法,手法的特点强调以柔和为主,要柔中寓刚,刚柔相济,动作连贯,节律均匀;同时要求刻苦练习手法,达到"持久、有力、均匀、柔和"的技术要求,使手法的功力深透于内。

　　内功推拿流派是在锻炼"少林内功"的基础上结合治疗内、外伤疾病的经验,而逐渐形成和发展起来的,起源尚无确切资料可证。据考始在北方流传,至清代末期才逐渐形成了一套较为完整和独具特色的治疗方法。内功推拿以平推法为基本手法,还有拿、擦、压、分、合、理、劈、搓、抖、运、击、揉点、扫散、拔伸等10余种手法。内功推拿在应用时有一套常规操作方法,手法操作要求刚劲有力,刚中寓柔,操作快速,连贯有序。同时还要求受术者锻炼"少林内功"的有关姿势,以达扶正祛邪之目的。

　　民国时期,推拿手法的发展在总体上处于低谷,但推拿流派有所发展。㨰法推拿流派即是在继承一指禅推拿的基础上,于20世纪40年代创立的。该流派以㨰法和揉法为主要手法,以按、拿、揉、搓、捻5法及被动运动为辅助手法,并强调术者在操作时,根据部位不同配合做受术者的被动运动,并要求受术者平时要做针对性的自主性运动锻炼。其他流派如一指禅推拿、正骨推拿、内功推拿、脏腑点穴推拿、胃病推拿、点穴推拿等也得到了发展和完善。

　　中华人民共和国成立后,在推拿古籍的整理和出版、推拿新著和译作、推拿科研和教育、推拿医师素质提高等各方面的工作都使推拿学术得到了全面发展。1960年,上海中医学院附属推拿学校编著的《推拿学》是该时期第一本推拿专著,其中载有推、拿、㨰、擦、按、摩、揉、缠、点、掐、捻、搓、摇、抖、拍、打、抹、弹、分、合20种成人推拿手法,以及按、摩、掐、揉、推、运、搓、摇8种小儿推拿手法,并附有24种小儿推拿操作法,其中复式操作法13种。次年,上海中医学院编著的《中医推拿学讲义》作为中医学院试用教材,增"捏法"1种成人手法,以及"掐法""拿法"2种小儿手法。1974年,上海中医学院编著的《推拿学》载成人手法17种,其中新增"扳、背、踩、拔伸、屈"5种运动关节手法;载小儿手法13种,其中新增"捻、刮、扯"3种。1975年,由上海中医学院主编、全国24所医学院校协编的全国中医学院试用教材《推拿学》正式出版,首次将20种成人手法归纳成摆动类、摩擦类、振动类、挤压类、叩击类、运动关节类6类手法。对推擦法进行了区分,把直线来回摩擦的操作方法称为"擦法",把单方向直线移动的操作方法称为"推法";新增"振法"1种;首次提出"持久、有力、均匀、柔和,从而达到深透"这一较完整的手法操作技术要求。1985年出版的统编教材《推拿学》沿用了上述手法分类方法。

20世纪八九十年代以来,我国国内和国际相继成立了手法研究会,对手法交流、研究等学术活动起到了良好的促进作用。对于推拿手法的科学研究,以生物力学、生物学效应、生物化学等方面为切入点,取得了一定的研究成果,如"手法测定仪"的研制对规范手法操作过程进行了有益尝试。这一时期出版了大量推拿著作,全国各地区、各流派的推拿手法得到了充分展现;出现了"百花齐放,百家争鸣"的局面。

2000年以后,推拿医学进入了一个全面发展的新时期。第一,推拿古籍得到较全面的发掘和整理,并出版了大量推拿著作,对古代推拿医籍的发掘做出了贡献。这一阶段整理再版的推拿古籍除多部小儿推拿专著外,还有专业期刊《按摩与康复医学》《运动医学杂志》等。推拿著作有的为基础理论与临证知识相结合,有的以临证专科形式出现,有的以流派和独特经验见长,有的专论手法、功法,此外也有集大成的巨著如《中国按摩大全》《中国推拿》《中华推拿大成》《推拿大成》等。这一时期各著作显示出的共同特点是推拿理论的科学性和逻辑性增强,在推拿原理方面有所突破,增加了现代研究的佐证,在疾病的治疗方面多结合西医学的诊断和解剖知识。第二,推拿实践及临床经验的总结日趋科学化。丰富的医疗实践经验积累和对西医学知识的掌握,使推拿医师整体素质大大提高。如诊断方法上已不再仅局限于中医传统四诊,西医学的X线摄片、超声波、肌电图、CT、磁共振检查等已为广大推拿医师所常用。在治疗方面,门户之见逐渐消除,推拿医师已掌握了一整套辨证论治的理论,理、法、方、术,择善而从之。全国各级各类学术期刊上发表了数以万计的推拿专业论文,对推拿学各方面进行了科学总结,对推拿临床起到了重要的指导作用。第三,推拿教学体系日趋完善。全国各中医院校相继设置推拿专业,完善推拿专业专科、本科、硕士和博士研究生及国外留学生教育体系,培养了大量的高级中医推拿人才。推拿教学活动在全国各中医院校全面展开,而且对外交流也日益加强,推拿教材方面也具备了各种不同体例,不同层次的教材。"十一五"期间,随着推拿学科的发展,有关部门组织编写了学科分化后的推拿学相关教材,分为《推拿学基础》《推拿手法学》《推拿治疗学》《推拿功法学》《小儿推拿学》等。第四,推拿科研发展迅速,科研水平逐渐提高。从20世纪50年代起,科研人员运用现代科学和现代医学知识,对推拿作用机制进行了广泛的临床和实验研究,取得了令人瞩目的进展。如运用神经生理学中闸门控制学说较为圆满地解释了推拿镇痛原理;推拿前后血液及淋巴管液循环速度差异明显,可能是推拿消肿化瘀的作用原理之一;推拿降血压效果恒定,推拿后血液中5-HT含量增加;捏脊疗法明显促进小肠的吸收功能;经穴推拿治疗代谢性疾病,等等。第五,总结和创造出许多新的推拿疗法,如耳穴推拿、足穴推拿、第二掌骨推拿法、运动推拿、推拿麻醉、美容推拿、腹部推拿、经穴推拿和保健推拿等,拓展了推拿应用领域。

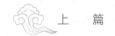笔记栏

　　近年是推拿学科发展史上前所未有的黄金时期,在医疗、教学、科研领域,在推拿学术论文、学术著作、学术期刊的出版发行方面,在各级推拿学会的建立以及推拿学科师资队伍的建设和发展方面,都出现了空前的繁荣,为推拿学科的可持续性发展奠定了坚实的基础,推动了新时代中医药传承与创新发展。

（刘明军）

复习思考题

历史上最早的推拿专著是什么？现存最早的推拿专著单行本是什么？

思政元素

增强中医药文化自信

　　通过对推拿及推拿手法发展过程的总体了解,坚定中医药文化自信,为传承创新和提高中医外治技术奠定坚实的基础。

第二章

推拿手法学基本知识

📝 学习目标

通过学习推拿手法学的基本知识,了解和掌握推拿手法学的概念,推拿手法的命名与分类,推拿手法基本技术要求、操作注意事项,推拿介质与热敷的应用等内容,为熟练掌握推拿手法的操作技巧与临床应用奠定基础。

掌握推拿手法的基本知识,是学好推拿手法的前提基础和必要环节,对于充分发挥推拿手法的独特优势,进一步学习推拿治疗也是至关重要的。

第一节 概 述

手法是推拿疗法的基本手段之一,也是推拿治疗的关键。本节主要就推拿、推拿手法以及相关的一些基本概念予以论述。

一、推拿学与推拿手法

推拿是以中医理论为基础,以辨证论治为原则,运用特定的手法作用于人体的部位或穴位,同时配合一定的功能锻炼方法,对疾病进行诊断、预防和治疗的中医治疗方法。从推拿专业技能而言,推拿包括推拿手法和推拿功法两部分,特定的功法训练是学习、掌握和熟练运用手法必不可少的环节,因此,手法和功法合称为推拿方法,习惯上简称推拿。

推拿学是研究推拿的作用原理和应用规律的一门学科,是中医学的重要组成部分。根据研究目的的不同,推拿学又分为推拿学基础理论、推拿手法学、推拿功法学、推拿治疗学、康复推拿学、骨伤推拿学、养生推拿学、小儿推拿学等分支学科。目前,研究和应用比较集中的是推拿手法学、推拿功法学、推拿治疗学、骨伤推拿学、小儿推拿学、实验推拿学和推拿文献学。

推拿手法是指术者实施推拿治疗时所采用的一种特殊的操作技能,通常以手、腕、肘等部位,按照一定的技术要求作用于受术者身体,从而达到防治疾病的目的。因为以手部操作的手法运用最多,且富于变化,所以习惯上称之为手法。手法是一种约定俗成的说法,并非仅仅对"手"而言,手法可视为对这一类操作技能的统称。法是方法、技巧,作为手法不是一般的简单随意动作,而是有一定规范和技术要求的技巧动作。严格地说,不讲技巧的简单动作不能称之为"法"。推拿治病主要靠手法技巧,而不是粗暴的蛮力,有些人认为推拿治病只

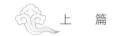

要有力气就行,甚至认为力气越大越好,这是不正确的,在治疗中切忌动作生硬粗暴。《医宗金鉴·正骨心法要旨》中说:"法之所施,使患者不知其苦,方称为手法也。"其主要强调手法技巧,并不是说手法操作时不要用力,更不是否定力的作用,而是强调力的运用必须与手法技巧结合起来,做到既不增加受术者痛苦,又能治好病。

推拿手法通常分为两类:医疗推拿手法和保健推拿手法,两者之间存在着一定的联系,在某种程度上,两者可以互相借鉴,但两者之间又存在着很大的区别。概括而言主要有以下几点:

1. 两者的出发点不同,接受手法的对象不同。前者是以治疗疾病为目的,对象是受术者;后者主要是作为消除疲劳、预防疾病的手段,对象是健康人群。

2. 技术要求不同。医疗手法技术要求高、难度大,需要经过长期的刻苦练习才能掌握;保健手法技术要求低,难度小,在较短的时间内就可掌握。

3. 医疗手法富于变化,要求术者根据病情、证候、体质、施术部位等情况对手法做出相应的调整;保健手法较少,操作多为套路化、程序化。

4. 医疗手法训练具有一套严格而完备的程序和方法,除了手法本身的训练外,还要进行推拿功法训练;保健手法的训练方法较为简单,没有功法训练的内容。

5. 衡量标准不同,在具体操作上,医疗手法以治疗疾病为目的,所以在手法操作中,以疗效为第一位,而手法的舒适性处在次要地位,力度有时比较重;而保健手法以手法的舒适性为首要前提,一般力度比较轻。

6. 医疗手法在运用的过程中需要有系统全面的医学理论指导,包括现代人体解剖学、生理学和中医学等理论;保健手法往往缺少足够的医学理论指导。

二、推拿学与推拿功法

推拿功法学是研究推拿功法的技术内涵、作用原理和应用规律的一门学科,属推拿学的分支学科,也是推拿学的基础学科之一。

推拿功法是指以提高手法技能(包括手法力量和技巧)和临床应用能力的功能锻炼方法,又称为推拿练功。"工欲善其事,必先利其器",一双灵活有力的手是进行推拿操作的前提。受学术渊源的影响,其训练内容多为传统徒手练功方法,但近年来也开始引入一些器械和现代运动锻炼的内容,尤其是关于肌肉等长收缩能力的训练("等长收缩"指的是肌肉在收缩过程中,张力明显增加,但关节不产生肉眼可见的运动,又称为静力性收缩),在提高手法操作的持久性、柔韧性和手法爆发力方面作用明显。此外,在沙袋或米袋上进行一指禅推法、攘法、按法、揉法的训练,也属于基本功的训练内容,它对于加强手与脑的密切联系,提高腕关节的灵活性和协调性十分有益。

通常特定的功能锻炼方法都具有强身健体的作用,并在医疗、武术、宗教等领域应用广泛。从具体的锻炼形式和内容上,很难将它们截然区分开。在锻炼的目的方面,其区别却是显而易见的,即便在医学领域,推拿练功和医学练功的侧重点也各不相同。明确这一点,对于把握正确的练功方法十分重要,也只有这样才能科学地吸收众多流派优秀的练功方法和内容,为推拿功法所用。

三、推拿手法学的学习方法

推拿手法是进行推拿治疗的基础,手法操作的熟练、正确与否,将直接关系到推拿治疗的效果。掌握推拿手法,彰显推拿的特色优势,在更好地维护人民健康、促进文明互鉴等方面发挥着重要作用,也是坚定民族自信、文化自信的重要支撑,可以增强我们传承创新发展中医药的底气和信心。

推拿手法操作往往是术者的一种复合动作,是在身体内外协调一致的情况下通过手等部位来完成这一操作过程。一般认为,绝大多数推拿手法具备均匀、柔和、持久、有力的技术要求,需要通过一定的训练方式,用较长的时间才能掌握。正像许多用手作业者都需要经过严格的手法训练过程一样,如打字员需要熟悉键盘、训练指法;书法者需要练习握笔姿势,学习最基本的笔画、笔顺;而弹钢琴、拉提琴则需要更为刻苦的指法训练。推拿手法作为一种操作技能同样需要长时间的刻苦训练。其中,手法本身的训练是一方面,同时还要进行推拿功法的锻炼。推拿功法锻炼可以全面提高锻炼者的身体素质,学习并适应推拿手法操作所需要的基本步法、姿势和内力,提高推拿者手等部位的柔韧性、灵活性和敏感性,推拿手法学和推拿功法学同为推拿学的基本技能课,两者相辅相成,互相促进。因此,学习推拿手法之前,需要首先进行推拿功法的学习和锻炼,学习推拿手法的过程中,则可将手法和功法结合起来进行练习,这样便可收到比较好的学习效果。

推拿手法的学习和训练可以分为以下三个阶段。

首先是手法基本动作的学习和训练。这是初学的阶段,也是手法学习中最重要的阶段。虽然枯燥和乏味,但极其重要。往往在这个阶段形成的一些习惯动作很难纠正,所以一定要准确地从书本和老师处模仿,不能随意发挥,并且仔细体会每个动作中的要领,搞清该手法之所以如此做的内涵,对提高手法的准确性是大有益处的。这个阶段需要潜心练习,切忌浮躁。学习的方法主要是模仿,根据老师的示范,反复模仿老师的动作,并仔细体会其中的动作要领,此谓"初与师合"。

其次是推拿功法的练习。推拿是以术者用力作用于受术者施术部位的治疗方法,必须有一定的力度和时间才能获得较好的疗效,所以,在掌握了基本手法之后,就要加强功法的练习,简单地说,就是要增强手法的熟练程度、力度和耐久力。初学者尤其要注意双手的练习,一定要做到可以"左右开弓",在这个过程中,注意手法的自然协调、灵活连贯、均匀持久,避免局部僵硬或过分用力,以免造成自我损伤。在日常生活中应尽量寻找训练的机会,通过长时间的训练达到手法操作有似行云流水的顺畅,可以沙袋练习为途径。

最后是临床使用上的学习和训练。这个阶段,是在熟练掌握各种手法的基础上,在实际运用中融会贯通的过程,是知识细化、深化的过程,在此过程中,可以通过实际的运用发现不足,并且根据临床实际情况调整手法,以达到灵活运用。在前面两个阶段的练习达到要求后,可以开始人体操作训练。人体操作训练与模型练习的最大区别是人体表面的肌肉具有一定的弹性,会对手法产生反作用力,所以要求练习者要根据自己的手感以及受术者的反应,时刻注意体会手下的力量变化,逐步做到根据手下肌肉的反应而及时调整施力的大小。进行人体操作训练,因为受术者可以反馈自身的感受,所以更有意义。通过这一阶段的训练,提高自己的手感,为适时调整手法的力度打下基础。由于每个学习者的身体条件和力量大小不同,此阶段往往会形成一些各自独具特点的操作方法,这些都是允许的,此谓"终与师离"。

推拿手法学这门课程是以经络腧穴学、解剖学、诊断学等基础学科为基础,涉及内科、骨伤科、儿科等各门临床学科。在基本掌握常用手法之后,还应分不同部位练习手法。这就要求学习者首先掌握人体解剖标志、各部位肌肉分布、关节活动范围以及经络走向、常用穴位

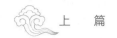

定位等基本知识。从临床上来说,学习过程中还应掌握对不同疾病进行诊断、鉴别诊断及临床辨证分析等临床知识。因此,推拿手法实践不能脱离理论的指导,在实践的同时要加强对基础学科和临床学科的理论学习。既要加强学习者的技能水平,也要努力培养学习者对疾病的临床分析思维能力,为以后的临床工作打下坚实的理论基础。

推拿手法无论是以保健还是以治疗为目的,其实施过程中均有一定风险,轻者可出现手法副反应,重者则可能发生医疗意外,危及生命,使医患双方蒙受损失。手法的安全性和有效性是统一的,降低医疗风险的同时要保护医患双方利益,所以要求推拿手法既规范又安全,这样才能确保临床疗效。学习者在推拿手法学的学习过程中一定要加强对推拿手法的规范化、适应证和禁忌证等内容的学习,以加强有关安全防范意识。

推拿是一门实践医学,在学习推拿手法学的过程中一定要贯彻科学性与实践性相结合的原则,一方面要尊重普遍真理,勤学苦练,多动手、多实践,认真学习和运用中医、西医的基础知识,增强感性认识的积累;另一方面要多动脑、多思考,加快感性认识向理性认识的转化,提高学习的效率,两者相辅相成,相互促进,缺一不可。

推拿手法学的学习,还要与相关课程的学习结合起来,逐步做到理论知识的融会贯通,在实践中得到感性认识,不断总结归纳,掌握其中的规律性,深入理解手法的治疗机制,做到师古而不拘泥于古,并且要加强对推拿手法的规范化、适应证和禁忌证等内容的学习以及在推拿手法教学实验室进行学习,传承精华,守正创新,这样才能为下一步深入学习推拿治疗学,乃至推拿治疗的临床实践打下牢固的基础。要发挥推拿的独特优势和作用,更好地服务临床防病治病需求,为推进健康中国建设和增进人类健康福祉做出贡献。

第二节　手法的命名与分类

由于历史的原因、地域的原因和对手法认识和理解的角度不同等,目前推拿手法的命名和分类方法众多。研究手法命名与分类的原则和方法,目的在于加深对手法技术内涵的理解和学习。

一、手法的命名

推拿手法的发展经历了漫长的历史过程,从最初的原始而简单的手部动作到如今门类繁多的手法体系,从人类本能的自发医疗行为至成为现代一种自觉的科学医学方式,推拿手法在不断地总结、归纳、提炼、升华中逐步发展和完善。由于历史沿革、地域分割以及师承关系等各种原因,推拿手法的命名较为混乱,同名异法和同法异名现象较为普遍。大致而言,手法命名的依据有以下几个方面:

（一）根据手法动作形态用直接描述法来命名

由于推拿手法一般都是由日常生活动作衍化而成,所以绝大多数手法是采用这一命名方法,如按法、摩法、拿法、揉法、捏法、擦法、拔伸法、背法等。

（二）根据手法动作形态用取类比象法来命名

一些推拿手法在操作过程中,动作形态富于变化,美观大方,栩栩如生,将其比喻为自然界的某一物象,往往惟妙惟肖,形象生动,易学易记,如黄蜂入洞、凤凰展翅、二龙戏珠、双龙摆尾、猿猴摘果等。

（三）根据手法的功效主治来命名

一些手法在特定的部位操作，形成了相对固定的操作术式，而且，其功效和主治也往往比较明确，便于临床选用，尤以小儿推拿手法为多，如运土入水、运水入土、飞经走气、清天河水、推三关、退六腑等。

（四）根据手法动作与操作部位结合起来命名

这类手法从名称上便可以直接了解到其动作形态和适用部位，与前一种命名方法有些相似，但是前者在手法名称上着眼于功效主治的体现，而后者则比较重视手法操作技术要领的表达，如捏脊法、扫散法、拿肚角、分腹阴阳等。

（五）根据手法的主要技术要领来命名

对于一些动作复杂、应用范围较广的手法，往往是抓住其操作技术方面的某一核心点，并以之来命名，有利于对手法技术要领的深入理解和把握，如一指禅推法，即是借助佛家"一指禅"这一术语，表明该手法在操作过程中应始终将注意力集中于大拇指末端。

（六）根据两种或两种以上单一手法的复合动作来命名

这类手法主要是复合手法，如弹拨法、按揉法、勾点法、捏揉法等。

二、手法的分类

在推拿医学几千年的发展过程中，历代医家在临床实践中创造、发明了许多行之有效的推拿手法，其中有很多流传至今。在古今文献中可见之于文字记载的各式手法就有三四百种之多。这些手法在动作结构、动作形态、作用机制、医疗效果、发力方式、应用对象等方面都各具特点与规律。随着学科水平的不断提高，为了方便学术交流、教学推广与科学研究，学者们分别从各个不同角度将手法加以归纳总结、分门别类。

（一）根据手法动作结构的简繁分类

本分类法根据手法动作结构的简繁，可将推拿手法分成单式手法、复合手法与复式手法三类。

1. 单式手法　又称基本手法，是指以单一动作成分为基本单元的一类手法，如推法、拿法、按法、摩法、捏法、揉法、点法、拍法、擦法等。

2. 复合手法　是指由两种或两种以上单式手法动作成分相结合而形成的一类手法，如提拿法、按揉法、推摩法、四指推法等。

3. 复式手法　是指由几种单式手法与一组穴位组成特定部位，以约定程序操作的组合型手法，在小儿推拿中又称为"大手法"。这类手法往往根据操作方式和特点，冠以特定的名称，如打马过天河、水底捞明月、猿猴摘果、黄蜂入洞等。

这种分类法可以帮助了解手法运用的层次关系。在掌握单式手法的基础上，可以将其中动作结构相近的单式手法组合成复合手法应用；在学习复合手法时，可以先将其中的单式手法分解开来再组合，有利于更全面地掌握。复式操作法是经过前人的总结和积累而形成的一种约定俗成的组合型套路手法，必须在熟练掌握单式手法的基础上，按照一定的程序操作。

（二）根据手法的动作形态特点分类

1. 摆动类手法　是指主要以前臂的主动摆动带动腕关节运动来完成手法操作过程的一类手法，如一指禅推法、㨰法、揉法等。

2. 摩擦类手法　是指手法操作过程中，着力部位与受术部位皮肤表面之间产生明显摩

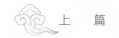

擦的一类手法,如摩法、擦法、推法、抹法、搓法等。

3. 振颤类手法　是指术者以特定的活动方式使受术者皮下组织产生明显振动感的一类手法,如振法、颤法、抖法等。

4. 挤压类手法　是指单方向垂直向下用力和两个方向相对用力作用于某一部位的一类手法,如按法、压法、点法、捏法、拿法、捻法、拔法、踩跷法等。

5. 叩击类手法　是有节律富有弹性地叩击体表的一类手法,如拍法、击法、叩法、弹法等。

6. 运动关节类手法　是指运用一定的技巧力,在关节生理活动范围内,活动受术者关节的一类手法,如摇法、扳法、拔伸法、背法、屈伸法等。

以上各种分类方法主要是对手法的运动形式进行分析并加以区分,便于理解。一般认为,一定的运动形式是产生手法作用力的基础,而特定的运动形式则可提高手法的技巧性,并赋予手法作用力一定的柔和性,避免手法的粗暴、笨拙及对术者可能造成的损伤。因此,这种分类方式比较适合初学者对手法的系统学习。

（三）根据手法的主要作用机制分类

1. 松解类手法　是指以一定的压力作用于软组织的一类手法。这里讲的松解不单纯是指对粘连软组织的松解,也包括了对紧张痉挛软组织的放松,所以除运动关节类手法以外的绝大多数手法皆属于松解类手法。

2. 整复类手法　是指以一定的技巧性力作用于骨关节,并起到矫正关节错缝作用的一类手法,如运动关节类手法和部分按法皆属于整复类手法。

上述分类方法侧重于对手法基本作用机制的分析,源于《黄帝内经》的"按跷",按照王冰的注解,"按,谓抑按皮肉;跷,谓捷举手足"。《说文解字》曰:"跷,举足行高也。"跷,一般作"举足,举起"解。捷举手足,即巧妙地活动受术者的手足、四肢,这样就可以带动关节做被动活动。可见《黄帝内经》以"按跷"两字便将推拿手法进行了高度概括。

（四）根据手法作用力的方向分类

1. 垂直用力类　是指手法作用力方向与治疗部位皮肤表面互为垂直的一类手法,如按法、压法、点法、掐法、一指禅推法、㨰法、踩跷法、拍法等。

2. 平面用力类　是指在一定按压力的基础上手法移动方向与治疗部位皮肤表面互为平行的一类手法,如摩法、擦法、推法等。

3. 对抗合力类　是指在某一部位两侧呈对称性用力的一类手法,如拿法、捏法、拧法、挤法、搓法、捻法等。

4. 对抗分离类　是指两个相反方向的作用力同时作用于某一部位的一类手法,如拔伸法、扳法等。

5. 复合用力类　是指两个以上方向的力同时作用于某一部位的一类手法,如摇法、脊柱旋转扳法、背法等。

上述分类方法侧重于对手法施力方向的分析,有助于学习者深入理解手法的技术内涵。不论何种手法,其操作的主要施力方向一般只有一个或两个,而且绝大多数是垂直方向力,此垂直方向力的大小即代表手法操作要求中的"深透性"。如㨰法操作时,必须要求垂向力大而纵向和横向作用力小,其产生的作用合力才能主要指向下方,即向作用部位深层传导,直达病所;反之,则手法深透性差,并且容易损伤皮肤表面。认清每一种手法作用的主要施力方向,有利于学生对手法的深层理解和对动作结构的掌握。当然,值得注意的是手法作用的效果不仅与力的方向有关,还与力的作用点和大小关系密切。

（五）根据推拿手法的应用对象分类

1. 小儿推拿手法 是指主要应用于小儿的一类手法,如打马过天河、黄蜂入洞、掐揉二扇门、旋推法、分推法等。

2. 成人推拿手法 是指主要应用于成人的一类手法,如摇法、一指禅推法、踩跷法、压法、扳法等。

某些手法并无严格的小儿与成人之分,只是手法的刺激量存在着一定的差别,如揉法、掐法、推法、擦法、捏脊法等。

另外,还可以按手法的适用范围,将手法分成适合于在全身各部或多部位经穴操作应用的手法和仅适合于在人体特殊部位操作的专用手法。前者如一指禅推法、㨰法、点法、按法、擦法,此类手法在临床上应用范围广、医疗价值大;后者如插法、击顶法、扫散法、拘抹法等,此类手法在临床上常常应用在特定的部位上,往往具有特殊的治疗功效。如插法用于肩胛胸壁间隙,可以升提胃脘治疗胃下垂;捻法用于指趾关节,可以滑利关节;击顶法用于头顶部,可安神定志。

第三节　手法的基本技术要求

一般来讲,根据手法的作用特点不同,其技术要求也有所不同。

一、松解类手法的基本技术要求

松解类手法的种类较多,但每种手法都必须符合持久、有力、均匀、柔和的基本技术要求,从而达到深透的作用效果。

（一）持久

持久是指手法能够严格按照规定的技术要求和操作规范,持续操作足够时间而不变形,保持动作的连贯性。多数推拿手法在临床应用时,需要操作较长的时间才能取得预期的疗效,如果缺乏持久性,势必影响效果。

（二）有力

有力是指手法必须具备一定力量、功力和技巧力。力量是基础,功力和技巧力需要通过功法训练和手法练习才能获得。在力的运用上须根据治疗对象、施治部位、病证虚实而灵活掌握。其基本原则是既保证治疗效果,又避免发生不良反应。

（三）均匀

均匀一方面指手法的操作必须具有一定的节律性,不可时快时慢;另一方面指手法的作用力在一般情况下保持相对稳定,不可忽轻忽重。当然,操作时根据治疗对象、部位、疾病的性质不同,手法的轻重应有所不同,如拿法等,手法操作时用力应先轻后重。

（四）柔和

柔和是指手法操作应做到轻而不浮,重而不滞,刚中有柔,刚柔相济。动作轻柔灵活,用力和缓,讲究技巧性,变换动作自然流畅,毫无涩滞。

（五）深透

深透是指手法作用的最终效果不能局限于体表,而要达到组织深处的筋脉、骨髓,功力达到脏腑,使手法的效应能传之于内。如《小儿推拿广意》所说的"外呼内应",即是此意。要做到这一点,必须保持上述4个方面技术要求的协调统一。首先,手法操作应具有一定的力量、功力和技巧力,不能失于柔和,一般都是采用逐渐加力的施力方式,同时富于节律性的变化,即要符合均匀的要求,然后通过一定时间的积累,最终达到"深透"的作用效果。所以说手法是一种技术难度大,技巧性高的操作技能,只有通过刻苦训练,细心体会,才能逐步掌握,娴熟运用。

以上几个方面密切相关,相辅相成,互相渗透。持续运用的手法可以逐渐降低受术者肌肉的张力和组织的黏滞度,使手法功力能够逐渐渗透到组织深部。均匀协调的动作,能使手法更趋柔和。而力量与技巧相结合,则是手法既有力又柔和,达到"刚柔相济"的境界。在临床运用时,力量是基础,手法技术是关键,两者必须兼而有之,缺一不可。体力充沛,能使手法技术得到充分发挥,运用起来得心应手,反之,如果体力不足,即使手法技术高超,但运用时,有力不从心之苦。滴水穿石,非一日之功,要使手法持久、有力、均匀、柔和,达到刚中有柔、柔中有刚,刚柔相济的境界,就必须勤学苦练,才能由生而熟,熟而生巧,乃至得心应手,运用自如,做到《医宗金鉴》中所说的"一旦临证,机触于外,巧生于内,手随心转,法从手出","诚以手本血肉之体,其宛转运用之妙,可以一己之卷舒,高下疾徐,轻重开合,能达病者之血气凝滞,皮肉肿痛,筋骨挛折,与情志苦欲也,较之以器具从事拘制者,相去甚远矣"。

二、整复类手法的基本技术要求

在病理状况下,错缝关节周围的肌肉、韧带等软组织多呈痉挛、紧张状态,给手法操作带来一定难度,如果操作时用力不当,也会造成危险。因此,为了保证手法的安全性和有效性,整复类手法的操作应符合稳、准、巧、快的基本技术要求。

(一) 稳

稳是对整复类手法安全性方面的要求,强调在施行手法整复时,首先要考虑到安全问题,包括排除整复手法的禁忌证和具体手法的选择应用两个方面。就手法操作本身而言,应做到平稳自然、因势利导,避免生硬粗暴。一般来说,某一个关节可以通过多种手法来实现整复目的,可根据具体病情、适宜的体位,以及手法的特异性作用而选择安全性相对高的手法,不能过分依赖单一的扳法。此外,也不可一味追求手法整复时"咔哒"声的出现,这个声音并不是判断手法整复成败的唯一标准。

(二) 准

准是对整复类手法有效性方面的要求,强调进行关节整复时,一定要有针对性。首先必须具有明确的手法应用指标,即明确诊断,做到手法与病症相合;其次,在手法操作过程中,定位要准确,如施行拔伸类手法时,通过变换拔伸力的方向和作用点,可以使应力更好地集中于要整复的关节部位,而在施行脊柱旋转扳法时,则可以通过改变脊柱屈伸和旋转的角度以及手指的支点位置,使应力集中在需要整复的关节部位。

(三) 巧

巧是对整复类手法施力方面的要求,强调运用巧力,以柔克刚,即所谓"四两拨千斤",不可使用蛮力、暴力。从力学角度分析,大多数整复类手法是运用了杠杆原理。因此,在施行关节整复类手法时,力的支点选择和力的组合运用十分重要,同时还要考虑到不同体位下的灵活变化,要尽可能地借受术者自身之力以完成手法的操作,只有这样,才能符合"巧"的技术要求。

（四）快

快是对整复类手法发力方面的要求,强调发力时要疾发疾收。首先,需要对发力时机做出判断,这主要依靠术者手下的感觉,一般在关节活动到极限位置而又没有明显阻力的时候发力;其次,术者无论采用哪一个部位发力,一般都是运用自身机制的等长收缩方式进行,即所谓的"寸劲",极少有形体和关节大幅度的运动。另外,需要对发力时机和力的大小进行控制,不能过大或过小。

以上4个方面的技术要求应贯穿于每一个整复手法操作的全过程,只有这样,才能确保手法的安全性和有效性。明代张介宾在《类经·官能》中告诫:"导引者,但欲运行血气而不欲有所伤也,故惟缓节柔筋而心和调乃胜是任,其义可知。今见按摩之流,不知利害,专用刚强手法,极力困人,开人关节,走人元气,莫此为甚。病者亦以谓法所当然,即有不堪,勉强忍受,多见强者致弱,弱者不起,非惟不能去病,而适以增害。用若辈者,不可不慎。"而《医宗金鉴·正骨心法要旨》则明确指出:"法之所施,使患者不知其苦,方称为手法也。"这里的手法,实则指的便是整复手法。

第四节　手法操作的注意事项

本节主要阐述手法操作本身的相关注意事项,关于手法临床运用过程中需要注意的问题,将在《推拿治疗学》中详细介绍。

一、体位的选择

手法操作前要选择好适当的体位。受术者的体位宜选择感觉舒适、肌肉放松,既能维持较长时间,又有利于术者手法操作的体位。术者的体位,宜选择一个操作方便,有利于手法运用、力量发挥的操作体位。同时要做到意到、身到、手到、步法随手法相应变化。在整个操作过程中,术者身体各部分动作要协调一致。

二、手法刺激强度的把握

手法刺激强度主要与手法的压力、作用部位、着力面积、受力方式及操作时间有关。

一般而言,刺激强度与手法压力成正比关系,即压力越大刺激越强。手法刺激量与作用部位的敏感性和治疗部位的肌层厚度有关。如用同样压力的手法,在经络、穴位较敏感的部位操作,就显得刺激较强,而在非经络、穴位处应用,则刺激相对较弱。强壮的中青年人、肌肉发达者,手法的力量可适当加重,以增强刺激;老年人、儿童或肌肉松软者,手法力量应减轻,以免造成不必要的损伤。软组织损伤的初期,局部肿胀,疼痛较剧烈,手法的压力宜轻;对于陈伤久痛、积年劳损,或感觉迟钝、麻木者,手法刺激宜强。对久病体弱者,用力以轻为宜;而对初病体实者,用力应适当加重。刺激强度也与着力面积有关,如双掌按法,压力较大,但刺激并不强;而掐法和点法的压力并不太大,受术者感到的刺激却非常强。一般冲击力量的施力形式要比缓慢形式的施力刺激强烈得多。如叩击类手法的拳背击法、点穴法以冲击方式作用于人体,此类手法刚劲有力,操作时应特别注意动作的技巧性和选择适当的力度。一般而言,操作时间短,手法刺激强度小;操作时间长,手法刺激量大。操作时间太短则达不到治疗效果,但操作时间太长也可对局部组织产生医源性损伤,所以操作时间要根据手法和

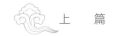
疾病的性质以及操作范围大小而定。

三、手法操作过程中的施力原则

就一个完整的手法操作过程而言，一般应遵循"轻→重→轻"的原则，即初始和结束的阶段手法刺激量要轻一些，中间一段时间的手法刺激量要重一些，体现出一定的轻重节奏变化，大约呈现正弦曲线样变化。而具体到某一部位、每一个手法上的操作时，又要注意到手法操作的轻重交替，以及点、线、面的结合运用，不可在某一点上持续性运用重手法刺激。

四、手法的变换与衔接

一个完整的手法操作过程是由数种手法组合而成，操作时要根据受术者的具体病情情况按层次变换手法的种类，同时要求术者的体位根据手法的需要而变化，使手法变换自然流畅、连续而不间断，如同行云流水，一气呵成。要做到这一点，一方面要求术者对手法的掌握和运用十分熟练；另一方面，要充分集中注意力，做到意到手到，意先于手。

第五节　推拿介质与热敷

利用介质和热敷进行推拿是推拿临床上常用的两种手段，如摩擦类手法的操作常借助介质来完成。而且，介质和热敷与手法结合使用，可明显提高临床疗效。

一、介质

推拿时运用介质在我国已有悠久的历史，早在《黄帝内经》时代就有"按之以手，摩或兼以药"的说法。如《圣济总录》载："若疗伤寒以白膏摩体，手当千遍，药力乃行，则摩之用药，又不可不知也。"古人既有用各种药物制成的膏剂作为推拿的介质，也有用麻油作为介质，如《景岳全书·卷四十五》："治发热便见腰痛者，以热麻油按病处揉之可止。"

推拿时，为了减少对皮肤的摩擦损害，或者为了借助某些药物的辅助作用，可在推拿部位的皮肤上涂些液体、膏剂或洒些粉末，这种液体、膏剂或粉末通称为推拿介质，又称推拿递质。以药物为介质在人体体表的一定部位或穴位施以手法，药物助手法提高治疗疾病效果的一种推拿方法称为膏摩，也称为"药摩法"，或称为"药物推拿"。临床运用中，除摩法以外，还可运用其他手法，如擦法、揉法等，也可结合药物施用。由于推拿介质对皮肤的刺激性较小，而且毒副作用较少，在小儿推拿中应用尤为广泛。目前，推拿临床中运用的介质种类颇多，如冬青膏、葱姜水、薄荷水等。

（一）介质的种类和作用

介质可以是仅仅作为润滑作用的添加剂，也可以兼有药物作用。

一般把润滑剂和药物的作用相结合制成不同的剂型，如散剂、丸剂、酒剂、锭剂、膏剂、汤剂等，每种剂型各有不同的特点，如散剂制作简单，携带方便；丸剂药力持久，吸收缓慢，存贮方便；汤剂处方灵活，可以适应各种病情需要等。在临床使用时要综合考虑，酌情使用。现将常用的推拿介质单方和复方介绍如下：

1. 常用单方

（1）葱姜汁：将适量的葱白和生姜捣碎取汁使用，也可将葱白和生姜切片，浸泡于75%

的乙醇中使用,能加强温热散寒的作用,常用于冬春季节感冒及小儿虚寒证。

(2) 白酒:适用于成人推拿(对乙醇过敏者禁用)。有活血祛风、散寒止痛、通经活络的作用,对发热受术者尚有降温作用,一般用于急性扭挫伤、软组织损伤,并常用于治疗风寒湿痹和慢性劳损,亦常用于治疗小儿虚寒性腹泻。

(3) 薄荷水:用5%薄荷脑5g浸入75%乙醇100ml内配制而成。具有温经散寒、清凉解表、清利头目和润滑作用,常用于治疗小儿虚寒性腹泻以及软组织损伤,用于擦法、按揉法可以加强透热效果。

(4) 木香水:取少许木香,用开水浸泡,待凉后去渣使用。有行气、活血、止痛作用。常用于急性扭挫伤及肝气郁结导致的两胁疼痛等症。常用于擦法、揉法等。

(5) 凉水:即洁净的自来水或凉开水。有清凉肌肤和退热作用,常用于外感热证。

(6) 麻油:即食用麻油。在使用擦法时局部涂抹少许麻油,可以加强手法的透热作用,以提高疗效,常用于刮痧疗法中。

(7) 蛋清:有清凉去热、祛积消食作用。常用于小儿外感发热、消化不良等症。

(8) 滑石粉:味甘、淡,性寒,有清热利窍、渗湿润燥的作用。常用于小儿推拿的摩擦类手法。夏季用于出汗部位,可以保护术者、受术者的皮肤,有利于手法的施术。

(9) 爽身粉:有润滑皮肤、吸汗、吸水的作用,质量较好的爽身粉可代替滑石粉应用,可用于多种病症。

2. 常用复方

(1) 冬青油:由冬青油、薄荷脑、凡士林和少许麝香配制而成,具有温经散寒和润滑的作用,常用于治疗小儿虚寒性腹泻及软组织损伤。

(2) 红花油:为骨伤科常用,主要成分有冬青油、薄荷脑、桃仁、红花等,有消肿止痛的作用,常用于治疗急性或慢性软组织损伤。

(3) 传导油:由玉树油、甘油、松节油、乙醇、蒸馏水等量配制而成。用时摇匀,有消肿止痛、祛风散寒的作用,适用于软组织慢性损伤和痹证。

(4) 按摩乳:为常用外用药物,由多种药物组成,主要作用为舒筋通络、活血化瘀、消肿止痛。

(5) 大补益摩膏:选自《圣济总录》。药物组成为:木香、丁香、零陵香、附子(炮裂)、沉香、吴茱萸、干姜(炮)、硫黄(研末)、桂枝(去粗皮)、白矾(煅研)各一两,麝香、轻粉(研)各一分。主治五劳七伤、腰膝疼痛、肾脏久冷、疝气下坠、耳聋目暗、痔疮肠风、女子子宫久冷、产后诸疾、赤白带下等。

(6) 摩腰膏:选自《普济方》。药物组成为陈皮一两(去白),阳起石五钱,干姜、沉香、肉桂(去粗皮)、石硫黄、吴茱萸、雄黄、蛇床子各五钱,白矾一两,杏仁一两(去皮尖),轻粉一钱,麝香一钱半,附子一个(须一两者,炮,去皮、脐),公丁香一两,朱砂一钱二分。主治腰痛痼冷、腿膝痛冷诸症。使用时炙手摩于腰部。

(7) 清润黄连膏:由黄连、当归、生地黄、黄柏、姜黄、生石膏、薄荷组成。将上述药物用水煎,滤去药渣,加少量冰片和蜂蜜,炼膏后备用。具有清热解毒、散风消疮的作用,用于治疗热毒风疮等。

(8) 万灵膏:由鹳筋草、透骨草、紫丁香根、当归、自然铜、血竭、没药、川芎、赤芍、半两钱、红花、川牛膝、五加皮、石菖蒲、苍术、木香、秦艽、蛇床子、肉桂、附子、半夏、石斛、草薢、鹿茸、虎骨(现用狗骨代)、麝香等组成,除血竭、没药、麝香三味各研细末另包外,其他二十三味用

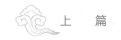

香油十斤微火煨浸三日,然后将诸药入油中,熬黑为度,去滓加黄丹五斤再熬,至滴水成珠离火,待温度降下后入血竭、没药、麝香,搅匀取出,去火气。用于跌打损伤,有消瘀散毒、舒筋活血、祛寒除湿的功效。

(9) 外用药酒:当归尾 30g、乳香 20g、没药 20g、血竭 10g、马钱子 20g、广木香 10g、生地黄 10g、桂枝 30g、川草乌 20g、冰片 1g,浸泡于 1.5kg 高浓度白酒中,2 周后使用。有行气活血、化瘀通络的功效,适用于各种慢性软组织损伤、骨和软骨退行性病症。

(二) 介质的选择

1. 辨证选择　本法属于中医外治范畴,与其他内治法一样,应根据中医学理论进行辨证分型,所谓"内治之法即为外治之法,外治之法即为内治之法"。所以,在选择介质时,要依据证型的不同选择不同的介质。总体上以寒热和虚实为总纲。寒证,要使用有温热散寒作用的介质,如葱姜水、冬青膏等;热证用具有清凉退热作用的介质,如凉水、医用乙醇等;虚证,用具有滋补作用的介质,如药酒、冬青膏等。实证,用具有清泻作用的介质,如蛋清、红花油、传导油等。其他证型可以根据病情的需要酌情制定相应介质,或使用一些中性介质,如滑石粉、爽身粉等,取其润滑皮肤作用。

2. 辨病选择　根据病情的不同、病位的不同,选择不同的介质。软组织损伤,如关节扭伤、腱鞘炎等选用活血化瘀、消肿止痛、透热性强的介质,如红花油、传导油、冬青膏等;小儿肌性斜颈选用润滑性能较强的滑石粉、爽身粉等;小儿发热选用清热性能较强的凉水、乙醇、薄荷水等。

3. 根据年龄选择　对于成年人,一般水剂、油剂、粉剂均可以使用;老年人常用的介质有油剂和酒剂;小儿皮肤娇嫩,所以常用的介质不能刺激性太大,主要选择滑石粉、爽身粉、凉水、乙醇、薄荷水、葱姜汁、蛋清等。

总之,在选择介质时,要本着因人制宜、具体问题具体分析的方针,综合各方面的情况来选择安全、有效的推拿介质。

(三) 介质推拿操作方法

使用介质推拿,无论是单方或复方,无论何种剂型,其根本原则有三:一是要方便手法的施行,二是不能损伤皮肤,三要确保疗效。具体来说可以有以下几个方面:

1. 受术者要选取适宜的体位,一是要利于手法的操作,二要令受术者感觉舒适,施术部位要充分暴露。如果有皮肤破损或有严重的皮肤病不能使用。

2. 蘸取或选取适量推拿介质均匀涂抹于施术部位,不能过多或过少。过多则太湿,使手法浮而无力;过少则太燥,使手法滞涩且容易损伤皮肤。

3. 临床介质推拿常用手法为摩法、擦法、推法、揉法、抹法。无论使用何种手法,均要以轻快柔和,平稳着实为原则,也可以借助于器具,不可使用蛮力。如《圣济总录》载"以铁熨斗,摩项一二千下","以铁匙挑一钱许,涂顶上,细细用铁匙摩之"。现代的刮痧疗法即是其发展,经常使用牛角为推拿器具,大凡借助器具者,以刮为主,用力要适宜,刮至皮下微有出血点为度,有出血倾向者禁用;一般隔日一次。用手法者,可每日一次,每次 20~30 分钟。

4. 推拿术后要注意局部保暖,防止腠理开,邪气乘虚而入而加重病情。

二、热敷

热敷疗法起源很早,历史悠久。马王堆出土的《五十二病方》就有"温熨""药摩""外洗"等外治方法的记述。我国现存最早的经典医学专著《黄帝内经》中所述的"熨"法就是热敷法,其中就有用蜀椒、干姜、桂心渍酒以熨寒痹的记载。《厘正按摩要术·熨法》曰:"每遇病者食积、痰滞,结于胃脘,宜辛开苦降以治之。设误服攻下大剂,正气已伤,积滞未去,此事邪实正虚,无论攻下不可,即消导破耗之剂,并不敢施,惟有用熨法外治。"古代应用热敷的方法很多,有药熨、汤熨、酒熨、葱熨、土熨等。热熨的主要作用是达到"透热"的目的,即通过热兼之药物所产生的共同治病因素由经入脏,输布全身以达到调节经脉、平衡阴阳的目的,加强温经通络、活血散瘀、散寒止痛的作用,适用于腰脊躯体熏洗不便之处。热熨疗法为历代医家普遍使用。

热敷疗法是以中医基础理论为指导,用不同的中药按照不同的用药方法熏洗熨擦受术者的机体病变部位,以达到治疗目的的一种外治方法。其具有作用迅速、方法简便、易学易用、容易推广、使用安全、毒副作用少等优点。此疗法不仅适用于外科、骨伤科、皮肤科、五官科等疾病,而且对内科、妇科、儿科病症也有显著疗效,是推拿按摩中一个很好的辅助疗法。热敷疗法以中医脏腑经络学说的理论为依据。脏腑是人体生理功能的核心,又是生命活动的主宰,经络是气血运行的通道,又是沟通表里,联系上下的纽带。无论外邪和内邪,都要通过作用于人体体表、脏腑和经络而致病。热敷疗法是以药物加热后,外敷或浸渍作用于皮肤,促使药性由经入脏,输布全身以达到调节经脉、平衡阴阳的功效,并具有温通经络、活血化瘀、止痛的作用。热敷疗法的治疗原理可概括为以下几个方面:首先是局部的刺激作用,利用具有一定刺激性作用的药物,使局部血管扩张,促进血液循环,改善周围组织的营养,从而起到抗炎消肿的作用。如运用温热性药物对局部的刺激有类似灸法的作用,具有温经通络、行气活血、祛湿散寒的效果。

热敷疗法首先通过药物作用于局部,引起神经反射作用来激发机体的自身调节作用,促使某些抗体的形成,借以提高机体的免疫功能;其次是药物通过熏洗熨擦的给药方法,能直达病灶,起到清热消肿、活血止痛、疏通经络、祛风止痒、拔毒祛腐等作用;再次是经络调整作用,在体表给药,通过经络血脉和信息传递,通过不同的药物之气味,由经脉入脏腑,输布全身,直达病所,以达到补虚泻实、调整阴阳、治疗疾病的目的;最后是皮肤的吸收作用,以药物通过皮肤吸收的方式进入人体,再通过经络、脏腑的调整、输布作用,直接作用于病灶处的皮肤而起到全身或局部的治疗作用。

热敷可分为干热敷和湿热敷两种。两者各有其优点和缺点,干热敷的穿透力不如湿热敷。一般湿热敷的温度为50~60℃,湿热敷穿透性强,因而消炎作用也强;干热敷的温度为60~70℃,干热敷比较方便,易操作。热敷如果超过上述温度,易烫伤皮肤,因此必须加以注意。热敷法既可以在医院的门诊或病房进行,也可由受术者或受术者的家属按照医嘱在家中自行操作。

(一)湿热敷

推拿临床中以湿热敷最为常用。湿热敷一般在手法结束以后进行。湿热敷不仅能提高推拿的治疗效果,还可以减轻因手法刺激过度对机体局部引起的不良反应。

1. 湿热方

(1)传统推拿热敷方:由红花10g、桂枝15g、乳香10g、没药10g、苏木50g、香樟木50g、宣木瓜10g、老紫草15g、伸筋草15g、钻地风10g、路路通15g、千年健15g组成。主治扭伤、挫伤、风湿疼痛、局部怕冷、关节酸痛等。

(2)简化推拿热敷方:由香樟木50g、豨莶草30g、桑枝50g、虎杖根50g组成。主治因扭挫伤而引起的疼痛肿胀、肢体酸楚等。

（3）海桐皮汤：由海桐皮 6g、透骨草 6g、乳香 6g、没药 6g、当归 5g、花椒 10g、川芎 3g、红花 3g、威灵仙 2g、白芷 2g、甘草 2g、防风 2g 组成。主治因跌打损伤而引起的疼痛不止。

（4）散瘀和伤汤：番木鳖 15g、红花 15g、生半夏 15g、骨碎补 10g、葱须 30g，用水煮沸后，再加入醋 60g 而成，煎使之沸。主治碰撞损伤、瘀血积聚。

（5）五加皮汤：由当归 10g、没药 10g、五加皮 10g、皮硝 10g、青皮 10g、花椒 10g、香附子 10g、丁香 3g、麝香 0.3g、老葱 3g、地骨皮 3g、牡丹皮 6g 组成。治疗伤后瘀血疼痛。

（6）八仙逍遥汤：由防风 3g、荆芥 3g、川芎 3g、当归 6g、黄柏 6g、苍术 10g、牡丹皮 10g、花椒 10g、苦参 15g 组成。主治因跌仆损伤而引起的体表肿硬疼痛、风湿疼痛、肢体酸痛等。

2. 湿热敷操作方法　将中草药置于布袋内，扎紧口袋，放入锅内，加适量清水，煮沸数分钟。趁热将毛巾浸透后绞干，根据治疗部位需要折成方形或长条形敷于患部。待毛巾不太热时，即用另一块毛巾换上（也可放在上一块毛巾夹层中）。一般换 2~3 次即可。为加强治疗效果，可先在患部用擦法，随即将热毛巾敷上，并施以轻拍法，这样更易于皮肤透热。

3. 湿热敷注意事项

（1）热敷时必须暴露患部，避免弄脏衣被；室内要保持温暖无风，以免受术者感受风寒，治疗后应避免受术者受风寒侵袭。

（2）要严格控制药温，一般又要按部位、病情、年龄等因素而异。以不烫手或能忍耐程度而定，药温不宜太高，太高则会烫伤皮肤；过低则又会影响疗效。对于对皮肤感觉迟钝的受术者，尤要注意烫伤。

（3）毛巾必须折叠平整，这样不宜烫伤皮肤，并可使热量均匀透入。

（4）临证选方用药，视具体情况而定，如头面、腰骶部以及某些敏感部位，不宜选用刺激性太强的药物，否则会引起发疱，损伤皮肤。小儿皮肤薄，应少用或不用。孕妇对含有某些成分（如麝香等）的药物应忌用，以免引起流产等不良后果。

（5）若发现有皮肤过敏者，宜随时更换方药或停止治疗；有皮肤破损者，随病位病情选用适宜的用药方法。

（6）热敷时可隔着毛巾使用拍法，但切勿按揉；被热敷部位不可再用其他手法，否则容易破皮。一般情况下，热敷均应在手法后使用。

（二）干热敷

1. 干热方

（1）理气止痛方：食盐 500g，置于锅内，在炉火上炒热。然后取布袋一个，将炒热的盐放入布袋内。令受术者仰卧，将包着热盐的布袋置于受术者胸部，然后将此袋缓缓地自胸部向腹部移动，如此数次。主治胸腹饱闷疼痛、气滞胀痛。

（2）去积滞方：枳壳、莱菔子、大皂角、食盐，共研为末，用白酒炒，使其温热。即用布包好，趁热敷于胃脘处，主治食积痰滞结于胃脘。

（3）暖痰方：生附子 1 枚、生姜 30g，一起捣烂炒热。再用布袋一个，将捣烂炒热的附子和生姜置于袋中。先用此袋敷于患儿背部，然后敷于其胸部，至袋不太热时，将袋中的附子和生姜取出，做成圆饼状，贴于患儿的胸口。主治小儿胸有寒痰，一时昏迷，醒则吐痰如绿豆粉、浓厚而带青色者。

2. 干热敷操作方法　将所有药物研成碎末，放入锅内炒热（或加白酒、醋等作料拌匀）或隔水蒸热后，装入一布袋中（如系蒸热，宜先装袋后再蒸），取药袋趁势熨摩特定部位或患处，多用来治疗痛证、寒证。使用时要注意药温适度，防止烫伤皮肤。

（三）热敷常用药物

1. 活血化瘀类　当归、乳香、没药、川芎、鸡血藤、桃仁、红花、牛膝、降香、赤芍、苏木、血竭等。

2. 祛风除湿类　独活、威灵仙、防己、秦艽、豨莶草、木瓜、徐长卿、海桐皮、透骨草、海风藤、千年健、松节、伸筋草、忍冬藤等。

3. 散寒止痛类　桂枝、麻黄、生姜、防风、羌活、附子、干姜、肉桂、吴茱萸、花椒、丁香等。

4. 行气通经类　木香、香附、沉香、檀香、橘皮、桑枝、路路通、麝香、冰片、地龙、丝瓜络等。

5. 强筋壮骨类　补骨脂、自然铜、续断、天麻、鳖甲、杜仲等。

热敷方组成时，可在以上各类药物中，每类选取 2~4 味。一首方剂大约由 12~14 味药物组成，每味药用量可达 10~30g。具体用法为：将各味药物先用凉水浸泡 30~40 分钟，煎沸后，再煎煮 20~30 分钟，倒出药液约 500ml，以瓶贮存备用，药渣用一个 20cm×30cm 的布袋喷洒高浓度白酒少许，再以干毛巾包裹敷患处，药袋凉后，可隔物在锅内蒸热，如上述喷洒白酒，干毛巾包裹重复使用 2~3 次。用后置药袋于阴凉处或以塑料袋封好放置冰箱内，再用时先以原贮存药汁少许洒在布袋上，使其湿润，后蒸热洒酒再运用。如此，每袋药可用 5~7 日。另外，亦可每次以 30~50ml 贮存之药汁兑入 1 000ml 热水中浸洗患处，多以手足部适合。

附：膏摩方

膏摩疗法，就是根据病情，采用具有防治疾病作用、对证的中草药等制成膏剂、油剂或散剂等，在推拿过程中尤其是推、擦、搓、揉、摩等一些手法时，敷抹在施术体表，然后再进行操作，以发挥推拿按摩和药物的综合治疗作用来防治疾病的一种方法。这种方法有两个作用：首先是这些制剂在推拿过程中起到润滑保护皮肤的作用，再者，制剂中的药物等成分可随手法渗透体内，成为一个积极防治疾病的因素。膏摩成方从古就有记载，类型很多，但目前推拿临床上，通常采用以下十九种易备有效的药或物质，作为基本膏摩方的组成，这些基本膏摩方又通称为推拿介质。膏摩所用处方的组成，以活血化瘀、温经散寒、强筋壮骨等药物为主，治疗时根据具体的病症灵活选用。操作时，先按处方配制成软膏，然后将药膏少许涂抹于体表穴位上，再进行按摩治疗。现将临床常用的膏摩方列举如下：

1. 黄膏　由大黄、附子、细辛、干姜、蜀椒、桂心、巴豆组成。将上述药物用苦酒浸泡一夜，次日再放入 1 000g 腊月猪油内煎沸，绞去药渣，密封于瓷器内备用。具有温散风寒，舒筋通络作用。治疗目赤、头痛、项强、贼风游走皮肤等疾患。

2. 陈元膏　由当归、生地黄、附子、细辛、桂心、天雄、干姜、丹砂、川芎、雄黄、乌头、白芷、松脂、猪脂组成。把上述药物（除松脂、猪脂、雄黄、朱砂外）切细，用米醋、苦酒和生地黄汁，浸泡一夜，再放入 4 000g 猪油内微火熬炼，使沸 15 次，煎致药色变黄为度，绞去药渣，再把雄黄、朱砂细末放入，搅拌和匀，置于密封器具内备用。具有温通经络、祛风止痛的作用，治疗腰背疼痛、胸胁胀满、心腹积聚、经闭不孕、风痒肿痛及风湿痹痛等。

3. 莽草膏　由莽草、乌头、附子、踯躅花、苦酒、猪脂组成。将前 4 味药物切细。用 1L 苦酒浸泡一夜，次日放入 2 000g 猪油内煎沸，绞去药渣，倒进瓷器内贮存备用。具有散寒消肿、温热止痛、安神定魂的作用。治疗痹证肿痛，精神恍惚等。

4. 野葛膏　由野葛、水牛角、蛇衔、莽草、乌头、桔梗、升麻、防风、蜀椒、干姜、鳖甲、雄黄、巴豆、丹参、踯躅花组成。把上述药物切碎，用 4L 苦酒，将这些切碎的药物浸泡一夜，次

笔记栏

日,把这些药物放入已熬成的 2 500g 猪油内,以微火煎熬,使药物在油中翻滚,三上三下,使药物变黄,绞去药渣,贮存备用。具有清热解毒、祛痹止痛等作用。治疗风毒恶肿、疼痹不仁、瘰疬恶疮、偏枯胫肿、脚弱等病症。

5. 青膏　由当归、川芎、蜀椒、白芷、吴茱萸、附子、乌头、莽草组成。把上述药物切细,用醇苦酒浸泡 2 天,然后放入 2 000g 猪油内煎致药色发黄,绞去药渣,贮存备用。具有祛风散寒、活血止痛的作用。治疗伤寒头痛、项强、四肢烦痛。

6. 白膏　由天雄、乌头、莽草、羊踯躅组成。把上述药末切成粗末,用醇苦酒泡一夜,次日放入盛有 1 500g 腊月猪油的铜器中,文火煎炼使药变成焦黄色,绞去药渣,置于瓷器中备用。具有清热解毒、祛风除湿、散寒止痛作用。治疗伤风恶寒、肢节疼痛、目赤、咽喉痛、小儿头疮、牛皮癣等疾患。

7. 丹参赤膏　由丹参、雷丸、芒硝、戎盐、大黄组成。把上述药物切碎,用 250g 苦酒浸泡一夜,次日再放入猪油内煎绞去药渣,储存备用。治疗心腹热痛。

8. 乌头膏　由乌头、野葛、莽草组成。把上药切细,用适量高度白酒泡 3 天,再放入 2 500g 猪油内煎服,待药色成焦黄时,滤去药渣,盛入瓷器备用。具有祛风散寒、活血通络的作用。治疗伤寒、身强直、偏枯口僻、手足顽麻等病症。

9. 蹉跌膏　由当归、续断、附子、细辛、甘草、通草、川芎、白芷、牛膝、蜀椒组成。将上述药物切细,用 1 000g 猪油先煎取油,然后把药物放入油内煎熬,使药成黄色,绞去药渣,盛入瓷器备用。具有舒筋活血、消肿止痛等作用。治疗因脱位、挫伤引起的疼痛。

10. 商陆膏　由商陆根、猪油组成。以上二味合煎,待炼至黄色,绞去药渣成膏。具有逐水消肿作用。治疗水肿等症。

11. 乌头摩风膏　由乌头、附子、当归、羌活、细辛、桂心、防风、白术、花椒、吴茱萸、猪脂组成。将上述药物切碎,用醋泡一夜,次日放进 500g 腊月猪油内,用文火煎熬,使药色变成黄色,盛入瓷器中备用。具有祛除风湿、温中散寒、活血止痛作用。治疗风湿痹痛、腰腿不遂、四肢拘挛、皮肤不仁等病症。

12. 当归摩膏　由当归、细辛、桂心、生地黄、天雄、白芷、川芎、丹砂、干姜、乌头、松脂、猪脂组成。将上述药物(除松脂、丹砂、猪脂外)切碎,用 500g 生地黄取汁,浸泡药物过夜,次日放入 2 500g 猪油和 120g 松脂内,慢火煎熬,使药至黄色,滤去药渣,盛于瓷器内备用,具有散寒祛风、活血止痛作用,治疗风湿痹痛等症。

13. 牡丹膏　由牡丹皮、芫花、皂荚、藜芦、附子、莽草叶、大黄、蜀椒组成。将上述药物切细,用布裹好,放于干净器具内,用 1 500g 酒浸泡过夜,次日放入 1 500g 腊月猪油内,文火煎熬,使药质变为稀稠样,绞去药渣,装进密封瓷器中备用。具有清热凉血、活血散瘀作用。治疗脚气、痹痛、鼠漏恶疮、风毒、腹中痛等症。

14. 皂荚摩膏　由皂荚、醋组成。把上述皂荚捣碎,细研为末,用陈醋调和成膏。本方有祛痰开窍等作用。治疗中风口喎。

15. 摩脐膏　由杏仁、葱、盐组成。把上三味同研成糊状成膏。具有通便作用。治疗大便不通、腹胀。

16. 杏仁膏　由杏仁、花椒、附子、细辛组成。把上述药物(除花椒外)切碎,用适量醋浸泡过夜,次日倒入 250g 猪油内,以文火煎熬,使药变黄成膏,滤去药渣,盛入瓷器,储存备用。具有发散风寒、温通鼻窍的作用。治疗小儿鼻塞、涕流不出等。

17. 摩风膏　由附子、乌头、防风、凌霄花、踯躅花、露蜂房组成。将上述药物研为细末,放入1 500g猪油内煎炼,使药至焦黄,绞去药渣,待其凉后,盛入瓷器中备用。具有凉血祛风、散毒消肿的作用。治疗白癜风等。

18. 雷丸膏　由雷丸、甘草、莽草、升麻、防风、桔梗、白术组成。将上述药物切为细末,放入适量猪油文火煎,用柳枝搅匀成膏,滤去药渣,盛入瓷器内备用。具有清热解毒、消肿散结的作用。治疗小儿风痛、胸中蓄热等症。

19. 清润黄连膏　由黄连、当归、生地黄、黄柏、姜黄片、生石膏、薄荷组成。将上述药物用水煎,滤去药渣,加少量冰片和蜂蜜,炼膏后备用。具有清热解毒、消疮散风的作用。治疗热毒风疮等。

（周运峰　曹　锐）

复习思考题

1. 什么是推拿手法？什么是推拿手法学？
2. 怎样对推拿手法进行命名与分类？
3. 推拿的基本技术要求是什么？
4. 推拿手法操作过程中的施力原则是什么？
5. 什么是推拿介质？推拿介质一般分为几种剂型？

思政元素

守正创新　健康福祉

　　掌握好推拿手法,为学习推拿治疗学及临床实践打下牢固基础,发挥推拿维护人民健康的独特优势和作用,坚定民族自信、文化自信,增强传承创新发展中医药的底气和信心,为推进健康中国建设和增进人类健康福祉做出贡献。

中　篇

笔记栏

◆◆◆ **第三章** ◆◆◆

常用推拿手法

📝 **学习目标**

　　通过学习常用推拿手法,能够领会常用推拿手法的操作要领,准确完成各类手法的实践操作,并通过不断练习常用推拿手法的实训方法,熟练掌握多种推拿手法相互间的衔接与组合,为常用推拿手法的临床应用奠定基础。掌握各类推拿手法的概念、操作、要领、实训方法、临床应用、注意事项;重点是动作要领、实训方法和临床应用。

　　常用推拿手法,是推拿手法学的主体内容。推拿治病疗效的好坏,关键在手法。如手法掌握的纯熟,才能极尽运用之妙,恰如《医宗金鉴》中所言"一旦临证,机触于外,巧生于内,手随心转,法从手出",反之亦然。常用推拿手法其特点是手法种类多,治疗范围广。据不完全统计,现有手法已多达百余种,治疗范围已涵盖了伤科、内科、妇科、五官科等多种临床学科疾病。

　　本章精选了四十余种常用推拿手法,并根据手法的运动形态及其作用等分为摆动类、摩擦类、振颤类、挤压类、叩击类、运动关节类、复合类和其他类共八类手法,就其分类、操作、动作要领、实训方法、注意事项、临床应用等予以详细介绍。

第一节　摆动类手法

PPT 课件

　　摆动类手法是通过前臂或腕关节有节奏的摆动,使手法产生的力(或功力)轻重交替、持续不断地作用于体表施术部位的一类手法。其特点是手法缠绵,具有可持续操作性,且适应证广泛。主要包括一指禅推法、滚法和揉法三种。

一、一指禅推法

　　以拇指端或螺纹面着力,通过腕部的往返摆动,使所产生的功力通过拇指持续不断地作用于施术部位或穴位上,称为一指禅推法。一指禅推法为一指禅推拿流派的代表手法。禅,意为静虑,此引申为内功、内劲。即以拇指的内力进行缠绵推动的方法,是为一指禅推法。

　　【分类】　由一指禅推法变化而来,利用拇指偏峰和指间关节进行一指禅操作的方法,名为一指禅偏峰推法和一指禅屈指推法。

　　【操作】　以拇指端或螺纹面着力于体表施术部位或穴位上。拇指自然伸直,余指的掌指关节和指间关节自然屈曲。沉肩、垂肘、悬腕,前臂主动运动,带动腕关节律性左右摆动,使所产生的功力通过拇指端或螺纹面轻重交替、持续不断地作用于施术部位或穴位上,见图 3-1-1(1)、图 3-1-1(2)。手法频率每分钟 120~160 次。

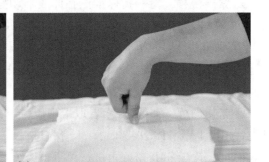

图 3-1-1 一指禅推法

一指禅推法
操作视频

其次,由一指禅推法变化而来,利用拇指偏峰和指间关节进行一指禅操作的方法,名为一指禅偏峰推法和一指禅屈指推法,为一指禅推法的变化运用。

一指禅偏峰推法的操作方法为:以拇指偏峰部着力,拇指自然伸直并内收,余指掌指部伸直。腕关节微屈或自然伸直。其运动过程同一指禅推法,唯其腕部摆动幅度较小,有时仅为旋动,见图 3-1-2。

一指禅屈指推法的操作方法为:拇指屈曲,指端顶于示指桡侧缘或以螺纹面压在示指的指背上,余指握拳。以拇指指间关节桡侧或背侧着力于施术部位或穴位上。其运动过程同一指禅推法,见图 3-1-3。

一指禅
偏峰推法
操作视频

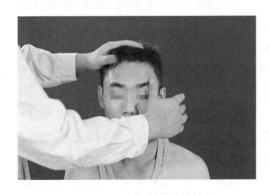

图 3-1-2 一指禅偏峰推法

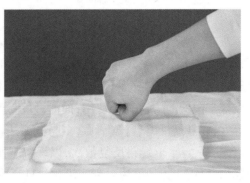

图 3-1-3 一指禅屈指推法

一指禅
屈指推法
操作视频

【动作要领】

一指禅推法操作时要求术者姿势端正,精神内守,肩、肘、腕各部位贯穿一个"松"字,做到蓄力于掌,发力于指,将功力集中于拇指端,才能使手法刚柔相济,形神俱备。

1. 沉肩 肩关节放松,肩胛骨自然下沉,不要耸肩用力,以腋下空松能容一拳为宜。

2. 垂肘 肘关节自然下垂,略低于腕部。肘部不要向外支起,亦不宜过度夹紧内收。

3. 悬腕 手掌自然垂屈,在保持腕关节放松的基础上,尽可能屈腕至 90°。腕部在外摆时,尺侧要低于桡侧,回摆到最大时,尺、桡侧持平。

4. 指实掌虚 拇指端自然着实吸定于一点,切忌拙力下压,其余四指及掌部要放松,握虚拳。前臂带动腕关节摆动产生的功力通过拇指轻重交替作用于体表,外摆和回摆时着力轻重为 3:1,即"推三回一"。

5. 紧推慢移　指一指禅推法在体表移动操作时,前臂维持较快的摆动频率,即每分钟120~160 次,但拇指端或拇指螺纹面移动的速度要慢。

【实训方法】　一指禅推法操作实训,可以按操作方法和要领分为两步骤在米袋和人体进行相互练习。可首先在米袋上训练基本动作,在掌握了动作要领的基础上,再进入人体操作训练。

1. 米袋训练　训练时,术者取端坐位,抬头挺胸,两足放平踏稳,并略分开与肩同宽,将米袋置于桌上距身体 20~30cm。术者先进行单手定点练习,待单手定点操作较为熟练后,进行双手同步定点练习,最好再进行单手走线练习。

2. 人体操作训练　在进行人体操作训练时,应在操作部位铺一干净、平整的推拿巾。根据训练难度由易到难的原则,采用以下两个训练阶段,具体训练方法分述如下:

(1) 第一阶段:术者取端坐位,受术者取仰卧位和俯卧位,在其腹部的中脘、天枢、关元、气海和项背部的肩井、大椎等穴位进行定点操作,每只手操作 5~10 分钟后交替操作练习,力度以受术者局部产热为宜。

(2) 第二阶段:术者取端坐位,受术者取仰卧位和俯卧位,在其腹部沿鸠尾至曲骨一线和其项背部沿风府至大椎一线自上而下做走线练习。每只手操作 3~5 遍后交替操作练习,力度以受术者局部产热为宜。

【临床运用】　各部经络腧穴。一指禅推法刺激中等,接触面积小,深透性好,临床适于循经络、推穴位。而由一指禅推法变化而来的一指禅偏峰推法,以其"少商劲"的轻快柔和,多用于颜面部;一指禅屈指推法因其着力沉稳、刚劲有力则多用于颈项部及关节骨缝处。

主要适用于头痛、失眠、面瘫、近视、颈项强痛、冠心病、腰痛、胃脘痛、泄泻、便秘、月经不调等内、妇科疾病及关节酸痛等症。

头痛、失眠、面瘫、近视,宜用一指禅偏峰推法推面部诸穴。头痛、失眠以太阳穴为重点,可自印堂向上至神庭穴往返推数次,其次由印堂沿两侧眉弓推至两侧太阳穴往返数次,再由神庭穴沿发际经头维至两侧太阳穴往返推数次,以行气活血、镇静安神,常与揉太阳、抹前额及按揉三阴交等方法配合使用;面瘫,以一指禅偏峰推法推下关、颊车、地仓、迎香、四白、太阳等穴,以舒筋活络、行气活血,多与抹面法等配合应用;近视,用一指禅偏峰推法推眼眶周围诸穴,呈"∞"形线路反复数次,以缓解眼肌痉挛,可与按揉法按揉眼周穴位配合使用;颈项强痛,可用一指禅推法自哑门沿颈脊柱正中推至大椎穴,次由两侧风池穴沿两侧颈肌外缘推至颈根部,可反复数次,以通经活络、解痉止痛,亦可用一指禅屈指推法沿上述线路操作,常与颈项部拇指按揉法、拿法等配合应用;便秘、泄泻、胃脘痛等胃肠道疾患,用一指禅推法推足太阳膀胱经第一侧线,可重点推脾俞、胃俞、肝俞、胆俞、大肠俞等穴位,以健脾和胃、调整胃肠功能,常与腹部摩法等配合应用;冠心病,用一指禅推法推心俞、风门、肺俞及膈俞,以活血通脉,行气止痛,多与拇指按揉法按揉内关及上述穴位等方法配合应用;至于腰痛、痛经、月经不调、关节酸痛等病症,可根据具体病情随证选穴应用。

【注意事项】

1. 一指禅推法在操作时,拇指应吸定于一点,不能随着腕部的摆动而在体表上滑动或摩擦,循经推动时,应在吸定的基础上缓慢移动。

2. 一指禅推法临床操作有屈伸拇指指间关节和不屈伸拇指指间关节两种术式,前者刺激柔和,后者着力较稳,刺激较强。若术者拇指指间关节较硬,或治疗时要求较柔和的刺激,宜选用屈伸拇指指间关节的操作;若术者拇指指间关节较柔软,或治疗时要求的刺激较强,宜选用不屈伸拇指指间关节的操作。推拿医师应熟练掌握两种操作方法,以便临床选择使用。

二、㨰法

以第五掌指关节背侧吸附于体表施术部位,通过前臂的摆动带动腕关节的屈伸运动,使小鱼际与手背在施术部位上做持续不断的来回滚动,称为㨰法。㨰法为㨰法推拿流派的代表手法。以其滚动之力作用于体表,刺激平和、舒适安全、易于被人接受,具有良好的调整作用。

【分类】　㨰法根据术者施术时利用的操作部位不同,又演化为掌指关节㨰法和拳㨰法。

【操作】　拇指自然伸直,余指自然屈曲,无名指与小指的掌指关节屈曲约90°,手背沿掌横弓排列呈弧面,以第五掌指关节背侧为吸点吸附于体表施术部位上。上臂发力带动前臂往返摆动,使腕关节做较大幅度的屈伸运动,则小鱼际和手背尺侧部在施术部位上进行持续不断的来回滚动,见图3-1-4(1)、图3-1-4(2)。

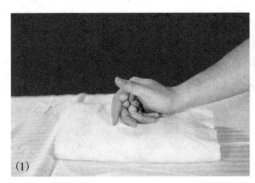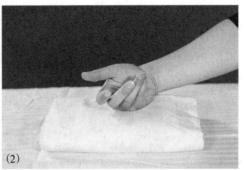

图 3-1-4　㨰法

㨰法
操作视频

由㨰法变化而来,利用掌指关节和拳顶进行㨰法操作,名为掌指关节㨰法和拳㨰法,为㨰法的变化运用。

掌指关节㨰法的操作方法为:以第五掌指关节背侧为吸定点,以小指、无名指、中指及示指的掌指关节背侧为滚动着力面,腕关节略屈向尺侧,余准备形态同㨰法。其手法运动过程亦同㨰法。

拳㨰法的操作方法为:拇指自然伸直,余指半握空拳状,以示、中、无名和小指的第一节指背着力于施术部位上。肘关节屈曲20°~40°,前臂主动施力,在无旋前圆肌参与的情况下,单纯进行推拉摆动,带动腕关节做无尺、桡侧偏移的屈伸活动,使示、中、无名和小指的第一节指背、掌指关节背侧、指间关节背侧为滚动着力面,在施术部位上进行持续不断地滚动,见图3-1-5。

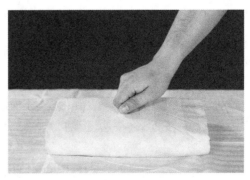

图 3-1-5　拳㨰法

【动作要领】

1. 肩关节放松下垂,肘关节自然屈曲约40°,上臂中段距胸壁一拳左右,腕关节放松,手指自然弯曲,不能过度屈曲或挺直。

2. 操作过程中,腕关节屈伸幅度应在120°左右(即前滚至极限时屈腕约80°,回滚至极限时伸腕约40°),使掌背部分的二分之一面积(尺侧)依次接触治疗部位。

3. 㨰法对体表产生轻重交替的刺激,前滚和回滚时着力轻重之比为3∶1,即"滚三回一"。

4. 第五掌指关节背侧吸附体表,上臂为动力源,前臂往返摆动,从而使腕关节产生大幅度屈伸运动。

【实训方法】　㨰法可适用于全身,以项背部及腰部应用较多。㨰法的实训可以按操作方法和要领在米袋和人体进行相互练习。可首先在米袋上训练基本动作,在掌握了动作要领的基础上,再进入人体操作训练。

1. 米袋训练　训练时,术者取丁字步站立,或两脚分开站立与肩同宽,上身略前倾,将米袋置于距身体15~20cm的桌上,然后一手拿住米袋的一角,另一手按照本法动作要领进行练习,两手交替训练。训练初不要求力度,以掌握手法的动作要领为主,之后逐步增加操作力度,每只手操作5~10分钟后交替训练。

2. 人体操作训练　在进行人体操作训练时,应在施术部位铺一干净、平整的推拿巾。㨰法的人体操作根据不同部位,具体训练方法分述如下:

(1) 项背部:受术者俯卧位,术者站于其后,一手用㨰法在颈椎两侧及肩部(冈上肌、斜方肌部)往返操作,另一手则扶住受术者额部或前顶部并使其做屈、伸、侧屈及旋转等被动活动,每只手操作5~10分钟后交替操作练习,力度以受术者耐受或局部产热为度,两手动作的配合要协调。

(2) 腰部:受术者取俯卧位,如腰部肌肉十分丰厚或受术者对于推拿刺激耐受性较高,受术者可以小指、无名指及中指的掌指关节突起部着力,在脊柱两侧做上下往返操作,要注意掌指关节突起部位避免碰撞脊柱棘突,以免产生疼痛反应。每只手操作5~10分钟后交替操作练习,注意两手动作的协调配合。

【临床应用】　颈项、肩背、腰臀、四肢等肌肉丰厚部位。㨰法适用面广,为伤科、内科、妇科的常用手法。主要适于颈椎病、肩周炎、腰椎间盘突出症、半身不遂、高血压、糖尿病、痛经、月经不调等多种病症。也是常用的保健推拿手法之一。

颈椎病,以㨰法自一侧肩井部至颈根部,沿颈肌上行至风池穴处改为掌指关节㨰法;肩周炎,以㨰法于肩周操作,可配合肩关节各方向的被动活动;腰椎间盘突出症,宜用掌指关节㨰法和拳㨰法于腰部反复施用,且向上沿脊柱两侧膀胱经脉可滚至背部的肩胛内上角,向下则经臀部沿下肢后侧至跟腱上方,重点部位可反复操作;半身不遂,可于患侧肢体反复施用㨰法;高血压、糖尿病,宜用拳㨰法重点于腰背部两侧膀胱经脉循行路线施治,可兼及下肢;痛经、月经不调等病症,可用拳㨰法或掌指关节㨰法于腰骶部施治。以上诸病症所施㨰法,具有疏通经络、活血化瘀、疏松肌筋、解痉止痛、滑利关节、松解粘连等作用,临床常与揉法、按揉法、按法、扳法、摇法等手法于各病变处及辨证所选经络腧穴处配合应用。

㨰法如作为保健推拿手法使用,可于仰卧位、俯卧位、侧卧位及坐位情况下操作,除头面、腹部、手足外均可应用,有较好的松肌除酸、解除疲劳的作用。

【注意事项】

1. 在操作时应紧贴于治疗部位上滚动,不宜拖动或手背相对体表而空转,同时应尽量避免掌指关节的骨突部与脊椎棘突或其他部位关节的骨突处猛烈撞击。

2. 操作时常出现腕关节屈伸幅度不够,从而减少手背部的接触面积,使手法刺激过于生硬,不够柔和的错误术式,应尽可能增大腕关节的屈伸幅度。同时应控制好腕关节的屈伸运动,避免出现折刀样的突变动作造成跳动感。

3. 临床使用时常结合肢体关节的被动运动,此时应注意两手动作协调,被动运动要"轻巧、短促、随发随收"。

附:滚法

术者手握空拳,示、中、无名、小指的近侧指间关节置于施术部位上,以肘关节为支点,前臂做主动摆动,带动腕关节做小幅度(60°以内)的屈伸运动,使指间关节在治疗部位上做来回滚动,见图 3-1-6。

本法是一指禅推拿流派的辅助手法,具有舒筋活血、镇静安神、健脾和胃、调节胃肠功能的作用,常于头部和腹部操作,治疗头痛、失眠、脘腹胀痛、便秘、泄泻等病症。

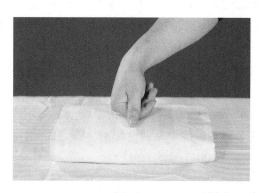

图 3-1-6　滚法

ER-3-5

滚法
操作视频

三、揉法

以大鱼际或掌根或全掌或手指螺纹面着力,吸定于体表施术部位上,做轻柔和缓的环旋动作,称为揉法。

【分类】　揉法根据操作时接触面的不同可分为掌揉法和指揉法。掌揉法又可分为大鱼际揉法、掌根揉法和(全)掌揉法;指揉法又可分为中指揉法、三指揉法和拇指揉法。

【操作】

1. 大鱼际揉法　沉肩、垂肘,腕关节放松,呈微屈或水平状(受术者特定体位下可呈背伸状)。大拇指微内收,四指自然伸直,用大鱼际附着于施术部位上。以肘关节为支点,前臂做主动运动,带动腕关节摆动,使大鱼际在治疗部位上做轻缓柔和的环旋揉动,并带动该处的皮下组织一起运动,频率每分钟 120~160 次,见图 3-1-7(1)、图 3-1-7(2)。

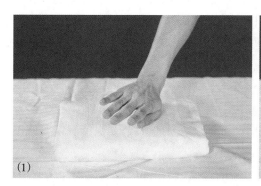

(1)

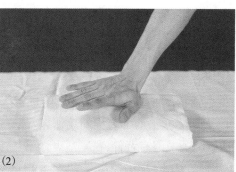

(2)

图 3-1-7　大鱼际揉法

ER-3-6

大鱼际揉法
操作视频

2. 掌根揉法　肘关节微屈,腕关节放松并略背伸,手指自然弯曲,以掌根部附着于施术部位。以肘关节为支点,前臂做主动运动,带动腕及手掌连同前臂做小幅度的回旋揉动,并带动该处的皮下组织一起运动,频率每分钟 120~160 次,见图 3-1-8。

3. (全)掌揉法是以整个手掌掌面着力,操作术式与掌根揉法相同。

4. 中指揉法　中指伸直,示指搭于中指远端指间关节背侧,腕关节微屈,用中指螺纹面着力于一定的治疗部位或穴位。以肘关节为支点,前臂做主动运动,通过腕关节使中指螺纹面在施术部位上做轻柔的小幅度的环旋或上下、左右运动,频率每分钟 120~160 次,见图 3-1-9。

5. 三指揉法　是以示、中、无名指并拢,三指螺纹面着力,操作术式与中指揉法相同(图 3-1-10)。

6. 拇指揉法　是以拇指螺纹面着力于施术部位,余四指置于相应的位置以支撑助力,腕关节微悬。拇指及前臂部主动施力,使拇指螺纹面在施术部位上做轻柔的环旋揉动,频率为每分钟 120~160 次。

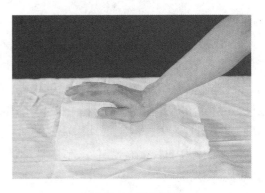

图 3-1-8　掌根揉法

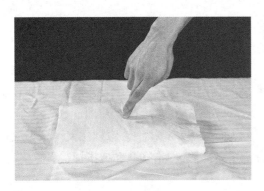

图 3-1-9　中指揉法

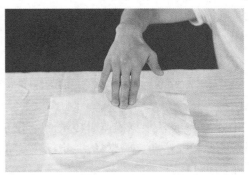

图 3-1-10　三指揉法

【动作要领】

1. 所施压力要小　《厘正按摩要术》言:"揉以和之……是从摩法生出者。"揉法和摩法两者的区别主要在于:揉法着力较重,操作时指掌吸定一个部位,带动皮下组织运动,和体表没有摩擦动作;摩法则着力较轻,操作时指掌在体表做环旋摩擦,不带动皮下组织。不过在临床应用时,两者可以结合起来操作,揉中兼摩,摩中兼揉。揉法刺激轻柔,为加强刺激,临床上常和按法结合使用而成按揉法。

2. 动作要灵活而有节律性。

3. 往返移动时应在吸定的基础上进行。

4. 大鱼际揉法前臂有推旋动作,腕部宜放松,而指揉法则腕关节要保持一定紧张度,掌根揉法则腕关节略有背伸,松紧适度。

【实训方法】　揉法操作训练时,要根据受术者的体质、操作部位及其耐受性采取适当的力度,既要达到一定的刺激量,还要使受术者感觉舒适。

1. 第一阶段 术者坐位,一手放在诊查床上助力,另一手在其合谷穴、外劳宫及第二掌骨上练习中指揉法、拇指揉法、大鱼际揉法、掌根揉法;取自身的伏兔穴练习肘揉法。一般每3~5分钟双手交换一次,力度以受术部位皮肤连同其皮下组织一起运动产生内摩擦,以在组织深层产生温热为宜。

2. 第二阶段 受术者仰卧位,术者在其头部取印堂、太阳、睛明、风府、风池、百会穴等练习中指揉法、拇指揉法、勾揉法;在其腹部练习掌揉法,取天枢、中脘、气海穴等练习中指揉法、双指揉法、三指揉法;每穴位操作2~3分钟,力度以受术部位皮肤连同其皮下组织一起运动产生内摩擦,在组织深层产生温热为易。然后在髀关至梁丘一线上下往返练习掌根揉法、肘揉法。双手各操作5~10遍,力度以在组织深层产生温热且受术者耐受为宜。

3. 第三阶段 受术者仰卧位,术者在其头顶上部取坐位,沿印堂→攒竹→鱼腰→丝竹空→瞳子髎→四白→睛明→对侧攒竹→鱼腰→丝竹空→瞳子髎→四白→睛明路线,练习中指揉法和大鱼际揉法。每操作一遍双手交换一次,左右手各操作3~5遍,力度以受术部位皮肤连同其皮下组织一起运动产生内摩擦且受术者感觉舒适为宜。

【临床运用】 全身各部。主要适用于脘腹胀痛、胸闷胁痛、便秘、泄泻、头痛、眩晕及儿科病症等,亦可用于头面部及腹部保健。

脘腹胀痛,可掌揉或大鱼际揉腹部;胸闷胁痛,可沿任脉或肋间隙用大鱼际揉法操作;腰痛可掌根揉肾俞、命门、腰阳关等穴;头痛、眩晕可指揉印堂、上星、神庭、太阳等穴;小儿先天性肌性斜颈,可三指揉颈部。揉法用于腹部或治疗小儿病症时,常根据不同的病情选择顺时针或逆时针的揉动方向。以上各病症于各部位所施揉法,具有疏通经络、行气活血、健脾和胃、消肿止痛等作用,临床常与按揉法、摩法、按法、拿法等手法配合应用于各病症所施部位。

揉法常用于头面部和腹部保健。除大鱼际揉法外,均应降低手法频率,一般以每分钟揉动60次左右为宜。

大鱼际揉法主要适用于头面部、胸胁部;掌根揉法适用于腰背及四肢等面积大且平坦的部位;掌揉法常用于脘腹部;中指揉法、拇指揉法适用于全身各部腧穴,小儿推拿常用;三指揉法常用于小儿颈部。

【注意事项】 揉法应吸定于施术部位,带动皮下组织一起运动,不能在体表上有摩擦运动。操作时向下的压力不可太大。

第二节 摩擦类手法

摩擦类手法是指以手的掌面或指面及肘臂部贴附在体表,做直线或环旋移动的一类手法。其特点是手法作用于体表后,在皮肤表面会形成摩、擦等不同形式的位置移动,且运动形式有的为单向直线、有的为直线往返、有的呈环形、有的则呈弧形。包括摩法、擦法、推法、搓法、抹法等手法。

一、摩法

用指或掌在体表做环形摩动,称为摩法。分为指摩法和掌摩法两种。

【分类】 摩法根据操作部位不同,可分为指摩法和掌摩法两种。

指摩法
操作视频

掌摩法
操作视频

【操作】

1. 指摩法 指掌部自然伸直,示、中、无名和小指并拢,腕关节略屈。以示、中、无名和小指指面附着于施术部位,以肘关节为支点,前臂主动运动,使指面随同腕关节做环形摩动,见图 3-2-1。

2. 掌摩法 手掌自然伸直,腕关节略背伸,将手掌平放于体表施术部位上。以肘关节为支点,前臂主动运动,使手掌随同腕关节连同前臂做环旋摩动,见图 3-2-2。

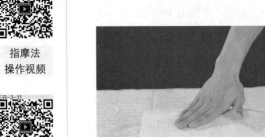
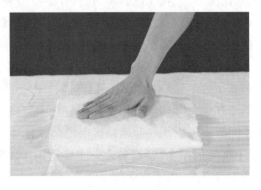

图 3-2-1　指摩法　　　　　　　　　　图 3-2-2　掌摩法

【动作要领】

1. 肩臂部放松,肘关节屈曲 40°~60°。

2. 指摩法时腕关节要保持一定的紧张度,掌摩法时则腕部要放松。

3. 摩动的速度、压力宜均匀。一般指摩法宜稍轻快,掌摩法宜稍重缓。《厘正按摩要术》言:"摩法较推则从轻,较运则从重。"

4. 要根据病情的虚实来决定手法的摩动方向。以"顺摩为泻,逆摩为补",故虚证宜逆时针方向摩动,实证宜顺时针方向摩动。

【实训方法】 摩法适用于全身各部,以面部和腹部应用较多。操作实训时,可以按操作方法和要领在人体进行相互练习。

1. 面部练习 受术者仰卧位。术者以单手或双手手指做指摩法,摩前额部和面颊部,可定点或移动练习。

2. 腹部练习 受术者仰卧位。

(1) 摩腹:术者用掌摩法,以脐为中心,做顺时针或逆时针方向摩法。

(2) 摩中脘、神阙、气海、关元:术者用掌摩法或指摩法,分别以中脘、神阙、气海、关元为中心做环形摩动。

3. 膏摩法练习 术者可以配合一定的推拿介质在上述部位或穴位操作。

【临床运用】 全身各部。以腹部应用较多,主要用于脘腹胀满、消化不良、泄泻、便秘、咳嗽、气喘、月经不调、痛经、阳痿、遗精、外伤肿痛等病证。

脘腹胀痛、消化不良、泄泻、便秘等胃肠道疾患可摩中脘、天枢、脐部及全腹,以和胃理气,消食导滞,调节胃肠功能,可配合大鱼际揉法于上述部位施用;咳嗽、气喘,可摩膻中、胁肋部,以宽胸理气,宣肺止咳,可与拇指按揉法按揉背部两侧的风门、肺俞、心俞等方法配合使用;月经不调、痛经,可摩小腹部的关元、气海,以暖宫调经,可配合揉法于上述穴位施用;遗精、阳痿,可掌摩下腹部、腰骶部,以涩精止遗,温肾壮阳,可配合揉关元、气海及擦肾俞等

34

方法使用;外伤肿痛及风湿痹痛,可摩患处,以行气活血,散瘀消肿,常配合大鱼际揉法轻揉患处。

【注意事项】 操作时注意摩动的速度不宜过快,也不宜过慢;压力不宜过轻,也不宜过重。《圣济总录》言:"摩法不宜急,不宜缓,不宜轻,不宜重,以中和之意取之。"

二、擦法

用指或掌贴附于体表一定部位,做较快速的直线往返运动,使之摩擦生热,称为擦法。分为指擦法、掌擦法、大鱼际擦法和小鱼际擦法。

【分类】 擦法根据操作部位不同,可分为指擦法、掌擦法、大鱼际擦法和小鱼际擦法。

【操作】 以示、中、无名和小指指面或掌面、手掌的大鱼际、小鱼际置于体表施术部位。腕关节伸直,使前臂与手掌相平。以肘或肩关节为支点,前臂或上臂做主动运动,使手的着力部分在体表做均匀的上下或左右直线往返摩擦移动,使施术部位产生一定的热量。用示、中、无名和小指指面着力称指擦法。用全掌面着力称掌擦法,用手掌的大鱼际着力称大鱼际擦法,用小鱼际着力称小鱼际擦法,见图 3-2-3~ 图 3-2-5。

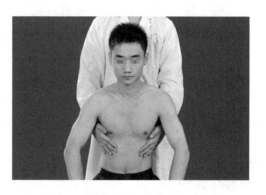

图 3-2-3 掌擦法

掌擦法
操作视频

大鱼际擦法
操作视频

小鱼际擦法
操作视频

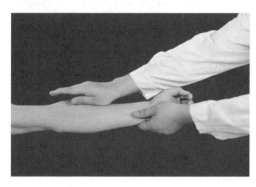

图 3-2-4 大鱼际擦法

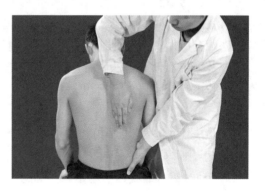

图 3-2-5 小鱼际擦法

【动作要领】

1. 肩关节宜放松,肘关节宜自然下垂并内收。

2. 操作时,着力部分要紧贴体表,压力要适度,须直线往返运行,往返的距离多数情况下应尽力拉长,而且动作要连续不断,有如拉锯状。

3. 指擦法时应以肘关节为支点,前臂为动力源,擦动的往返距离宜小,属擦法中的特例。掌擦法、大鱼际擦法及小鱼际擦法均以肩关节为支点,上臂为动力源,擦动的往返距离宜大。

4. 透热为度。擦法属于生热手法,应以术者感觉手下所产生的热已进入到受术者的体内,并与其体内之"热"相呼应为尺度。因每一种擦法的着力面积不同,所以擦法生热的多寡也不一样。指擦法因操作时往返运行的距离较短,所以难以与其他擦法比较。就掌擦法、大鱼际擦法和小鱼际擦法而言,其手法产生的热度为依次升高。

【实训方法】　擦法适用于全身各部,指擦法接触面较小,适于颈项、肋间等部位;掌擦法接触面大,适于肩背、胸腹部;大鱼际擦法适于四肢部,尤以上肢常用;小鱼际擦法适于肩背、脊柱两侧及腰骶部。操作实训时,可以按操作方法和要领在人体进行相互练习。

1. 擦鼻、耳　受术者仰卧位。术者以单手示、中指或双手中指做鼻部两侧上下方向指摩法,以局部发红发热为度;术者以双手示、中指分别做两侧耳前及耳郭后上下方向指擦法,以局部发红发热为度。

2. 擦胸部、腹部　受术者仰卧位或坐位。术者以掌擦法自上而下横擦胸部、腹部,女性受术者仅做天突至膻中的指擦法,以局部透热为度。

3. 擦上肢　受术者坐位。术者以大鱼际擦法,擦手掌、腕部、前臂、上臂和肩部,以局部透热为度。

4. 擦肩背、腰骶部　受术者俯卧位。术者以掌擦法作用于肩背部、腰部、骶部八髎;以小鱼际擦法纵向擦督脉和脊柱两侧足太阳膀胱经,以透热为度。

【临床运用】　全身各部。指擦法接触面较小,适于颈项、肋间等部位;掌擦法接触面大,适于肩背、胸腹部;大鱼际擦法适于四肢部,尤以上肢为常用;小鱼际擦法适于肩背、脊柱两侧及腰骶部。擦法主要用于呼吸系统、消化系统及运动系统疾病。如咳嗽、气喘、胸闷、慢性支气管炎、肺气肿、慢性胃炎、消化不良、女子不孕、男子阳痿及四肢伤筋、软组织肿痛、风湿痹痛等病症。

慢性支气管炎、肺气肿、哮喘等病症,可擦胸部和上背部,以宽胸理气、止咳平喘,常与胸胁部摩法、拇指按揉背部的风门、肺俞、心俞等方法配合应用;慢性胃炎、胃下垂、消化不良等病症,宜擦背部两侧膀胱经和两下肢足三里穴,以健脾和胃,调节胃肠功能,可与脘腹部摩法、揉法配合应用;男子阳痿及女子不孕,宜擦肾俞、八髎,以温肾壮阳,暖宫调经,常与摩关元、气海及摩腰骶部等方法配合应用;四肢伤筋、软组织肿痛及风湿痹痛,宜擦患处,以行气活血、消肿止痛,可配合摩法于患处施用。

【注意事项】

1. 压力不可过大,也不可过小。擦法操作时如压力过大,则手法重滞,且易擦破皮肤;如压力过小,则不易生热。

2. 擦动时运行的线路不可歪斜。如忽左忽右,滑来滑去则不易生热。

3. 不可擦破皮肤。擦法除要掌握好手法动作要领,以免擦破皮肤外,为保护皮肤,可使用润滑剂(如冬青膏、红花油等),既可保护皮肤,防止破皮,又可使擦的热度深透,提高手法效应。

4. 擦法操作完毕,不可再于所擦之处使用其他手法,以免造成破皮。

5. 不可隔衣操作,须暴露施术部位皮肤。

三、推法

以指、掌、拳或肘部着力于体表一定部位或穴位上,做单方向的直线推动,称为推法。成人推法以单方向直线推为主,又称平推法。

【分类】　推法根据操作部位不同,可分为指推法、掌推法、拳推法和肘推法。

【操作】

1. 指推法　包括拇指端推法、拇指平推法和三指推法。

（1）拇指端推法：以拇指端着力于施术部位或穴位上，余四指置于对侧或相应的位置以固定，腕关节略屈并向尺侧偏斜。拇指及腕部主动施力，向拇指端方向呈短距离单向直线推进。

（2）拇指平推法：以拇指螺纹面着力于施术部位或穴位上，余四指置于其前外方以助力，腕关节略屈曲。拇指及腕部主动施力，向其示指方向呈短距离、单向直线推进，见图 3-2-6。在推进的过程中，拇指螺纹面的着力部分应逐渐偏向桡侧，且随着拇指的推进腕关节应逐渐伸直。

（3）三指推法：示、中、无名指并拢，以指端部着力于施术部位上，腕关节略屈。前臂部主动施力，通过腕关节及掌部使示、中及无名三指向指端方向做单向直线推进。

2. 掌推法　以掌根部着力于施术部位，腕关节略背伸，肘关节伸直。以肩关节为支点，上臂部主动施力，通过肘、前臂、腕，使掌根部向前方做单方向直线推进，见图 3-2-7。

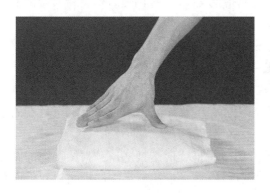

图 3-2-6　拇指平推法

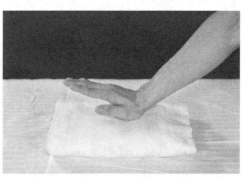

图 3-2-7　掌推法

3. 拳推法　手握实拳，以示、中、无名及小指四指的近侧指间关节的突起部着力于施术部位，腕关节挺劲伸直，肘关节略屈。以肘关节为支点，前臂主动施力，向前呈单方向直线推进，见图 3-2-8。

4. 肘推法　屈肘，以肘关节尺骨鹰嘴突起部着力于施术部位，另一侧手臂抬起，以掌部扶握屈肘时拳顶以固定助力。以肩关节为支点，上臂部主动施力，做较缓慢的单方向直线推进，见图 3-2-9。

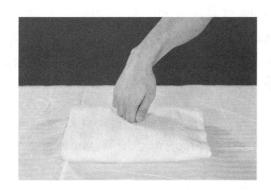

图 3-2-8　拳推法

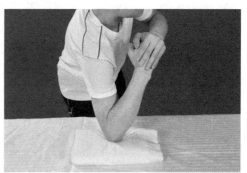

图 3-2-9　肘推法

拇指端推法
操作视频

掌推法
操作视频

拳推法
操作视频

肘推法
操作视频

【动作要领】

1. 着力部位要紧贴体表。

2. 推进的速度宜缓慢均匀,压力要平稳适中。

3. 单向直线推进。

4. 拳、肘推法宜顺肌纤维走行方向推进。

5. 拇指端推法与拇指平推法推动的距离宜短,属推法中特例。其他几种推法则推动的距离宜长。

【实训方法】 指推法适于头面部、颈项部、手部和足部,尤以足部推拿为常用;掌推法适于胸腹部、背腰部和四肢部;拳推法适于背腰部及四肢部;肘推法适于背腰部及脊柱两侧。

1. 推桥弓　受术者坐位或仰卧位,头略偏向一侧。术者用拇指推法在两侧桥弓穴做由上至下的交替推法。

2. 推华佗夹脊穴　受术者俯卧位。术者用屈指推法,在脊柱两侧华佗夹脊穴做由上至下的推法。

3. 三指推胸部　受术者仰卧位。术者用三指推法,自天突推至膻中处。

4. 掌平推胸腹、胁肋部、脊柱、背腰、四肢部　受术者取仰卧位或俯卧位。术者用掌平推法在胸腹部任脉的天突至关元、两侧胁肋,在背腰部督脉大椎至长强及两侧足太阳膀胱经做由上至下的推法,术者用掌平推法,在四肢各部位做由远端至近端,或由近端至远端的推法。双手交替练习。

5. 拳平推或肘平推肩背、腰臀、四肢　术者用拳平推或肘平推法,在肩背、腰臀部做由上至下的推法;在四肢肌肉丰厚部位做由远端至近端,或由近端至远端的推法。双手交替练习。

【临床运用】 全身各部。指推法适于头面部、颈项部、手部和足部,尤以足部推拿为常用;掌推法适于胸腹部、背腰部和四肢部;拳推法适于背腰部及四肢部;肘推法适于背、腰部脊柱两侧。 主要用于高血压、头痛、头晕、失眠,腰腿痛、腰背部僵硬、风湿痹痛、感觉迟钝,胸闷胁胀、烦躁易怒、腹胀、便秘、食积、软组织损伤、局部肿痛等病症。

高血压、头痛、头晕、失眠等病症,可指推桥弓,掌推脊柱两侧膀胱经脉,以平肝降压,通调脏腑,常与抹前额、揉太阳、按百会、拿颈项及揉中脘、摩腹等方法配合应用;腰腿痛、风湿痹痛、腰背部僵硬、感觉迟钝等病症,宜用肘推法推脊柱两侧膀胱经脉、华佗夹脊及两下肢后侧,亦可用掌推法和拳推法操作,以祛风散寒,通经活脉,化瘀止痛,常与按法、拨法、点法、拿法等配合应用,施于上述部位;胸闷胁胀、烦躁易怒等症,宜用掌推法分推胸胁部,以疏肝解郁,常与擦胸胁,按揉背部的肝俞、胆俞等方法配合应用;腹胀、便秘、食积等病症,用掌推法推脘腹部,以消胀除满,通便除积,常与脘腹部揉法、摩法配合使用;软组织损伤、局部肿痛等病症,宜用指推法和掌推法于病变处施治,以舒筋活络,消肿止痛,多与病变处大鱼际揉法配合应用。

拇指端推法多用于足疗,一般在选择好反射区后,涂以润滑剂,然后按向心方向施行推法,每个反射区可多次连续操作,以受术者能够忍受疼痛为度。可应用于多种慢性疾病。

【注意事项】

1. 推进的速度不可过快,压力不可过重或过轻。

2. 不可推破皮肤。为防止推破皮肤,可使用冬青膏、滑石粉及红花油等润滑剂。

3. 不可歪曲斜推。

四、搓法

用双手掌面夹住肢体或以单手、双手掌面着力于施术部位,做交替搓动或往返搓动,称为搓法。

【分类】 搓法包括夹搓法和推搓法两种。

【操作】

1. 夹搓法 以双手掌面夹住施术部位,令受术者肢体放松。以肘关节和肩关节为支点,前臂与上臂部主动施力,做相反方向的较快速搓动,并同时做上下往返移动,见图3-2-10。

2. 推搓法 以单手或双手掌面着力于施术部位。以肘关节为支点,前臂部主动施力,做较快速的推去拉回的搓动。

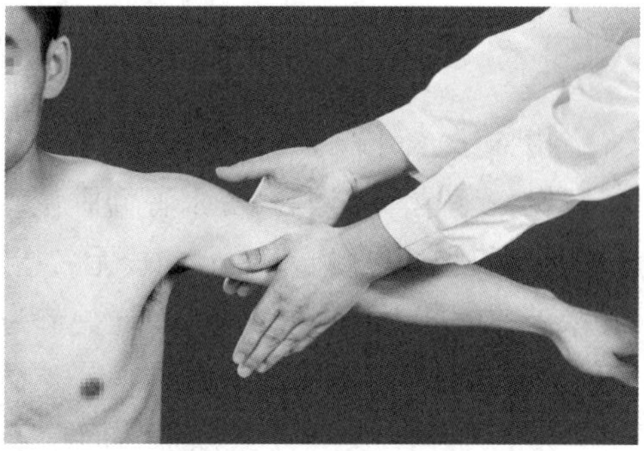

【动作要领】

1. 操作时动作要协调、连贯。搓法含有擦、揉、摩、推等多种成分,搓动时掌面在施术部位体表有小幅度位移,受术者有较强的疏松感。

2. 搓动的速度应快,而上下移动的速度宜慢。

3. 夹搓法双手用力要对称。

夹搓法
操作视频

图 3-2-10 夹搓法

【实训方法】 夹搓法适于四肢部、胁肋部;推搓法适用于背腰部及下肢后侧。

1. 搓肩与上肢 受术者坐位。术者双手相对用力在肩关节前后做上下、前后、左右的回旋揉动,然后以双手掌面夹持肩关节,做方向相反的来回搓揉,边搓边向下移动至腕部。

2. 搓下肢 受术者仰卧位。术者以双手分别置于大腿根部内外侧,两手相对用力做快速的来回搓揉,边搓边向下移动至膝关节上方处。

3. 搓胁肋、腰部 受术者坐位。术者在其后方或侧方取坐位或站位,两手向前伸出,以全掌或指面相对夹持住腋下胁肋两侧,同时做相反方向的前后搓揉,并向下移动至腰眼处。

【临床运用】 夹搓法适于四肢部、胁肋部;推搓法适于背腰部及下肢后侧。主要用于肢体酸痛、关节活动不利及胸胁屏伤等病症。

四肢部酸痛,关节活动不利,宜用双手夹搓法搓四肢部及患病的关节;背腰部酸痛,宜用单手或双手推搓法于背腰部施治;胸胁屏伤及肝郁气滞之证,可用双手夹搓法夹搓胸胁部。搓法治疗以上病症,具有疏松肌筋,调和气血,解痉止痛及疏肝理气等作用,常作为治疗疾病的辅助手法使用,并可作为上肢部治疗的结束手法。

【注意事项】 施力不可过重。夹搓时如夹得太紧或推搓时下压力过大,会造成手法呆滞。

五、抹法

用拇指螺纹面或掌面在体表做上下或左右及弧形曲线的抹动,称为抹法。抹法为一指禅推拿流派的辅助手法,它实际是成人推拿所用推法之平推法与小儿推拿所用的推法之直推法、旋推法、分推法及合推法的综合动作。

【分类】 抹法根据操作部位不同,可分为指抹法与掌抹法两种。

【操作】

1. 指抹法　以单手或双手拇指螺纹面置于一定的施术部位上,余指置于相应的位置以固定助力。以拇指的掌指关节为支点,拇指主动施力,做上下或左右、直线及弧形曲线的抹动。即或做拇指平推然后拉回,或做分推、旋推及合推,可根据施术部位的不同而灵活运用,见图3-2-11。

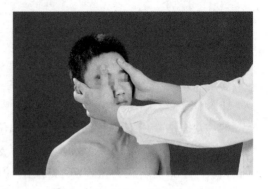

图 3-2-11　指抹法

指抹法亦可以示、中与无名指螺纹面于额颞部操作。具体方法为:受术者仰卧位,术者置方凳坐于其头端。以双手示、中、无名指螺纹面分置于前额部近正中线两侧,以腕关节为支点,掌指部主动施力,自前额部向两侧分抹,经太阳穴至耳上角,可重复操作数遍。

2. 掌抹法　以单手或双手掌面置于一定的施术部位。以肘关节为支点,前臂部主动施力,腕关节放松,做上下或左右、直线及弧形曲线的抹动。

【动作要领】

1. 操作时手指螺纹面或掌面要贴紧施术部位皮肤。

2. 用力要均匀适中,动作要和缓灵活。

3. 要掌握好各种推法的操作和动作要领。抹法是各种推法的综合动作,所以各种推法操作要熟练,并将其融会贯通,而后才能做到对抹法的正确把握以及运用自如。

【实训方法】　指抹法适于面部、手足部;掌抹法适于背腰部、四肢部。操作实训时,可以按操作方法和要领在人体进行相互练习。

1. 指抹头面部　受术者坐位或仰卧位。术者双手轻扶其头侧,以双手拇指(仰卧位时亦可中指)螺纹面对称地分置于头面部施术部位,由印堂交替向上抹至神庭,反复操作数遍;再由额正中线分别向两侧抹至太阳(或经太阳至率谷),反复操作数遍;然后再依次分抹眉弓(经攒竹,过鱼腰,至丝竹空),分抹眶上(由内向外沿眶上缘),分抹双睛(受术者闭眼,从上眼睑抹过),分抹鼻旁(经睛明,过鼻旁,至迎香),分抹双颊(经迎香,过颧髎、下关,至耳前),分抹人中(经人中,过地仓,至颊车),分抹承浆(经承浆,过大迎,至颊车),反复操作数遍。

2. 抹后项部　受术者坐位。术者于其对面而立,双手大鱼际或掌根着力,分别由两侧风池至肩井做抹法。

3. 掌抹腰背、下肢　受术者俯卧位。术者以双手全掌着力,分别在其腰背、下肢部做上下方向的抹法。

【临床运用】　指抹法适于面部、手足部;掌抹法适于背腰部、四肢部。主要用于感冒、头痛、面瘫及肢体酸痛等病症。

感冒、头痛,宜用指抹法抹前额部及两侧太阳穴,以疏风散寒,安神止痛,可与按揉太阳、攒竹等法配合应用;面瘫,用指抹法抹面,可依据具体的病变部位而有重点地施术,常与指揉四白、迎香、颊车等法配合使用;肢体酸痛,宜用掌抹法抹病变肢体,以舒筋活血,行气止痛,常与推法、按揉法等于病变处配合应用。

抹法常用于手足保健及面部保健,可涂少许润滑剂后施术。

【注意事项】

1. 注意把抹法同推法区别开来。通常所说的推法是指平推法,其运动特点是单向、直线,有去无回。而抹法则是或上或下,或左或右,或直线往来,或曲线运转,可根据不同的部位灵活变化运用。

2. 抹动时施力既不可过轻,又不可过重。过轻则手法飘浮,抹而无功;过重则手法重滞,失去了灵活性。

第三节　振颤类手法

以较高的频率进行节律性的轻重交替刺激,持续作用于人体,使受术部位产生振动、颤动或抖动等运动形式的手法,称为振颤类手法。振颤类手法主要包括抖法、振法和颤法。

一、抖法

用双手或单手握住受术者放松的肢体远端,做小幅度的上下连续抖动,称为抖法。抖法依据抖动部位以及姿势、体位的不同可分为多种,临床一般以抖上肢、抖下肢及抖腰法常用。

【分类】　抖法根据施术部位的不同,可分为抖上肢法、抖下肢法、抖腰法等。

【操作】

1. 抖上肢法　受术者取坐位、仰卧位或站立位,肩臂部放松。术者站在其前外侧,身体略微前俯。用双手握住其腕部,慢慢将被抖动的上肢向躯体前外方抬起至60°左右,然后两前臂微用力做连续的小幅度的上下抖动,使抖动所产生的抖动波似波浪般地传递到肩部,见图3-3-1。或术者以一手按其肩部,另一手握住其手,做连续不断的小幅度的上下抖动,抖动中可同时向被操作肩关节的前后方向活动。

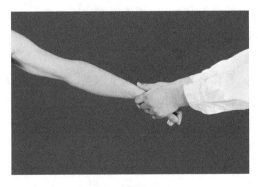

图 3-3-1　抖上肢法

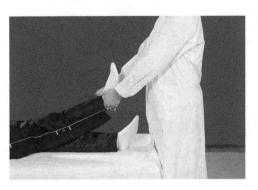

图 3-3-2　抖下肢法

抖上肢法
操作视频

抖下肢法
操作视频

PPT 课件

2. 抖下肢法　受术者仰卧位,下肢放松。术者站其足端,用双手分别握住受术者两足踝部,将两下肢抬起,踝部离开床面20~30cm,然后上、前臂部同时施力,做连续的上下抖动,使其下肢及髋部有舒松感。对体型瘦小的受术者,两下肢可同时操作,对高大重实者亦可做单下肢交替操作,见图3-3-2。

3. 抖腰法　抖腰法非单纯性抖法,是牵引法与短阵性的较大幅度的抖法的结合应用。

抖腰法
操作视频

受术者俯卧位,两手拉住床头或由助手固定其两腋部。术者以两手握住其两足踝部,两臂伸直,身体后仰,与助手相对用力,牵引其腰部。待其腰部放松后,身体前倾,以准备抖动。其后随身体起立之势,瞬间用力,做 1~3 次较大幅度的抖动,使抖动之力作用于腰部,使以腰为中心区域产生较大幅度的波浪状运动。

【动作要领】

1. 被抖动的肢体要自然伸直,并应使肌肉处于最佳松弛状态。

2. 抖动所产生的抖动波应从肢体的远端传向近端。

3. 抖动的幅度要小,频率要快。一般抖动幅度控制在 2~3cm;上肢部抖动频率在每分钟 250 次左右,下肢部抖动频率宜稍慢,一般在每分钟 100 次左右。

4. 抖腰法属于复合手法,要以拔伸牵引和较大幅度的短阵性抖动相结合,使受术者腰部放松后再行抖动,要掌握好发力时机。

【实训方法】

抖法的操作练习,可以按操作方法和动作要领在人体进行相互练习,各部位操作训练分述如下:

1. 上肢抖法　包括握腕抖法、握手抖法和上肢提抖法。

(1) 握腕抖法:受术者取坐、卧、站其中一种体位,上肢放松。术者立其侧前方,上身略微前倾,双手拇指并拢在上,四指在下,共同握住其腕部,轻轻牵伸其上肢使其自然伸直,掌心向下,并牵引至前伸约 15°,外展约 45°,稍用力带动其上肢做连续、小幅度、均匀、快速的上下抖动,使肘、肩关节有松动感。频率可达 250 次 /min。

(2) 握手抖法:受术者取坐、卧、站其中一种体位,上肢放松。术者立其侧前方(仰卧位时立其侧方),一手握其手,另一手扶其肩部,轻轻牵伸其上肢使其自然伸直,外展约 60°,掌心向前,稍用力带动其上肢做连续、小幅度、均匀、快速的前后抖动,使上肢有松动感。

(3) 上肢提抖法:受术者取坐位,上肢放松。术者立其侧后方,一手扶其肩部,一手握其腕部慢慢上提,同时做连续、小幅度、均匀、快速的左右抖动,使上肢有松动感;或术者立其前方,令受术者屈肘使腕部靠近其肩关节,术者双手拇指并拢在上,握于其腕关节背侧,然后一边向上牵拉腕关节,使肘关节缓慢伸直,一边做连续、小幅度、均匀、快速的抖动,使肩关节、上肢均有松动感。

2. 下肢牵抖法　受术者仰卧位,下肢放松。术者立其足侧,以双手握其踝部,将踝抬离床面约 20~30cm,然后逐渐用力牵拉并使下肢内旋,同时做小幅度、均匀、快速上下连续抖动,使大腿及髋部有舒松感。本法操作时因下肢较重,故抖动时幅度比上肢大,频率则相对慢一些,一般以每分钟 100 次为宜。可双下肢同时或单下肢交替施术。

3. 抖腰法　又称腰部牵抖法。受术者俯卧位,全身放松。术者站立其足侧,双手分别握住其双下肢小腿下端,牵伸双下肢至自然伸直,将其提起、放下数次,然后双手协同用力带动患肢做连续的上下抖动,并逐渐加大抖动幅度至腹部抬离床面时,做快速牵抖下肢动作。

【临床运用】　四肢部及腰部。主要用于肩周炎、颈椎病、髋部伤筋、腰椎间盘突出症等颈、肩、臂、腰、腿部疼痛性疾患。为辅助治疗手法。

肩周炎、颈椎病等可用抖上肢法,髋部伤筋用抖下肢法。抖法具有疏松脉络、滑利关节的作用。常与搓法相配合,作为上、下肢部治疗的结束手法。对腰椎间盘突出症及腰扭伤、腰椎小关节滑膜嵌顿等腰腿疼痛性疾病,可用抖腰法,具有松解粘连和理筋整复的作用。在腰、腿部施用抖法后宜与揉、拍等手法配合使用。

【注意事项】

1. 操作时受术者不可屏气。

2. 受术者肩、肘、腕有习惯性脱位者禁用。

3. 受术者腰部疼痛较重,活动受限,肌肉不能放松者慎用。

二、振法

以掌或指在体表施以振动的手法,称为振法。

【分类】 振法根据操作部位的不同,可以分为掌振法和指振法。用手指着力振动的为指振法,用掌面着力振动的为掌振法。

【操作】 以示、中二指螺纹面或以掌面置于施术部位或穴位上,注意力集中于掌或指部,前臂腕屈肌群和腕伸肌群交替静止性用力,产生快速而强烈的振动,使受术部位或穴位产生温热感或疏松感,见图3-3-3。

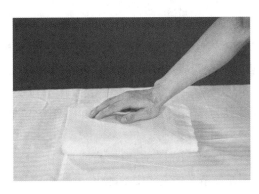

图3-3-3 掌振法

【动作要领】

1. 前臂与手部必须静止性用力。所谓静止性用力,即是将前臂与手部肌肉绷紧,但不做主动运动。

2. 注意力要高度集中于掌指部。古有"意气相随""以意领气"之说,所以一般认为振法属内功流派手法,它是靠意念和静止力的结合完成的,无外在表现。

3. 要有较高的振动频率。振法由于手臂部肌肉的静止性用力,所以手部容易产生不自主的细微的运动,这种细微的运动就形成了振动波,与机器在运行时所发出的振动相类似。一般认为,振法的振动频率较高,每分钟600~800次。

4. 以掌指部自然压力为准,不要施加额外压力。

【实训方法】 振法的操作练习,可以按操作方法和要领在米袋上练习,或人体进行相互练习,人体操作训练分述如下:

1. 指振法 受术者坐位或卧位。术者立于其一侧,双足分开与肩同宽,足踏实地,含胸拔背,全身放松。中指伸直,掌指关节屈曲100°左右,腕关节略屈,或自然下垂屈曲90°~100°,以指面垂直按压在受术部位或穴位上,通过前臂腕屈肌群与腕伸肌群快速、持续、交替、协调的收缩与舒张,产生手的持续振颤,作用于受术部位。

2. 掌振法 受术者仰卧位。术者坐位,髋膝屈曲90°,双足分开与肩同宽,肩关节外展30°左右,上肢肌肉放松,前臂自然屈曲。手掌与治疗部位贴平,以掌心劳宫穴对准施术部位的主穴,肘略高于腕,依靠前臂腕屈肌群与腕伸肌群快速、持续、交替、协调的收缩与舒张,产生手的持续振颤,作用于受术部位。

【临床运用】 指振法适于全身各部穴位,掌振法适于胸腹部。主要用于头痛、失眠,胃下垂、胃脘痛、咳嗽、气喘、痛经、月经不调等病症,以温补为主,通调为辅。

头痛、失眠,可指振印堂、太阳、百会等穴,以镇静安神,活血止痛,可配合按揉法按揉上述穴位;胃下垂、胃脘痛,可指振中脘或掌振脘腹部,以温中散寒,益气升阳,可配合胃脘部揉法等方法使用;咳嗽、气喘,可指振膻中穴,以宽胸理气,止咳祛痰,可配合背部脊柱两侧膀胱

ER-3-24

指振法
操作视频

ER-3-25

掌振法
操作视频

经第一侧线施治；痛经、月经不调，可掌振小腹部及腰骶部，以调经活血，暖宫散寒，可配合揉小腹、擦腰骶等方法应用。

【注意事项】

操作时手臂部不要有主动运动。即除手臂部静止性用力外，不能故意摆动或颤动，也不要向受术部位施加压力。振法易使术者术后感到疲乏，应注意自身保护。

三、颤法

以指或掌在施术部位做颤动的手法，称为颤法。颤法同振法易于混淆，有的甚至混称为"振颤法"，应加以区别。

【分类】　颤法根据手法操作部位的不同，可分为指颤法与掌颤法两类，掌颤法包括单掌颤法和双掌颤法。

【操作】　以示、中二指或示、中、无名三指螺纹面或掌面置于施术部位，手部和臂部肌肉绷紧，主动施力，使手臂部产生有规律的颤动，使受术部位连同术者手臂一起颤动，见图3-3-4。

颤法
操作视频

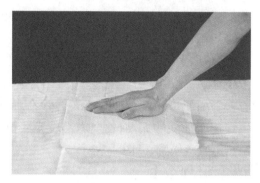

图3-3-4　颤法

【动作要领】

1. 前臂和手部要主动颤动。振法是手臂部的肌肉静止性用力，而不做其他的主动运动。而颤法除手臂部的肌肉需要绷紧外，要进行主动的运动，这种运动形成了外在可见的颤动波。

2. 要有一定的颤动频率。颤法的运动频率一般在每分钟200~300次。

3. 要有一定的压力。操作时对施术部位要施加合适的压力，既不可过重，又不能过轻，过大用力易造成受术者腹部不适感，过轻用力则不会产生治疗作用，以出现术者的手臂颤动传递为宜。

【实训方法】　颤法的操作练习，可以按操作方法和要领在米袋练习，或人体进行相互练习。

1. 单掌颤法　受术者仰卧位。术者立于其一侧，肘关节屈曲呈120°~140°，用单掌掌心劳宫穴对准施术部位的主穴，如中脘、神阙、气海、关元等穴；有意识地主动用力，用肘关节节律性屈伸运动带动手掌产生快速小幅度的一压一放动作，使受术部位产生持续振颤运动。

2. 双掌颤法　受术者仰卧位。术者立于其一侧，一手掌心劳宫穴对准施术部位（腹部为例）的主穴，用肘关节节律性的主动屈伸运动带动手掌产生快速小幅度的一压一放动作，另一手重叠其上向下按压，使受术部位产生持续振颤运动。

3. 指颤法　受术者仰卧位。术者立于其一侧，肘关节屈曲呈120°~140°，以示、中二指或示、中、无名三指螺纹面置于施术部位或穴位，如上、中、下三脘，手部和前臂绷紧并主动施力，用腕关节节律性屈伸运动带动手指产生快速小幅度的一压一放动作，使受术部位产生持续振颤运动。

【临床运用】　腹部。主要用于腹胀、消化不良等病症。治疗腹胀，消化不良，可指颤上、中、下三脘，掌颤脐部，具有消胀除满、消食导滞的作用。常与揉胃脘、揉天枢等方法配合使用。

【注意事项】　颤法对术者体能的消耗较振法少,但亦应注意自体保护,不可过久施力。

第四节　挤压类手法

挤压类手法包括按压与捏拿两类手法。因按压与捏拿两类手法操作时均能使肢体受到挤压之力,只是按压手法是单侧受力,而捏拿手法是两侧对称性受力,故将上述两类手法统称为挤压类手法。

按压类手法是以按压的方式作用于机体的一类手法,操作时宜垂直用力,使刺激缓缓透达体内,其作用浅至肌表,深达脏腑。按压类手法是最早应用于推拿治疗的手法之一。推拿古称按摩、按跷即源于此。按压类手法主要包括按法、点法、压法、拨法和踩跷法等。

捏拿类手法是以对称性挤捏的方式作用于体表或肢体的一类手法,操作宜对称性用力,刺激既柔和又深透,舒适自然。捏拿类手法主要包括捏法、拿法、捻法、拧法、挤法等。

一、按法

以指或掌按压体表,称按法。

《医宗金鉴·正骨心法要旨》云:"按者,谓以手往下抑之也。"按法具有刺激强而舒适的特点,易于被人接受。

【分类】　按法根据操作部位的不同,分为指按法和掌按法两种,临床中按法常与揉法相结合,组成"按揉"复合手法。

【操作】

1. 指按法　以拇指螺纹面着力于施术部位,余四指自然放松,置于相应位置以支撑助力,腕关节屈曲 40°~60°。拇指主动用力,垂直体表向下按压。当按压力达到所需的力度(得气)后,要稍停片刻,即所谓的"按而留之",然后松劲撤力,再做重复按压,使按压动作既平稳又有节奏性,见图 3-4-1。

2. 掌按法　以单手或双手掌面置于施术部位。以肩关节为支点,利用身体上半部的重量,通过上臂、前臂传至手掌部,垂直体表向下按压,余操作方法同指按法,见图 3-4-2。

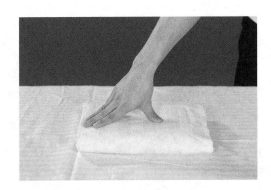

图 3-4-1　指按法

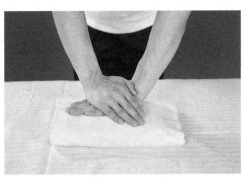

图 3-4-2　掌按法

【动作要领】

1. 指按法宜悬腕。当腕关节悬屈 40°~60° 时,拇指易于发力,余四指也容易支撑助力。

2. 掌按法应以肩关节为支点。当肩关节成为支点后,身体上半部的重量很容易通过上臂、前臂传到手掌部,使术者不易疲劳,用力又沉稳着实。如将肘关节作为支点,则需上臂、前臂主动用力,力度难以控制,也容易使术者疲乏。

3. 施力的方向多为垂直向下或与受力面相垂直。

4. 施力要由轻到重,稳而持续,使刺激充分达到肌体组织的深部。

5. 按压时要有缓慢的节奏性。

【实训方法】　按法操作主要采用人体练习,相关操作训练方法如下:

1. 指按法　指按法多在穴位操作,如在百会、迎香、颊车、肩井、曲池、合谷、中脘、中极、肾俞、足三里、委中、承山等穴练习操作。操作时应注意压力以得气为度,得气后稍停片刻,谓之"按而留之",重复操作。

2. 掌按法　掌按法多在肌肉丰厚处或面积较大而平坦的部位操作,如在腰部、下肢等处操作,可练习双掌叠按,力量和缓而深透,以受术者耐受为度。需要注意的是如在胸腹部操作时按压力量不可过大,手掌应随呼吸而起伏。

【临床运用】　指按法适于全身各部,尤以经络、腧穴常用;掌按法适于背部、腰部、下肢等面积较大而又较为平坦的部位。按法常用于头痛、腰背痛、下肢痛等各种痛症以及风寒感冒等病症。

头痛可指按鱼腰、头维、百会、太阳、风池等穴,以通经活脉,安神定痛,可配合拇指按揉法按揉上述穴位;腰、腿痛可掌按腰背部、下肢后侧,以通经止痛,可配合掌推法,推脊柱两侧及下肢部;风寒感冒可掌按或指按背部膀胱经诸穴,以疏风散寒,温经通脉,可配合使用擦法,擦脊柱两侧膀胱经。

【注意事项】

1. 指按法接触面积较小,刺激较强,常在按后施以揉法,有"按一揉三"之说,即重按一下,轻揉三下,形成有规律的按后予揉的连续手法操作。

2. 不可突施暴力,其施力原则均是由轻而重,再由重而轻,手法操作忌突发突止,暴起暴落。

3. 诊断明确,严格排除禁忌证,避免造成严重骨质疏松症受术者骨折等。

二、压法

用拇指螺纹面、掌面或肘关节尺骨鹰嘴突起部着力于施术部位进行持续按压,称压法。

【分类】　根据操作部位不同,分为指压法、掌压法和肘压法。

【操作】

1. 指压法　以拇指螺纹面着力于施术部位,余四指自然张开,置于相应位置以支撑助力;腕关节悬屈 40°~60°。拇指主动用力,其施力方向宜垂直向下或与受力面相垂直,进行持续按压,见图 3-4-3。

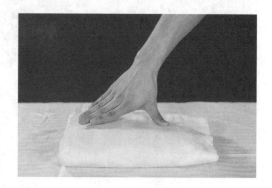

图 3-4-3　指压法

指压法
操作视频

2. 掌压法　以单手或双手掌面置于施术部位,以肩关节为支点,利用身体上半部的重量,通过上、前臂传至手掌部,垂直向下用力,持续按压,见图 3-4-4。

3. 肘压法　肘关节屈曲,以肘关节尺骨鹰嘴突起部着力于施术部位。以肩关节为支点,利用身体上半部的重量,垂直用力,持续按压,见图 3-4-5。

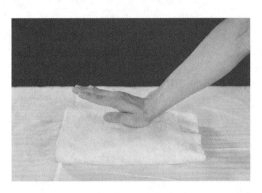
图 3-4-4　掌压法

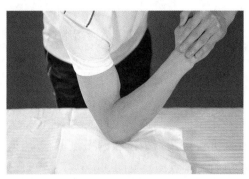
图 3-4-5　肘压法

掌压法
操作视频

肘压法
操作视频

【动作要领】

1. 指压法与掌压法的手法形态与准备动作同指按法与掌按法。

2. 肘压法应以肩关节为支点,操作时巧用身体上半部的重量,肘压的力量以受术者能忍受为度。

3. 压法与按法从手法动作来看,无严格的区分标准,但一般认为按法动作偏动,带有缓慢的节奏性,而压法动作偏静,压而不动。持续施力是压法区别于按法的根本点。

4. 施力须由轻而重,再由重而轻。其中肘压法因刺激较强,可间歇性施用。施力的方向一般多垂直向下或与受力面相垂直。

【实训方法】　压法操作主要采用沙袋练习和人体练习,相关操作训练方法如下:

1. 指压法和掌压法的实训技巧与指按法、掌按法相同,所不同的是压法多为静止性用力,持续时间较按法长。在胁肋部操作时,应随呼吸做颤动按压,随呼吸起伏。此类手法还可在沙袋上练习,掌握如何使上半身的重量传导至手掌,练习垂直用力、持续用力的技巧。

2. 肘压法主要在腰臀部、下肢后侧以及背部等肌肉发达的部位操作,也可按压环跳、秩边、承扶等穴。

【临床运用】　指压法与掌压法适用部位同指按法与掌按法,肘压法适用于腰臀部、下肢后侧以及背部等肌肉发达的部位。指压法、掌压法与指按法、掌按法的作用相同,肘压法主要用于肌肉板硬处,如顽固性腰腿痛等疾患。

治疗腰椎间盘突出症,可用肘压法压腰椎间盘突出节段椎旁 1.5cm 处以及患侧的环跳、承扶、委中、承山等穴,以舒筋通络、解痉止痛。可配合腰部牵引、腰骶部擦法、按法、扳法等方法施用。

【注意事项】

1. 明确诊断,严格排除禁忌证。

2. 不可突施暴力,以免造成骨折等。

3. 肘压法在结束操作时,要逐渐减力,不可突然终止压力。

三、点法

用指端或屈曲的指间关节部着力于施术部位,持续地进行点压,称为点法。

点法首见于《保生秘要》,由按法演化而来,可属于按法范畴。点法具有着力点小、刺激强、操作省力等特点,与压法基本相同,其区别点在于压法的着力面积较大,而点法着力面积较小。

【分类】 点法主要包括拇指端点法、屈拇指点法和屈示指点法等。

【操作】

1. 拇指端点法　手握空拳,拇指伸直并紧靠于示指中节,以拇指端着力于施术部位或穴位上。前臂与拇指主动发力,进行持续点压。亦可采用拇指按法的手法形态,用拇指端进行持续点压。见图 3-4-6

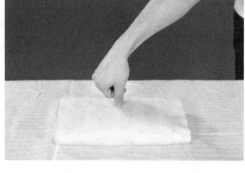

图 3-4-6　拇指端点法

2. 屈拇指点法　屈拇指,以拇指指间关节桡侧着力于施术部位或穴位,拇指端抵于示指中节桡侧缘以助力。前臂与拇指主动施力,进行持续点压,见图 3-4-7。

3. 屈示指点法　屈示指,其他手指相握,以示指第一指间关节突起部着力于施术部位或穴位上,拇指末节尺侧缘紧压示指指甲部以助力。前臂与示指主动施力,进行持续点压,见图 3-4-8。

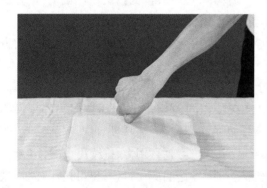

图 3-4-7　屈拇指点法

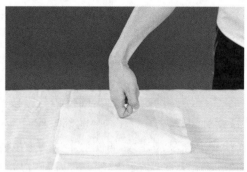

图 3-4-8　屈示指点法

拇指端点法
操作视频

屈拇指点法
操作视频

屈示指点法
操作视频

【动作要领】

1. 拇指端点法宜手握空拳,拇指螺纹面应贴紧示指中节外侧,以免用力时扭伤拇指指间关节。

2. 屈拇指点法,拇指端应抵在示指中节桡侧缘,如此则拇指得到了助力和固定。

3. 屈示指点法,宜手指相握成实拳,拇指末节尺侧缘要紧压在示指指甲部以固定和助力。

4. 施力要由轻到重,稳而持续,要使刺激充分达到机体的组织深部,要有"得气"的感觉,以能忍受为度。

5. 施力方向宜与受力面相垂直。

【实训方法】 点法在全身各部位均可练习,尤其应在经穴及阿是穴处练习。练习时主要集中在腰背及腿部经穴练习,如在背俞穴、居髎穴、秩边穴、环跳穴、委中穴处等。重点练习选择操作部位的准确、配合身体重心的移动以调整施加力度的强弱、操作时间的长短等技巧。

【临床运用】 点法适用于全身各部位,尤其适用于经穴及阿是穴。点法主要用于各种痛症,其止痛效果一般情况下优于按法和压法。

胃脘痛,点脾俞、胃俞;腹痛,点足三里、上巨虚;头痛,可点鱼腰、头维、百会、太阳、风池等;牙痛,点合谷、下关、颊车等;落枕,点天宗、肩井等穴;腰腿痛,可点肾俞、气海俞、大肠俞、关元俞、八髎、环跳、承扶、委中、阳陵泉、承山等。以上各种痛症应用点法治疗,均具有通经止痛的作用,可用按法、压法及按揉法等于上述穴位处配合应用。

【注意事项】

1. 不可突施暴力,既不能突然发力,也不可突然收力。

2. 对年老体弱、久病虚衰的受术者慎用点法。

3. 点法后宜施以揉法,以避免气血积聚及点法所施部位或穴位的局部软组织损伤。

四、捏法

用拇指和其他手指在施术部位对称性的挤压,称为捏法。

捏法操作简单,容易掌握,但要求拇指与余指具有强劲持久的对合力,所以需长期练习。捏法可单手操作,亦可双手同时操作。

【分类】 因拇指与其他手指配合的多寡而分为三指捏法、五指捏法。

【操作】

1. 三指捏法 用拇指和示、中指指面夹住肢体或肌肤,相对用力挤压,随即放松,再用力挤压、放松,重复以上挤压、放松动作,并循序移动。

2. 五指捏法 用拇指和其余四指指面夹住肢体或肌肤,余操作方法同三指捏法,见图3-4-9。

【动作要领】

1. 拇指与其余手指要以指面着力,施力时双方力量要对称。

2. 动作要连贯而有节奏性,用力要均匀而柔和。

【实训方法】 捏法操作训练主要在四肢部、颈项部、肩背部、头部进行。四肢部训练时,用五指捏法夹持住四肢处皮肤,必要时可配合滑石粉等介质,相对用力提捏,随即放松,用力要均匀柔和。

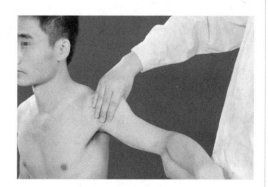

图 3-4-9 五指捏法

三指捏法
操作视频

五指捏法
操作视频

【临床运用】 捏法适用于四肢、颈项部和头部。捏法主要用于四肢酸痛、颈椎病等病症。

用于治疗四肢酸痛,用捏法自四肢的近端捏向远端,具有松肌舒筋、解除疲劳的作用,常配合四肢部拿法、理法等施用;治疗颈椎病,以捏法自两侧风池穴向下循序捏至颈根部,具有舒筋通络、行气活血的作用,可配合颈项部拇指按揉法及拨法、拿法等施用。

【注意事项】

1. 注意不要指端着力,如以指端着力就会失去挤压的力量。

2. 操作时注意不要含有揉的成分,如捏中含揉,其性质即趋于拿法。

五、拿法

用拇指和其余手指相对用力,提捏或揉捏肌肤,称为拿法,有"捏而提起谓之拿"的说法。

拿法是临床常用手法之一,具有十分舒适的特点。"抓沙袋"等一些功法的训练,主要就是针对拿法,以增进手部拿捏的力量。拿法可单手操作,亦可双手同时操作。

【分类】 根据拇指与其他手指配合数量的多寡,而分为三指拿法、五指拿法。

【操作】

1. 三指拿法　以拇指和示、中指指面相对用力,捏住施术部位肌肤并逐渐收紧、提起,腕关节放松。以拇指同其他手指的对合力进行轻重交替、连续不断的提捏并施以揉动。

2. 五指拿法　以拇指和其余四指的指面相对用力,余操作方法同三指拿法,见图3-4-10。

【动作要领】

1. 用拇指和其余手指的指面着力,指端不能内扣。

2. 腕部要放松,使动作柔和灵活,连绵不断,且富有节奏性。

3. 捏提中宜含有揉动之力,实则拿法为一复合手法,含有捏、提、揉这三种成分。

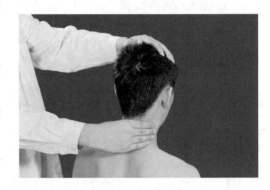

图 3-4-10　五指拿法

【实训方法】 拿法是临床常用手法,可在人体上进行如下手法练习:

1. 拿肩井　受术者坐位。术者站于其后,将手分放其肩上,拇指螺纹面按在肩井穴,其余四指在锁骨上方,拇指与示、中指相对用力,内收、放松重复进行,轻重交替、连续不断地提捏肩井,同时施以揉动,使受术者出现酸胀感而无皮肤疼痛感,本法亦可双手操作。

2. 拿颈项　受术者坐位。术者立于一侧,一手轻扶其前额,另一手拇指、示指螺纹面分放在双侧风池穴上,逐渐用力内收揉捏,同时沿颈椎两侧做自上而下的缓慢移动,可以重复3~5遍。操作时用力要适当,动作要缓和,以能使毛发竖起为佳;如果用力太重,动作急剧,反而使肌肉紧张。

3. 拿下肢　受术者坐于床上,屈膝。术者一手扶其膝关节,另一手用示、中指指面按住委中,拇指按在膝前部助力,然后以示、中指着力内收并拨动委中,同时慢慢下移至承山穴。

4. 拿头部(拿五经)　受术者坐位。术者立于一侧,一手扶其前额,另一手五指分开以指端着力抓住其头顶,五指指尖朝前,中指按于神庭穴,示指、无名指指面分按于双侧足太阳膀胱经,拇指、小指分放于双侧足少阳胆经,整个手掌和五指掌面贴紧于头部。操作时,用力使五指远端指间关节屈曲,如鹰爪状抓拿头部五经,用力一抓一放,从前额缓慢向后移至风池穴,重复8~10次。

【临床运用】 拿法适用于颈项部、肩部、四肢部和头部等。拿法常用于颈椎病、四肢酸痛、头痛恶寒等症,临床应用比较广泛。

笔记栏

颈椎病,可拿颈项部、肩井及患侧上肢,以行气活血,疏经通络,可与颈项部捏法、按揉法等配合使用;四肢酸痛,可自四肢近端拿向远端,具有松肌舒筋,止痛除酸的作用,常与四肢部捏法、揉法、抖法等配合应用;头痛恶寒等外感表证,可拿风池、颈项部、肩井及头部,以祛风散寒,多与抹头面、颞部扫散等方法配合使用。

【注意事项】 拿法应注意动作的协调性,不可死板僵硬。初习者不可用力久拿,以防伤及腕部与手指的屈肌肌腱及腱鞘。

六、捻法

用拇、示指夹住治疗部位进行搓揉捻动,称为捻法。捻法为推拿辅助手法。

【操作】 用拇指螺纹面与示指桡侧缘或螺纹面相对捏住施术部位,拇、示指主动运动,稍用力做对称性的快速搓揉动作,如捻线状,见图3-4-11。

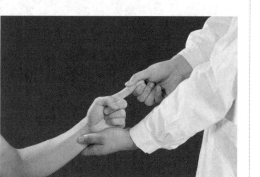

图 3-4-11　捻法

捻法
操作视频

【动作要领】

1. 捻动时揉劲宜多,搓劲宜少,两指捻动的方向相反,是一种相向运动。

2. 捻动的速度宜快,移动的速度宜慢。

3. 捻动时动作要灵活连贯,柔和有力。

【实训方法】 捻法的操作可在手指关节处进行练习,操作时拇指与示指的动作要灵活,捻动操作时有一定的向下的压力,练习时从手指指根部捻起,一直捻至指端,按拇指、示指、中指、无名指、小指的顺序操作。

【临床运用】 捻法适用于四肢小关节部。捻法常用于指间关节扭挫伤、类风湿关节炎、腱鞘炎等。

指间关节扭挫伤,可捻损伤的关节处,以消肿散瘀;类风湿关节炎,四肢小关节肿胀疼痛者,可依次捻治,以理筋通络,滑利关节;腱鞘炎,以患指的腹侧面为重点进行捻治,以舒筋散结。以上四肢小关节病变均可与拇指按揉法配合应用。

【注意事项】 操作时注意手法不可僵硬、呆滞。

七、踩跷法

用双足节律性踩踏施术部位,称踩跷法。

其特点是踩踏的力量沉稳着实,可深入骨间及脏腑。但踩跷法危险度较高,要求准确地掌握适应证及熟练的脚法。

【分类】 常用的踩跷法有踏步式踩跷法、倾移式踩跷法及外八字踩跷法。

【操作】

1. 踏步式踩跷法　受术者俯卧位。以双手或单手扶住预先设置好的扶手上(如横木吊环等),以调节自身的重力和控制踩踏的力量。准备就绪后,双足横踏于受术者腰骶部,以轻踏步的方式,双足一起一落地节律性踩踏,身体的重心随双足的起落而转移。依次由腰骶部循脊柱上移踩踏至第七颈椎下缘,然后再循序踩踏回返至腰骶部,如此可反复多遍,见图3-4-12。在背、腰部踩踏过程中,可行1~2遍腰部弹压踩踏,即双足分立于腰脊柱两侧,以足掌前部着力,足跟提起,身体随膝关节的屈伸动作而一起一落,对腰部做一弹一压的连续刺激,一般可连续弹压 10~20 次,又称腰部弹压式踩跷法,见图 3-4-13。

踏步式
踩跷法
操作视频

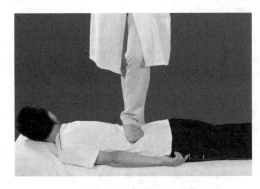

图 3-4-12　踏步式踩跷法

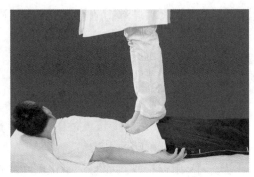

图 3-4-13　弹压式踩跷法

2. 倾移式踩跷法　受术者俯卧位。准备动作同踏步式踩跷法。双足分踏于一侧肩胛部和腰骶部,面部朝向受术者头部。踏于肩胛部一足的内侧缘同脊柱平行,紧扣于所踏肩胛内侧缘,踏于腰骶部一足同腰脊柱垂直,横踏于腰骶部。以腰为轴,身体重心节律性前倾、后移,前倾时重心落于前足,后移时重心落于后足,如此连续不断地进行节律性前倾、后移而踩踏,见图 3-4-14。亦可依此法将两足分踏于背部和腰部进行踩踏。

3. 外八字踩跷法　受术者俯卧位,准备动作同踏步式踩跷法。双足呈外八字分踏于两下肢股后侧的承扶穴处,身体重心左右移动,向左移动时重心落于左足,向右移动时重心落于右足,如此连续不断地进行节律性踩踏,并循序下移至腘窝上,然后沿原路线循序踩踏,回返至承扶穴处,如此可反复多遍,见图 3-4-15。

倾移式
踩跷法
操作视频

外八字
踩跷法
操作视频

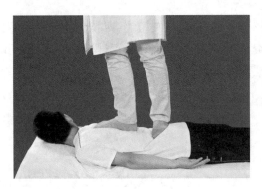

图 3-4-14　倾移式踩跷法

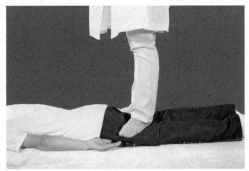

图 3-4-15　外八字踩跷法

【动作要领】

1. 踩踏时要有节律性,呈轻踏步式,足底离开被踩踏部位不要过高,以身体重心能转移至对侧足部即可。踩踏的频率以 60 次 /min 左右即可。

2. 弹压踩踏时足尖不可离开受术者腰部。

3. 以腰为轴身体前倾后移踩踏时,双足均不离开被踩踏部位。

4. 踩踏的力量、次数和时间应根据受术者的体质状况和病情来掌握,在施术过程中如难以忍受或不愿配合,应立即停止。

【实训方法】 踩跷法主要以踩跷床训练为主,主要操作部位在腰骶部、背部、肩胛部及下肢后侧肌肉较丰厚处。根据操作方法和要领在腰背部练习踏步式,在腰骶部和肩胛部练习倾移式,在下肢练习外八字踩跷法。操作时应注意扶住扶手,以免操作时滑下。

【临床运用】 踩跷法适用于腰骶部、背部、肩胛部及下肢后侧肌肉较丰厚处。踩跷法主要用于腰椎间盘突出症、腰背筋膜炎、头痛等病症。

腰椎间盘突出症及腰背筋膜炎,可用踏步式踩跷法反复踩踏腰部、背部,兼以外八字踩跷法踩踏两下肢股后侧,具有疏经通络,理筋整复的作用,可配合使用轻拍法结束治疗;头痛,其痛势悠悠,缠绵难愈者,可用外八字踩跷法长时间踩踏双下肢股后侧,对承受能力较强者,亦可踩踏两小腿后侧,具有安神定痛的作用,可结合头面部手法施用;另外,颈椎病累及肩背疼痛者,可用倾移式踩跷法重踩肩胛部,以行气活血,止痛除酸,可配合颈项部其他手法施用。

【注意事项】

1. 必须严格把握适应证,明确诊断。凡体质虚弱,有心、肝、肾疾患,骨质疏松及各种骨病者禁用。

2. 不能受力者禁用。

3. 不可于一处过长时间踩踏。

4. 术者体重过重者应慎用踩跷法,一般以体重 50~75kg 为宜。

八、拨法

用拇指深按于治疗部位,进行单向或往返的拨动,称为拨法。又称拨络法、弹拨法等。

拨法力量沉实,拨动有力,有较好的止痛和解除粘连的作用,临床有"以痛为腧,不痛用力"之说,即指拨法的应用而言,是常用手法之一。

【操作】 拇指伸直,以指端着力于施术部位,余四指置于相应位置以助力。拇指适当用力下压至一定深度,待有酸胀感时(得气),再做与肌纤维或肌腱、韧带、经络成垂直方向的单向或往返拨动。若单手指力不足时,亦可以双拇指重叠进行操作,见图 3-4-16。

拨法
操作视频

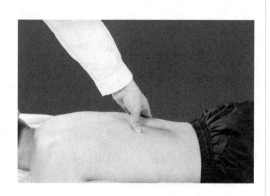

图 3-4-16 拨法

【动作要领】

1. 按压力、拨动力与肌纤维走行方向三者互相垂直。

2. 拨动时拇指不能在皮肤表面有摩擦移动,应带动肌纤维或肌腱、韧带一起拨动。

3. 施术要由轻而重,实而不浮。

【实训方法】 拨法基本掌握并不困难,关键要加强对有关操作部位的解剖学及经络学基础知识的掌握,多在人体上进行扪摸练习,以便在实际操作中正确把握拨动的方向。人体练习多在颈部、肩部、肘部、腰部。颈部练习时以拇指按压住胸锁乳突肌,其余四指置于颈项部以助力,扪摸到位,待有酸胀感后,进行单向或来回拨动。肩部操作练习以拨动肱二头肌肌腱为主或点拨肩内陵、肩井等穴。肘部以拨动肱骨内外髁练习为主。腰部练习主要以拨动骶棘肌为主。临床上还可以治疗前斜角肌综合征、冈上肌肌腱炎、菱形肌劳损、梨状肌综合征、股内收肌损伤、坐骨神经痛、腰椎间盘突出症等疾病。

【临床运用】　拨法适用于四肢部、颈项部、肩背部、腰部、臀部等部位。拨法主要用于颈椎病、肩周炎、腰椎间盘突出症、慢性腰肌劳损、网球肘等肌骨关节病症。

颈椎病,可在颈肩背部酸痛点施以拨法,并配合颈部的前俯、后仰、侧屈等被动活动;肩周炎,若软组织粘连,功能活动障碍时,可以拨法拨肱二头肌长、短头肌腱附着处及三角肌与肱三头肌交接处和肩贞、天宗等穴位,并配合肩关节外展、旋转等被动活动;网球肘,可拨肱骨外上髁压痛点。拨法用于以上病症,具有解痉止痛、分解粘连的作用。常与按揉法、点法等于病变处配合应用。

【注意事项】　拨法在操作时,应注意掌握"以痛为腧,不痛用力"的原则。即在患处先找到最痛的一点,以拇指端按压此点不放,随后转动患部肢体,在运动过程中,找到并保持在指面下的痛点由痛变为不痛或者痛减的新体位,而后施用拨法。

九、拧法

用屈曲的示指和中指,或用拇指和屈曲的示指,夹住施术部位的皮肤,两指施力将皮肤向外拉扯的,称为拧法,又称"扯法""揪法"。

【操作】　用屈曲的示指和中指,或用拇指和屈曲的示指,张开如钳形,夹住施术部位的皮肤,两指施力将皮肤向外拉扯,当拉至将尽极限时,将皮肤从夹持的两指间滑出,反复连续操作,一拉一放,可闻及"哒哒"声响。

【动作要领】

1. 两指夹持皮肤的夹持力要适度,既不可过大,也不可过小。

2. 操作时要保持皮肤湿润,施术的手指应蘸清水或润滑剂,随蘸随拧。

3. 以皮肤出现红紫色斑痕为度,前人称此为"痧痕透露"。

【实训方法】　拧法的操作主要以人体练习为主,操作时应使用介质如水或其他润滑剂保持操作部位皮肤湿润,用屈曲的示指和中指,钳夹住腕部或前臂皮肤,反复练习。拧法用力不可过重,但也不可太轻。两指使用灵活的巧力,快速地扯动皮肤,不要旋转扭拧,使受术者不能忍受。拧至皮下微微出血潮红即可。

【临床运用】　拧法适用于颈项部、前额部、胸腹部、华佗夹脊穴等部位。拧法常用于中暑、音哑等病症。

治疗因暑湿引起的发热、头痛、胸闷、呕恶,可拧华佗夹脊、胸腹部及前额部,以发散解表,清暑解郁;治疗心火上炎引起的音哑,可拧颈前部,以清心利咽。上述病症可配合使用挤法。

【注意事项】　注意不要将皮肤拧破。

十、挤法

以单手或双手指端对称性向中央挤压,称为挤法。

【操作】　以一手的拇指和示指或两手拇指的螺纹面或指端置于施术部位的皮肤或筋结,将皮肤或筋结挤按着实,然后两指对称性用力向中央挤按。

【动作要领】

1. 挤按时两指要对称性用力。

拧法
操作视频

挤法
操作视频

54

2. 挤按皮肤时以透出紫色斑痕为度。

3. 挤按筋结时,以筋结破散为度。

【实训方法】　挤法的操作应先在自身上练习,以右手拇指与示指螺纹面在左手腕部练习,练习到一定程度时,可用双手拇指螺纹面在他人背脊(夹脊穴)处练习。挤压的力道由轻至重,一挤一放,反复操作,直到出现"瘀斑"。挤压时用力不可过重,以可耐受为度,并有一定的舒适感觉。

【临床运用】　挤法适用于全身各部,以前额部和腕、踝关节部常用。挤法常用于治疗头痛和腱鞘囊肿。

治疗头痛,民间流行在前额部挤"痧点",多者呈排状,具有清利头目、镇静安神的作用;治疗腱鞘囊肿,病程较短者可予以挤破,以消散筋结,常配合拇指推法施用。

【注意事项】

1. 不可挤破皮肤。

2. 对于时间较久的筋结、体积较大的囊肿不可强行挤破。

第五节　叩击类手法

叩击类手法,是指用手掌、拳背、手指或特制的器械有节奏地叩击拍打体表。本类手法操作虽简单,但技巧性较强,须做到击打劲力的收放自如、刚柔相济。叩击类手法种类较多,主要的代表手法有拍法、击法和叩法。

一、拍法

用虚掌拍打体表,称拍法。拍法可单手操作,亦可双手同时操作。

【分类】　拍法根据操作部位的不同,可以分为单掌拍法和双掌拍法。

【操作】　五指并拢,掌指关节微屈,使掌心空虚,腕关节放松,前臂主动运动,带动腕关节自由屈伸,上下挥臂,平稳而有节奏地用虚掌拍击施术部位,见图 3-5-1。用双掌拍打时,宜双掌交替操作。

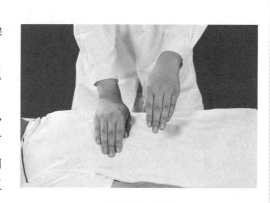

图 3-5-1　拍法

【动作要领】

1. 拍打时动作要平稳,要使整个掌、指周边同时接触体表,声音清脆而无疼痛。

2. 腕部要放松。上下挥臂时,力量通过放松的腕关节传递到掌部,使刚劲化为柔和。

3. 直接接触皮肤拍打时,以皮肤轻度充血发红为度。

【实训方法】　拍法的操作练习,可以按操作方法和要领在人体进行相互练习,在人体上操作训练分述如下:

1. 单掌拍法　受术者坐位或站立。术者五指并拢,腕关节放松,掌指关节微屈,掌心凹陷成虚掌,先将手抬起,对准受术者某一部位,以一种富有弹性的巧劲向下拍打后,随即弹起,并顺势将手抬起到动作开始的位置,进行下一个拍打动作。本法刺激量有轻、中、重之分,

双掌拍法
操作视频

分别以腕、肘、肩关节为中心发力而产生。

2. 双掌拍法　受术者站立。术者立于其一侧,双手五指并拢,腕关节放松,掌指关节微屈,掌心凹陷成虚掌,对准受术者某一部位,双掌以富有弹性和节律的动作上下交替拍打,此起彼落。频率一般为每分钟 100 次左右。

【临床运用】　肩背部、腰骶部和下肢后侧。主要用于腰背筋膜劳损及腰椎间盘突出症。

对腰背筋膜劳损、腰椎间盘突出症,可以拍法拍背部、腰骶部及下肢后侧,宜反复操作,具有舒筋通络、行气活血的作用。常配合背部、腰部及臀腿部击法应用。拍法亦常作为推拿结束手法和保健手法使用。

【注意事项】

1. 拍击时力量不可有所偏移,否则易抽击皮肤而疼痛。

2. 要掌握好适应证,对严重骨质疏松、结核、肿瘤、冠心病等禁用拍法。

二、击法

用拳背、掌根、掌侧小鱼际、指尖或桑枝棒击打体表一定部位,称为击法。

【分类】　击法根据操作部位的不同,可以分为拳击法、掌根击法、掌心击法、侧击法、指尖击法、捶击法和棒击法等。用拳背击打称拳击法;用掌根击打称掌根击法;用掌心击打称掌心击法;用掌侧小鱼际击打称侧击法;用指端击打称指尖击法;用虚拳击打称捶击法;用桑枝棒击打称棒击法。

【操作】

拳击法
操作视频

掌击法
操作视频

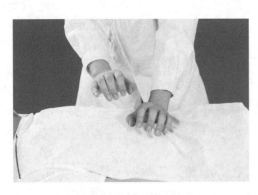

侧击法
操作视频

1. 拳击法　手握空拳,腕关节伸直。前臂主动施力,用拳背节律性平击施术部位,见图 3-5-2。

2. 掌根击法　手指伸直,腕关节背伸。前臂主动施力,用掌根节律性击打施术部位,见图 3-5-3。

3. 侧击法　掌指部伸直,腕关节略背伸。前臂部主动运动,用小鱼际部节律性击打施术部位,见图 3-5-4。侧击法可单手操作,但一般多双手同时操作,左右交替进行。

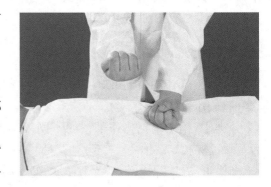

图 3-5-2　拳击法

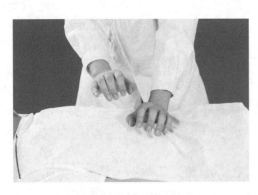

图 3-5-3　掌根击法

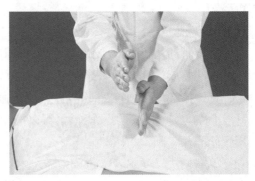

图 3-5-4　侧击法

4. 指尖击法 手指半屈,腕关节放松。前臂主动运动,通过腕部使指端节律性击打施术部位。

5. 棒击法 手握桑枝棒一端。前臂主动运动,用棒体节律性击打施术部位。

【动作要领】

1. 击打时用力要稳,要含力蓄劲,收发自如。

2. 击打时要有反弹感,当一触及受术部位后即迅速弹起,不要停顿或拖拉。

3. 击打动作要连续而有节奏,快慢要适中。

4. 击打的力量要适中,应因人、因病而异。

【实训方法】 击法的操作练习,可以按操作方法和要领在人体进行相互练习,各种击法在人体上操作训练分述如下:

1. 击背腰、四肢部 受术者俯卧位。术者以拳击法、掌根击法、侧击法、棍击法有节奏富有弹性地交替击打背腰部,本法可在治疗部位上持续使用。一般同一部位或穴位每次击打 3~5 次。

2. 击头部 受术者坐位。术者站于后侧,以双手五指对准施术部位,以腕关节为支点,利用腕部与手指轻巧的弹性动作,双手轻快而富有节律地交替击打头部经络或穴位。叩击频率为每分钟 200~260 次。

【临床运用】 拳击法,适于胸背、腰骶部;掌根击法,适于腰臀及下肢肌肉丰厚处;侧击法,适于肩背部、四肢部;指尖击法,适于头部;棒击法,适于背腰部、下肢部。击法主要用于颈腰椎疾患引起的肢体酸痛或麻木、风湿痹痛、疲劳酸痛、肌肉萎缩等病症。

对颈椎病引起的上肢麻木疼痛,可拳击大椎穴,具有舒筋通络,宣通气血的作用。操作时受术者宜取坐位,颈腰挺直,切不可于颈前屈位时击打,常配合颈项部按揉法、拿法等使用。风湿痹痛,肢体麻木者,可用侧击法和棒击法击打患病肢体的肌肉丰厚处,以调和气血,祛风除湿,宜配合病变处揉法、拿法等施用。若腰椎间盘突出症,下肢部疼痛较重者,用掌根击法重击环跳穴,以通经活脉,可配合腰臀部、下肢后侧拍法及侧击法应用。若肌肉萎缩,常以棒击法击打萎缩的肢体,以活血通络,生肌起萎,常配合肌肉萎缩肢体部的拿法使用。

【注意事项】

1. 应避免暴力击打。

2. 须严格掌握各种击法的适用部位和适应证。

三、叩法

以手指的小指侧或空拳的底部击打体表一定部位,称为叩法。叩法刺激程度较击法为轻,有"轻击为叩"之说,实则叩法属击法范畴。

【分类】 叩法根据操作部位的不同,可以分为空拳叩法和合掌叩法。

【操作】 手指自然分开,腕关节略背伸,前臂部主动运动,用小指侧节律性叩击施术部位。若操作娴熟,可发出"哒哒"声响。或手握空拳,按上述要求以拳的小鱼际部和小指部节律性击打施术部位。操作熟练者,可发出"空空"的声响。

【动作要领】 叩击时节奏感要强,施力要适中。一般两手要同时操作,左右交替,如击鼓状。

【实训方法】 叩法的操作练习,可以按操作方法和要领以练功米袋练习,或人体相互练习。

指尖击法
操作视频

棒击法
操作视频

1. 合掌叩法　术者双手五指自然伸直,并拢,相合在一起,腕关节略背伸,运用腕部的侧屈运动,以掌尺侧缘快速有节律地击打受术者一定部位。

2. 空拳叩法　受术者坐位或卧位。术者立于其后,双手握空拳,交替用小鱼际部或小指部有节律地上下叩击受术者一定部位,形状如击鼓状。

【临床运用】　常用于肩背、腰及四肢部。主要用于颈椎病及局部酸痛、倦怠疲劳等病症。对颈椎病,如病变部位较低所引起的肩背痛,以叩法施于肩背部,可行气活血,舒筋通脉,常与拿肩井法配合使用;若四肢疲劳酸痛,以叩法自四肢近端叩向远端,可反复操作,以松肌活血、消除疲劳,常与四肢部拿法、捏法等方法配合应用。

【注意事项】　注意不要施重力,重力叩击就失去了叩法的作用。一般叩法施用后受术者有轻松舒适的感觉。

第六节　运动关节类手法

对关节做被动性活动,使其在生理活动范围内进行屈伸或旋转、内收、外展等运动,称为运动关节类手法。运动关节类手法为推拿临床常用手法,尤其受到正骨推拿流派的青睐。主要包括摇法、背法、扳法和拔伸法。其特点是手法节奏明快,对某些病症往往能收到立竿见影的效果。

一、摇法

使关节做被动的环转运动,称摇法。包括颈项部、腰部和全身四肢关节摇法。

【分类】　按作用部位分为颈项部摇法、腰部摇法、肩关节摇法、肘关节摇法、腕关节摇法、髋关节摇法、膝关节摇法和踝关节摇法。

【操作】

1. 颈项部摇法　受术者坐位,颈项部放松。术者立于其背后或侧后方。以一手扶按其头顶后部,另一手托扶于下颏部,两手臂协调运动,反方向施力,使头颈部按顺时针或逆时针方向进行环形摇转,可反复摇转数次,见图3-6-1。

2. 肩关节摇法　肩关节摇法种类较多,可分为托肘摇肩法、握手摇肩法、大幅度摇肩法等。

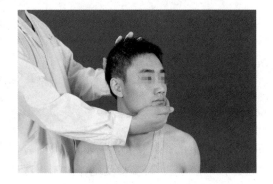

图3-6-1　颈项部摇法

(1)托肘摇肩法:受术者坐位,肩部放松,患侧肘关节屈曲。术者站于其侧,两腿呈弓步式,身体上半部略为前俯。以一手扶按住肩关节上部,另一手托于其肘部,使其前臂放在术者前臂上。然后手臂部协同用力,做肩关节顺时针或逆时针方向的中等幅度的环转摇动(图3-6-2)。

(2)握手摇肩法:受术者坐位,两肩部放松。术者立于其侧,以一手扶按患侧肩部,另一手握住其手部,稍用力将其手臂牵伸,待拉直后手臂部协同施力,做肩关节顺时针或逆时针方向的小幅度环转摇动(图3-6-3)。

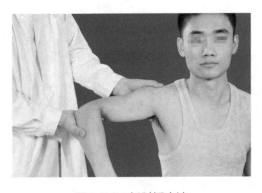

图 3-6-2　托肘摇肩法

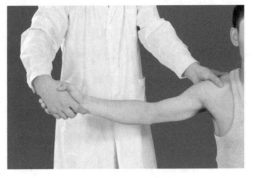

图 3-6-3　握手摇肩法

大幅度
摇肩法
操作视频

（3）大幅度摇肩法：受术者坐位，两上肢自然下垂并放松。术者立于其前外侧，两足呈丁字步。两掌相合，夹持住患上肢的腕部，牵伸并抬高其上肢至其前外方约45°时，将其上肢慢慢向其前外上方托起，在此过程中，位于下方的一手应逐渐反掌，当上举至160°时，即可虎口向下握住其腕部。另一手随其上举之势由腕部沿前臂、上臂滑移至肩关节上部。略停之后，两手协调用力，即按于肩部的一手将肩关节略向下按并固定之，握腕一手则略上提，使肩关节伸展。随即握腕一手握腕摇向后下方，经下方复于原位，此时扶按肩部一手已随势

拉手摇肩法
操作视频

沿其上臂、前臂滑落于腕部，呈动作初始时两掌夹持腕部状态。此为肩关节大幅度摇转一周，可反复摇转数次（图3-6-4）。在大幅度摇转肩关节时，要配合脚步的移动，以调节身体重心。即当肩关节向上、向后外方摇转时，前足进一小步，身体重心在前；当向下、向前外下方复原时，前足退步，身体重心后移。

握臂摇肩法
操作视频

除以上三法外，还有拉手摇肩法和握臂摇肩法临床亦较常用。拉手摇肩法是让受术者拉住术者的手，术者在位于其外侧方的情况下主动圆周形摇转手臂以带动受术者的手臂运动，使其肩关节做中等幅度的摇转。握臂摇肩法是在受术者坐位情况下，术者立于其后，两手分别握住其两上肢的肘关节上部，同时做由前向外、向后下方的中等幅度的环转摇动。

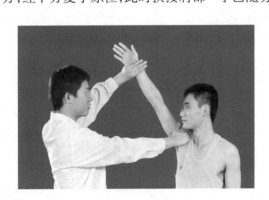

图 3-6-4　大幅度摇肩法

肘关节摇肩法
操作视频

3. 肘关节摇法　受术者坐位，屈肘约45°左右。术者以一手托握住其肘后部，另一手握住其腕部，使肘关节做顺时针或逆时针方向环转摇动（图3-6-5）。

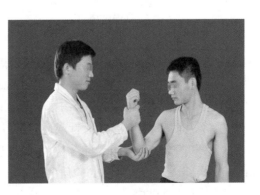

图 3-6-5　肘关节摇法

腕关节摇法
操作视频1

4. 腕关节摇法　受术者坐位，掌心朝下。术者双手合握其手掌部，以两拇指扶按于腕背侧，余指端扣于大、小鱼际部，两手臂协调用力，在稍牵引情况下做顺时针和逆时针方向的摇转运动。此为一种腕关节摇法。其次，受术者示、中、无名和小指并拢，掌心朝下。术者

腕关节摇法
操作视频2

掌指关节
摇法
操作视频

仰卧位
摇腰法
操作视频

俯卧位
摇腰法
操作视频

站立位
摇腰法
操作视频

滚床摇腰法
操作视频

以一手握其腕上部,另一手握其并拢的四指部,在稍用力牵引的情况下做腕关节的顺时针和逆时针方向的摇转运动。另外,受术者五指捏拢,腕关节屈曲。术者以一手握其腕上部,另一手握其捏拢到一起的五指部,做腕关节的顺时针或逆时针方向的摇转运动(图3-6-6)。

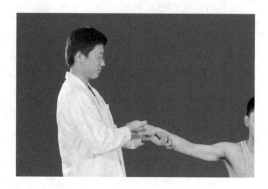

图3-6-6　腕关节摇法

5. 掌指关节摇法　以一手握受术者一侧掌部,另一手以拇指和其余四指握捏住五指中的一指,在稍用力牵伸的情况下做该掌指关节的顺时针或逆时针方向的摇转运动。

6. 腰部摇法　包括仰卧位摇腰法、俯卧位摇腰法、站立位摇腰法和滚床摇腰法。

(1)仰卧位摇腰法:受术者仰卧位,双下肢并拢,屈髋屈膝。术者双手分按其两膝部或一手按膝,另一手按于足踝部,协调用力,做顺时针或逆时针方向的摇转运动(图3-6-7)。

(2)俯卧位摇腰法:受术者俯卧位,两下肢伸直。术者一手按压其腰部,另一手臂托抱住双下肢,做顺时针或逆时针方向的摇转(图3-6-8)。摇转其双下肢时,按压腰部的一手可根据具体情况施加压力,以决定腰部被带动摇转的幅度。

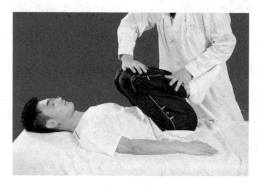

图3-6-7　仰卧位摇腰法

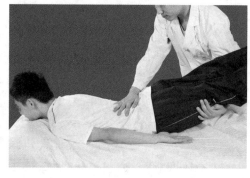

图3-6-8　俯卧位摇腰法

(3)站立位摇腰法:受术者站立位,双手扶墙。术者半蹲于侧,以一手扶按于其腰部,另一手扶按于脐部,两手臂协调施力,使其腰部做顺时针或逆时针方向的摇转运动。

(4)滚床摇腰法:受术者坐于诊察床上,术者立于其后方,助手扶按双膝以固定。以双手臂环抱胸部并两手锁定,按顺时针或逆时针方向缓慢摇转。

7. 髋关节摇法　受术者仰卧位,一侧屈髋屈膝。术者一手扶按其膝部,另一手握其足踝部或足跟部,将其髋、膝屈曲的角度均调整到90°左右,然后两手协调用力,使髋关节做顺时针或逆时针方向的摇转运动(图3-6-9)。

8. 膝关节摇法　受术者仰卧位,一侧下肢伸直放松,另一侧下肢屈髋屈膝。以一手托扶其屈曲侧下肢的腘窝部,另一手握其足踝部或足跟部,按顺时针或逆时针方向环转摇动。

9. 踝关节摇法

(1)受术者取仰卧位,下肢自然伸直。术者坐于其足端,用一手托握起足跟以固定,另一手握住足趾部,在稍用力拔伸的情况下做顺时针或逆时针方向的环转摇动(图3-6-10)。

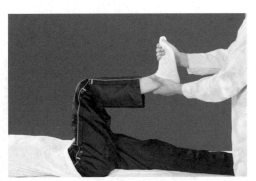

图 3-6-9　髋关节摇法

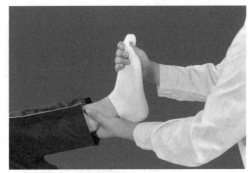

图 3-6-10　踝关节摇法

髋关节摇法
操作视频

膝关节摇法
操作视频

踝关节摇法
操作视频

（2）受术者取俯卧位，一侧下肢屈膝。术者以一手扶按于足跟部，另一手握住其足趾部，做顺时针或逆时针方向的环转摇动。本法较仰卧位时的踝关节摇法容易操作，且摇转幅度较大。

（3）受术者取俯卧位，双下肢伸直。操作时术者将一侧下肢屈膝，一手扶按于足跟部，另一手握住足趾，双手协调用力，做顺时针或逆时针方向的环转摇动。

【动作要领】

1. 摇转的幅度要在人体生理活动范围内进行，幅度应由小到大，逐渐增加。人体各关节的活动幅度不同，因此各关节的摇转幅度亦不同。

2. 摇转的速度宜慢，尤其是刚开始操作时的速度要缓慢，可随摇转次数的增加及受术者的逐渐适应稍微增快速度。

3. 摇动时施力要协调、稳定，除被摇的关节、肢体运动外，其他部位不应随之晃动。

【实训方法】　摇法的操作练习，应严格按照操作方法和要领在人体各关节按顺序练习。术者将受术关节沿关节运动轴的方向在其生理活动区间内做环转运动。摇转的幅度应由小到大，切不可超越人体的生理范围。

【临床运用】　全身各关节部。　主要适用于各种软组织损伤性疾病及运动功能障碍等病症。落枕、颈椎病、颈项部软组织损伤，可用颈项部摇法摇颈项部。肩关节周围炎、肩部软组织损伤，用肩关节摇法摇肩。对肩关节周围炎早期，不宜施用肩关节大摇法，应小幅度摇动，以受术者舒适为准。急性腰扭伤或腰肌劳损、腰椎间盘突出症的恢复期，可用腰部摇法。髋部伤筋，股骨头无菌性坏死等病症，可用髋关节摇法。膝、踝关节扭挫伤，骨折后遗症等，可用膝关节摇法和踝关节摇法。各关节摇法均具有舒筋通络、滑利关节的作用，有时还有一定的解除粘连的作用。如以滑利关节的作用而言，摇法可作为关节部的主法应用；如以解除粘连的作用而言，摇法则为辅助手法。摇法常与扳法、拔伸法及拿法、点法、按法等配合应用于各关节部。

摇法作为保健手法使用，如操作得当，具有十分舒适的特点，各关节摇转时宜缓慢操作。

【注意事项】

1. 不可逾越人体关节生理活动范围进行摇转。

2. 不可突然快速摇转。

3. 对于习惯性关节脱位者禁用摇法。

4. 对椎动脉型、交感型颈椎病以及颈部外伤、颈椎骨折等病症禁用摇法。

二、背法

将受术者背起以牵伸腰部脊柱,称为背法。通常所说的背法是指反背法,即背靠背所施的背法。

【分类】 按作用部位不同,分为正背法和侧背法。

背法
操作视频

【操作】 受术者站立位,术者与其背靠背站立,两足分开,与肩同宽,术者用两肘勾套住受术者两肘弯部,然后屈膝、弯腰、挺臀,将受术者反背起,使其双足离地悬空,短暂持续一段时间,利用其自身重力以牵伸其腰脊柱。然后术者臀部施力,做小幅度的左右晃动或上下抖动,以使其腰部放松。当其腰部完全处于放松状态时,做一突发性的、快速的伸膝屈髋挺臀动作,以使其脊柱突然加大后伸幅度。这一动作可连续操作 3 次,如其间稍有间歇进行调整,可辅以臀部的轻度颤抖动作(图 3-6-11)。

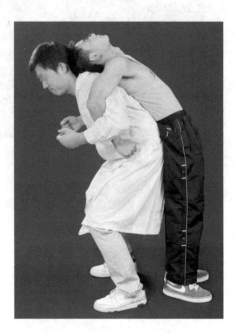

图 3-6-11　背法

【动作要领】

1. 将受术者背起时,应嘱其放松身体,自然呼吸,头宜后仰,紧靠在术者背部。

2. 做伸膝屈髋挺臀动作时,动作要协调连贯,掌握好臀部施力的轻重,以控制受术者脊柱突然加大后伸的幅度。

3. 要掌握好受术者与术者的身高比例关系,以术者的臀部能着力于受术者的腰骶部为宜。如术者较矮或受术者较高,可以用较牢固的低凳等器具进行调节。

【实训方法】 背法的操作练习,可以按照操作方法和要领在人体进行相互练习,具体操作训练如下:选择适合的练习对象,受术者站立位,术者与其背靠背站立,按照操作要求,将受术者反向平稳背起,使其双足离地悬空,短暂持续的时间由短到长,注意利用受术者自身重力以牵伸其腰部。然后术者臀部施力,做小幅度的左右晃动或上下抖动,以使受术者腰部放松。当其腰部完全处于放松状态时,做一突发性的、快速的伸膝屈髋挺臀动作,以使其脊柱突然加大后伸幅度。这一动作可反复练习操作数次,注意其间稍有间歇进行调整,可辅以臀部的轻度颤抖动作。

【临床运用】 腰脊柱,主要用于腰椎后关节紊乱、腰椎间盘突出症、急性腰扭伤等病症。

治疗腰椎后关节紊乱、滑膜嵌顿等病症,应用背法可以起到立竿见影的效果,症状会立即消失,无需再配合应用其他手法。急性腰扭伤者,须待腰部肌肉紧张度下降后方可施用背法。可于背法操作前针刺人中或后溪透合谷等方法以缓解腰部肌肉紧张痉挛。背法操作后可配合腰部按法、揉法、点法等方法应用。若腰椎间盘突出症急性期疼痛较甚者,不可应用背法,须待病情缓解后于日常治疗中施用,可使突出物还纳或移位,可预防腰脊柱后弓。另外,中央型大块突出者绝不可施用背法。背法针对以上病症,具有整复错位、解痉止痛的作用。

【注意事项】

1. 受术者的腰部持续紧张、痉挛,疼痛较著者禁用。

2. 年老体弱或有较严重的骨质增生、骨质疏松及其他骨病者禁用。

3. 操作时间不宜过长。否则会因脊柱长时间过伸,导致颅内压力增高而出现头晕、恶心、呕吐等不良情况的发生。

4. 操作完毕后,术者将受术者放下,待受术者双足落地站稳后先放开肘弯部套在一起的一侧上肢,然后回转身体将受术者扶住,再放开另一侧上肢,以避免受术者因体位性改变或颅内压力的改变而失衡跌倒。

三、扳法

使关节做被动的扳动,称为扳法。扳法应用于关节,多以"巧力寸劲"使关节产生伸展、屈曲或旋转等运动形式,且多数情况下为短暂的、快速的运动。扳法为推拿常用手法之一,也是正骨推拿流派的主要手法,如应用得当,效果立验。包括全身各关节部扳法。

【分类】　按作用部位不同,分为颈部扳法、胸背部扳法、腰部扳法、肩关节扳法、肘关节扳法、下肢直腿抬高扳法。

【操作】

1. 颈部扳法　包括颈部斜扳法、颈椎旋转定位扳法、寰枢关节旋转扳法和颈椎侧扳法。

(1) 颈部斜扳法:受术者坐位,颈项部放松,头略前倾或中立位。术者站于其侧后方,以一手扶按头顶后部,另一手扶托其下颏部。两手协同动作,使其头部向侧方旋转,当旋转至有阻力时,略停顿片刻,随即用"巧力寸劲",做一突发性的有控制的快速扳动,常可听到"喀"的弹响声,之后可按同法向另一侧方向扳动(图 3-6-12)。颈部斜扳法亦可在仰卧位情况下施用。受术者仰卧位,全身放松。术者坐于其头端。以一手扶托于下颏部,另一手置于枕后部。两手协调施力,先缓慢地将颈椎向上牵引,在牵引的基础上将颈向一侧旋转,当遇到阻力时略停片刻,然后以"巧力寸劲"做一突然的、稍增大幅度的快速扳动,常可听到"喀"的弹响声。

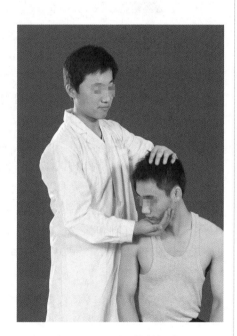

图 3-6-12　颈部斜扳法

颈部斜扳法
(坐位)
操作视频

颈部斜扳法
(卧位)
操作视频

颈部旋转
定位扳法
操作视频

寰枢关节
旋转扳法
操作视频

(2) 颈椎旋转定位扳法:受术者坐位,颈项部放松。术者站于其侧后方。以一手拇指顶按住病变颈椎棘突旁,另一手托住对侧下颏部,令受术者低头,屈颈至拇指下感到棘突活动、关节间隙张开时,即保持这一前屈幅度,再使其向患侧屈至最大限度。然后将其头部慢慢旋转,当旋转到有阻力时略微停顿一下,随即用"巧力寸劲"做一个有控制的增大幅度的快速扳动。此时常可听到"喀"的弹响声,同时拇指下亦有棘突弹跳感(图 3-6-13)。

(3) 寰枢关节旋转扳法:受术者坐于低凳上,颈微屈。术者站于其侧后方。以一手拇指顶按住第二颈椎棘突,另一手以肘弯部托住其下颏部。肘臂部协调用力,缓慢地将颈椎向上拔伸。在拔伸的基础上同时使颈椎向患侧旋转,当旋转到有阻力的位置时,随即用"巧力寸劲"做一突然的、稍增大幅度的快速扳动,而顶住棘突的拇指亦同时施力进行拨动。此时常可听到关节弹响声,拇指下亦有棘突跳动感,表明手法复位成功(图 3-6-14)。

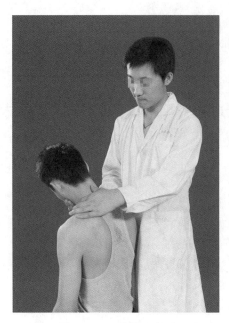 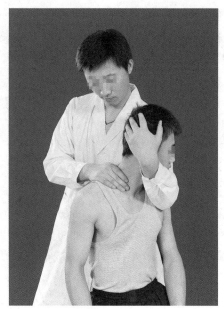

图 3-6-13　颈椎旋转定位扳法　　　　图 3-6-14　寰枢关节旋转扳法

（4）颈椎侧扳法：受术者坐低矮凳上，术者站于其后方，以一手按住其肩井部，另一手置于受术者对侧头颞部，使受术者颈椎慢慢侧屈，待最大限度时，用"巧力寸劲"做一大幅度的快速下按，常听到关节弹响声，表明手法成功。

2. 胸背部扳法　包括扩胸牵引扳法、胸椎对抗复位扳法、扳肩式胸椎扳法和仰卧压肘胸椎整复法。其中扩胸牵引扳法和胸椎对抗复位法较常用。

（1）扩胸牵引扳法：受术者坐位，两手十指交叉扣住并抱于枕后部。术者站于其后方，以一侧膝关节抵住其背部病变处，两手分别握扶住两肘部。先嘱受术者做前俯后仰运动，并配合深呼吸。即前俯时呼气，后仰时吸气。如此活动数遍后，待受术者身体后仰至最大限度时，术者随即用"巧力寸劲"将其两肘部向后方突然拉动，与此同时膝部向前顶抵，常可听到"喀"的弹响声（图 3-6-15）。

（2）胸椎对抗复位法：受术者坐位，两手交叉扣住并抱于枕后部。术者站其后方，两手臂自其两腋下伸入，并握住其两前臂下段，一侧膝部顶压住病变胸椎处。然后握住前臂的两手用力下压，而两前臂则用力上抬，将其脊柱向上向后牵引，而顶压住患椎的膝部也同时向前向下用力，与前臂的上抬形成对抗牵引。持续牵引片刻后，两手、两臂与膝部协同用力，以"巧力寸劲"做一突发性的、有控制的快速扳动，常可听到"喀喀"的弹响声，见图 3-6-16。

（3）扳肩式胸椎扳法：受术者俯卧位，全身放松。术者站于其健侧，以一手拉住对侧肩前上部，另一手以掌根部着力，按压在病变胸椎的棘突旁。拉肩一手将其肩部拉向后上方，同时按压胸椎一手将其病变处胸椎缓缓推向健侧，当遇到阻力时，略停片刻，随即以"巧力寸劲"做一快速的、有控制的扳动，常可听到"喀"的弹响声（图 3-6-17）。

（4）仰卧压肘胸椎整复法：受术者仰卧位，两臂交叉于胸前，两手分别抱住对侧肩部，全身自然放松。术者一手握拳，拳心朝上，将拳垫在其背脊柱的患椎处。另一手按压于其两肘部。嘱受术者深呼吸，当呼气时，按肘一手随势下压，待呼气将尽未尽时，以"巧力寸劲"做一快速的、有控制的向下按压，常可闻及"喀喀"的弹响声。

3. 腰部扳法　包括腰部斜扳法、腰椎旋转复位法、直腰旋转扳法和腰部后伸扳法，均为

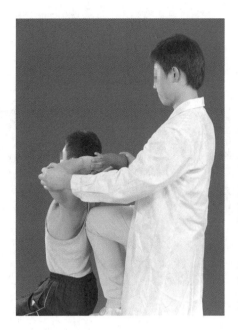

图 3-6-15 扩胸牵引扳法

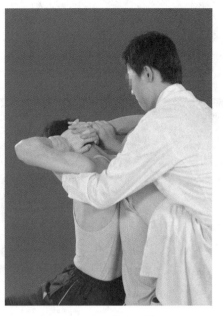

图 3-6-16 胸椎对抗复位法

扳肩式
胸椎扳法
操作视频

仰卧位
压肘胸椎
整复法
操作视频

临床常用手法。

（1）腰部斜扳法：受术者侧卧位。患侧下肢在上，屈髋屈膝；健侧下肢在下，自然伸直。术者以一肘或手抵住其肩前部，另一肘或手抵于臀部。两肘或两手协调施力，先做数次腰部小幅度的扭转活动。即按于肩部的肘或手同按于臀部的另一肘或手同时施用较小的力使肩部向前下方、臀部向后下方按压，压后即松，使腰部形成连续的小幅度扭转而放松。待腰部完全放松后，再使腰部扭转至有明显阻力时，略停片刻，然后施以"巧力寸劲"做一个突然的、增大幅度的快速扳动，常可听到"喀喀"的弹响声（图 3-6-18）。

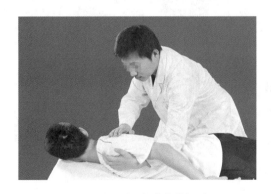

图 3-6-17 扳肩式胸椎扳法

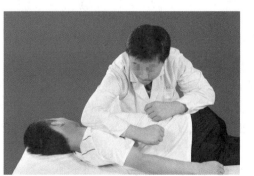

图 3-6-18 腰部斜扳法

腰部斜扳法
操作视频

（2）腰椎旋转复位法：受术者坐位，腰部放松，两臂自然下垂。以右侧病变向右侧旋转扳动为例。助手位于受术者左前方，用两下肢夹住其左小腿部，双手按压于左下肢股上部，以确使其坐位情况下身体下半部姿势固定。术者位于受术者后侧右方，以左手拇指端或螺纹面顶按于腰椎偏歪的棘突侧方，右手臂从其右腋下穿过并以右掌按于颈后项部。右掌缓慢下压，并嘱受术者做腰部前屈配合，至术者左拇指下感到棘突活动，棘突间隙张开时则其腰椎前屈活动停止，保持这一前屈幅度。然后右侧手臂缓慢施力，左拇指顶按住腰椎偏歪的棘突以之为支点,使其腰部向右屈至一定幅度后,再使其腰部向右旋转至最大限度。略停片刻后,右掌下压其项部,右肘部上抬,左手拇指则同时用力向对侧顶推偏歪的棘突,两手协调用力,以"巧力寸劲"做一增大幅度的快速扳动。常可听到"喀"的弹响声(图 3-6-19)。

ER-3-82

腰椎旋转
复位法
操作视频

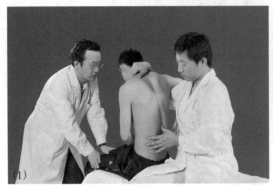
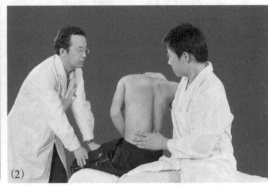

（1）　　　　　　　　　　　　　　　　（2）

图 3-6-19　腰椎旋转复位法

ER-3-83

直腰旋转
扳法
操作视频

（3）直腰旋转扳法:受术者坐位,两下肢分开,与肩同宽,腰部放松。以向右侧旋转扳动为例。术者以两下肢夹住受术者的左小腿部及股部以固定。左手抵住其左肩后部,右臂从其右腋下伸入并以右手抵住肩前部。然后两手协调施力,以左手前推其左肩后部,右手向后拉其右肩,且右臂部同时施以上提之力,如此则使其腰部向右旋转。至有阻力时,以"巧力寸劲"做一突然的、增大幅度的快速扳动,常可听到"喀"的弹响声(图 3-6-20)。

直腰旋转扳法:另一种操作方法为受术者坐位,两下肢并拢。术者立于受术者对面,以双下肢夹住其两小腿及股部。以一手抵于其肩前,另一手抵于肩后。两手协调用力,一推一拉,使其腰椎小幅度旋转数次,待腰部充分放松后,使其腰椎旋转至有阻力位时,略停片刻,然后以"巧力寸劲"做一增大幅度的快速扳动,常可听到"喀"的弹响声。

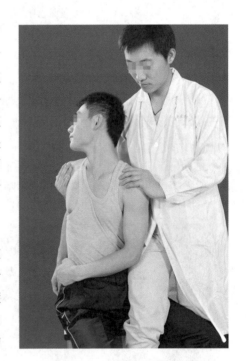

图 3-6-20　直腰旋转扳法

（4）腰部后伸扳法:受术者俯卧位,两下肢并拢。术者一手按压于腰部,另一手臂托抱住其两下肢膝关节上方并缓缓上抬,使其腰部后伸。当后伸至最大限度时,两手协调施力,以"巧力寸劲"做一增大幅度的下按腰部与上抬下肢相反方向的用力扳动(图 3-6-21)。

ER-3-84

腰部后伸
扳法
操作视频

腰部后伸扳法另有以下三种操作方法:一是受术者俯卧位,术者骑坐于受术者的腰部,两手托抱住其两下肢或单侧下肢。先做数次小幅度的下肢上抬动作以使其腰部放松。待其充分放松后,臀部着力下坐,两手臂用力使其下肢上抬至最大幅度,然后以"巧力寸劲"做一增大幅度的快速扳动。二是受术者俯卧位,术者一手按压于其腰部,另一手臂托抱住患侧肢的膝上部。两手协调施力,下压腰部与上抬下肢并举,当下肢被上抬至最大限度时,以"巧力

"寸劲"做一增大幅度的快速扳动。三是受术者侧卧位,患侧下肢屈膝在上。术者一手抵住其腰骶部,另一手握住其足踝部。两手同时施力,向前抵按腰骶部和缓慢向后牵拉足踝部,至最大限度时,施以"巧力寸劲"做一增大幅度的快速扳动。

4. 肩关节扳法　包括肩关节前屈扳法、外展扳法、内收扳法、旋内扳法和上举扳法。

(1) 肩关节前屈扳法:受术者坐位,患侧肩关节前屈 30°~50°。术者半蹲于患肩前外侧。以两手自前后方向将其患肩锁紧、扣住,患侧上臂置于受术者内侧的前臂上。手臂部协调施力,将其患臂缓缓上抬,至肩关节前屈至有阻力时,以"巧力寸劲",做一增大幅度的快速扳动。在做扳动之前,亦可使其肩关节小幅度的前屈数次或进行小范围的环转摇动数次,以使其肩关节尽力放松。

另有一法,即受术者坐位,两臂下垂,肩关节放松。术者立于其身后。以一手扶按其对侧肩部以固定,另一手握住患侧上臂的肘关节上部,并缓缓上抬患臂至肩关节前屈到有阻力时,以"巧力寸劲"做一增大幅度的快速扳动。

(2) 肩关节外展扳法:受术者坐位,患侧手臂外展 45° 左右。术者半蹲于其患肩的外侧。将其患侧上臂的肘关节上部置于一侧肩上,以两手从前后方向将患肩扣住、锁紧。然后术者缓缓立起,使其肩关节外展,至有阻力时,略停片刻,然后双手与身体及肩部协同施力,以"巧力寸劲"做一肩关节外展位增大幅度的快速扳动,如粘连得到分解,可听到"嘶嘶"声或"格格"声(图 3-6-22)。

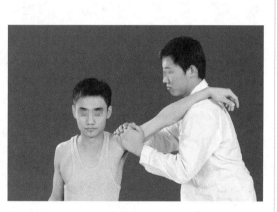

图 3-6-21　腰部后伸扳法　　　　图 3-6-22　肩关节外展扳法

肩关节外展扳法亦可采取肩关节前屈扳法的术式进行操作。

(3) 肩关节内收扳法:受术者坐位,患侧上肢屈肘置于胸前,手搭扶于对侧肩部。术者立于其身体后侧。以一手扶按于患侧肩部以固定,另一手托握于其肘部并缓慢向对侧胸前上托,至有阻力时,以"巧力寸劲"做一增大幅度的快速扳动(图 3-6-23)。

(4) 肩关节旋内扳法:受术者坐位,患侧上肢的手与前臂置于腰部后侧。术者立于其患侧的侧后方。术者以一手扶按受术者患侧肩部以固定,另一手握住其腕部将患肢小臂沿其腰背部缓缓上抬,以使其肩关节逐渐内旋,至有阻力时,以"巧力寸劲"做一较快速的、有控制的上抬受术者小臂动作,以使其肩关节旋转至极限。如有粘连分解时,可听到"嘶嘶"声(图 3-6-24)。

肩关节旋内扳法近年来临床产生了新的术式。即受术者坐式同前。术者立于受术者的对面,身体略下蹲,稳定好重心。一手扶按其对侧肩部以固定,将下颏部抵在其患侧肩井

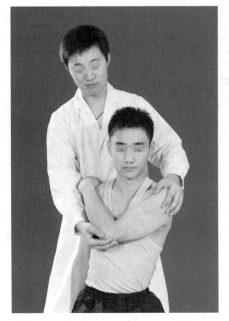

图 3-6-23　肩关节内收扳法

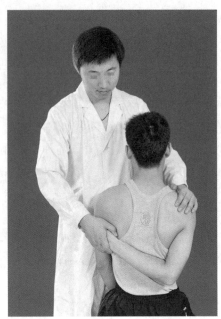

图 3-6-24　肩关节旋内扳法

部以增强固定。另一手臂托握住其患侧手臂，并将其手臂缓缓上抬，如上法要领进行扳动。

（5）肩关节上举扳法：受术者坐位，两臂自然下垂。术者立于其身体后方。以一手托握住患肩侧上臂下段，并自前屈位或外展位缓缓向上抬起，至 120°~140° 时，以另一手握住其前臂近腕关节处，两手协调施力，向上逐渐拔伸牵引，至有阻力时，以"巧力寸劲"做一较快速的、有控制的向上拉扳（图3-6-25）。

肩关节上举扳法还可于卧位情况下操作。即受术者侧卧位，患侧肩部在上。术者置方凳坐于其头端。令其患侧上肢自前屈位上举，待达到 120°~140° 时，以一手握其前臂，另一手握其上臂，两手臂同时施力，向其头端方向缓缓拔伸牵引，有阻力时，可如上法要领进行扳动。

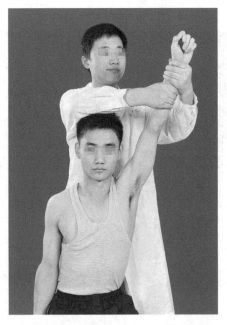

图 3-6-25　肩关节上举扳法

5. 肘关节扳法　受术者仰卧位，患侧上臂平放于床面。术者置方凳坐于其侧。以一手托握其肘关节上部，另一手握住前臂远端，先使肘关节做缓慢的屈伸运动。然后视其肘关节功能障碍的具体情况来决定扳法的施用。如为肘关节屈曲功能受限，则在其屈伸活动后，将肘关节置于屈曲位，缓慢施加压力，使其进一步向功能位靠近。当遇到明显阻力时，以握前臂的一手施加一个持续的使肘关节屈曲的压力，达到一定时间后，两手协调用力，以"巧力寸劲"做一小幅度的、快速的加压扳动（图3-6-26）。如为肘关节伸直受限，则以反方向施法，道理亦然。

其他如腕关节、髋关节、膝关节和踝关节等关节的扳法,均可参照肘关节扳法操作。

6. 直腿抬高扳法 受术者仰卧位,双下肢伸直、放松。助手以双手按于其健侧膝关节上下部以固定。术者立于其患侧。将其患侧下肢缓缓抬起,小腿部置于术者近患肢侧的肩上,两手扶按其膝关节上下部,以避免扛扳过程中膝关节屈曲。肩部与两

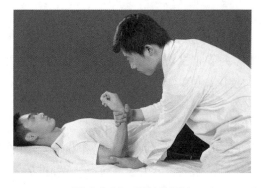

图 3-6-26 肘关节扳法

肘关节扳法
操作视频

手协调用力,将患肢慢慢扛起,使其膝关节在伸直位的状态下屈髋,当遇到阻力时,略停片刻,然后以“巧力寸劲”做一稍增大幅度的快速扳动[图3-6-27(1)]。为加强腰部神经根的牵拉幅度,可在其下肢上抬到最大阻力位时,以一手握住足掌前部,突然向下扳拉,使其踝关节尽量背伸[图3-6-27(2)],可重复扳拉3~5次。对于患侧下肢直腿抬高受限较轻者,可以一手下拉足前掌,使其踝关节持续背伸,另一手扶按膝部以保证患侧下肢伸直,然后进行增大幅度的上抬、扛扳,可重复操作3~5次。

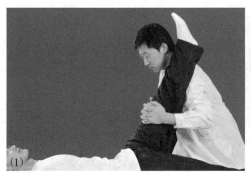
(1)

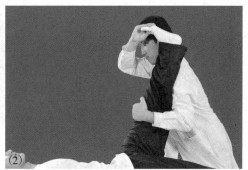
(2)

直腿抬高
扳法
操作视频

图 3-6-27 直腿抬高扳法

【动作要领】

1. 要顺应、符合关节的生理功能。各关节的构成要素虽然基本相同,但在结构上各自有各自的特点,其生理功能有很大差异。所以要把握好各关节的结构特征、活动范围、活动方向及其特点,以顺应、符合各关节的各自运动规律来实施扳法操作。

2. 操作时要分阶段进行。扳法操作第一步是使关节放松,可使关节做小范围的活动或结合摇法而使关节逐渐放松、松弛;第二步是将关节极度地伸展或屈曲、旋转,在保持这一位置的基础上,再实施第三步的扳法。

3. 扳法所施之力须为“巧力寸劲”。扳法在扳动时所施之力,一为“巧力”,二为“寸劲”,故名为“巧力寸劲”。所谓“巧力”即指手法的技巧力,是与蛮力、浊力相对而言,须经长期的练习和临床实践才能获得;所谓“寸劲”指短促之力,即所施之力比较快速,能够充分地控制扳动幅度,作用得快,消失得也快,做到中病即止。

4. 扳动发力的时机要准,用力要适当。如发力时机过早,关节还有松弛的运动余地,则未尽其法;如发力时机过迟,关节在极度伸展或屈曲、旋转的状态下停留时间过长,易使松弛

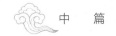

的关节变得紧张,而不易操作。若用力过小,则达不到治疗效果,用力过大,则易至不良反应。

【实训方法】　扳法的操作练习应严格按照操作方法和要领在人体进行相互练习,受术者肢体关节应放松,术者注意受术者的关节活动的角度,待转动至最大角度时施以寸劲,切不可使用暴力和蛮力,不可追求关节的弹响声,不可逾越人体的生理范围,以免发生推拿医疗事故。

【临床运用】　全身各关节部。扳法主要用于颈椎病、落枕、寰枢关节半脱位、肩周炎、腰椎间盘突出症、脊椎小关节紊乱、四肢关节外伤后功能障碍等病症。

颈椎病、落枕,可用颈部斜扳法。颈椎后关节错位,可用颈椎旋转定位扳法。对椎动脉型、脊髓型颈椎病则不可施用扳法,颈椎间盘突出早期虽无脊髓症状体征者,亦当慎用或不用颈部扳法。寰枢关节半脱位,可用寰枢关节旋转扳法,宜谨慎操作。肩周炎,宜用肩关节扳法。肩周炎粘连时间较长,功能障碍较重者,在施用扳法分解粘连时,一般情况下宜从小量分解开始,每次少分解一点,循序渐进,功到则自然成。切忌一次性分解粘连,以避免造成关节囊等软组织大面积撕裂。对于胸椎或腰椎关节紊乱,可使用扩胸牵引扳法、胸椎对抗复位法、扳肩式胸椎扳法、仰卧位压肘胸椎整复法和腰部斜扳法。腰椎间盘突出症,宜用腰部斜扳法、后伸扳法及直腿抬高扳法。对腰椎间盘突出症突出物较大,椎管内硬膜囊受压较重者则忌用后伸扳法。突出物堵塞侧隐窝,造成侧隐窝极度狭窄者,做直腿抬高扳法时宜缓慢操作,扳动的力量不可过大,以避免造成神经根撕裂。四肢外伤骨折术后关节功能障碍者,宜用四肢关节扳法,亦要采用循序渐进的治疗原则。全身各关节扳法均具有滑利关节、整复错位、松解粘连的功效,兼具舒筋通络、解痉止痛的作用。扳法常与摇法、拔伸法及拿法、按法、点法、按揉法等方法配合应用于各关节部。

【注意事项】

1. 不可逾越关节运动的生理范围。超越关节生理活动范围的扳动,容易使关节自身及附着于关节的肌肉、韧带等软组织受到损伤。对于脊柱而言,属半关节性连接,其中椎管内有脊髓、马尾及神经根组织。脊髓为低级神经中枢,于颈、胸部做扳法时,尤其应加以注意,决不可逾越其生理活动范围。

2. 不可粗暴用力和使用蛮力。所谓粗暴用力,是指操作时手法粗糙,无准备动作,不分操作过程的阶段性,入手即扳,且扳动时所施力量不知大小,不能有效控制。所谓蛮力,是指所施扳法力量有余而灵巧不足,能发而不能收,呆板笨拙。简而言之,施用暴力和蛮力,是不得手法要领、未掌握手法的技巧力,不懂"巧力寸劲"之故。其后果轻则受术者不适,重则造成损伤,而发生推拿医疗事故。

3. 不可强求关节弹响。在颈、胸及腰部施用扳法,操作过程中常可听到"喀"的弹响声,是关节弹跳或因扭转摩擦所发出的声音,一般认为是关节复位、手法成功的标志之一。但在实际操作过程中若未能出现这种响声,也不宜过于追求。若反复扳动,易使关节紧张度增大,有可能造成不良后果。

4. 诊断不明确的脊柱外伤及带有脊髓症状体征者禁用扳法。

5. 老年人伴有较严重的骨质增生、骨质疏松者慎用扳法,对于骨关节结核、骨肿瘤者禁用扳法。

四、拔伸法

固定关节或肢体的一端,牵拉另一端,应用对抗的力量使关节或半关节得到伸展,称为拔伸法。拔伸法又名"牵引法""牵拉法""拉法"和"拔法",为正骨推拿流派常用手法之一,包括全身各部关节、半关节的拔伸牵引方法。

【分类】 拔伸法按作用部位不同,分为颈椎拔伸法、肩关节拔伸法、肘关节拔伸法、腕关节拔伸法、指间关节拔伸法、腰部拔伸法、骶髂关节拔伸法、膝关节拔伸法和踝关节拔伸法。

【操作】

1. 颈椎拔伸法 其操作包括掌托拔伸法、肘托拔伸法和仰卧位拔伸法三种。

(1)掌托拔伸法:受术者坐位,术者站于其后。术者以双手拇指端和螺纹面分别顶按住受术者两侧枕骨下方风池穴处,两掌分置于其两侧下颌部以托夹助力。然后术者掌指及臂部同时协调用力,拇指上顶,双掌上托,缓慢地向上拔伸 1~2 分钟,以使受术者颈椎在较短时间内得到持续牵引(图 3-6-28)。

(2)肘托拔伸法:受术者坐位,术者站于其后方。术者以一手扶于受术者枕后部以固定助力,另一侧上肢的肘弯部托住其下颏部,手掌则扶住对侧颜面以加强固定。托住受术者下颏部的肘臂与扶枕后部一手协调用力,向上缓慢地拔伸 1~2 分钟,以使颈椎在较短的时间内得到持续的牵引。

(3)仰卧位拔伸法:受术者仰卧位,术者置方凳坐于其头端。术者以一手托扶受术者枕后部,另一手扶托其下颏部。术者双手臂协调施力,向受术者头端缓慢拔伸,拔伸时间可根据病情需要而定,使颈椎得到持续的水平位牵引。

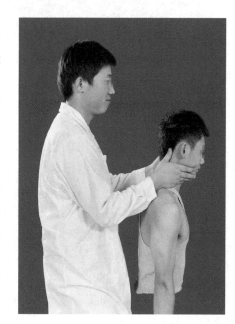

图 3-6-28 掌托拔伸法

2. 肩关节拔伸法 其操作包括上举拔伸法、对抗拔伸法和手牵足蹬拔伸法。

(1)肩关节上举拔伸法:受术者坐于低凳上,两臂自然下垂。术者立于其身体后方。以一手托握患肩侧上臂下段,并自前屈位或外展位将其手臂缓缓抬起,至 120°~140° 时,术者以另一手握住受术者前臂近腕关节处,同时握上臂一手上移其下,两手协调施力,向上缓慢地拔伸,至阻力位时,以钝力持续进行牵引。

肩关节上举拔伸法还可于侧卧位时操作,参见"肩关节上举扳法"在卧位情况下的操作术式。

(2)肩关节对抗拔伸法:受术者坐位,术者立于其患侧。术者以两手分别握住受术者腕部和肘部,于肩关节外展位逐渐用力牵拉。同时嘱受术者身体向另一侧倾斜,或有助手协助固定其身体上半部,与牵拉之力相对抗(图 3-6-29)。

(3)肩关节手牵足蹬拔伸法:受术者仰卧位,患肩侧位于床边。术者置方凳坐于受术者身侧。以临近受术者一侧下肢的足跟置于其腋下,双手握住其腕部或前臂部,徐徐向外下方拔伸。术者手足协调用力,使受术者患侧肩关节在外展位 20° 左右得到持续牵引,并同时用足跟顶住腋窝与之对抗,持续一定时间后,再逐渐使患肩内收、内旋。

3. 腕关节拔伸法 受术者坐位,术者立于其体侧方。术者一手握住受术者前臂下端,另一手握住其手掌部,双手同时做相反方向用力,缓慢地进行拔伸(图 3-6-30)。

腕关节拔伸法还可以双手握住受术者的掌指部,嘱其身体向另一侧倾斜或用助手固定

腕关节
拔伸法
操作视频

指间关节
拔伸法
操作视频

腰部拔伸法
操作视频

踝关节
拔伸法
操作视频

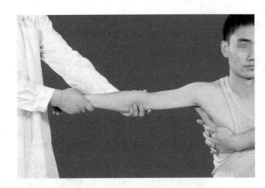

图 3-6-29　肩关节对抗拔伸法

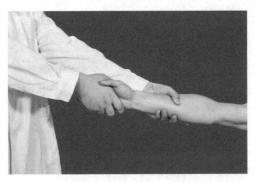

图 3-6-30　腕关节拔伸法

其身体上部,进行持续拔伸牵引。

4. 指间关节拔伸法　术者以一手握住受术者腕部,另一手捏住患指末节,两手同时施力,做相反方向拔伸(图 3-6-31)。

5. 腰部拔伸法　受术者俯卧,双手用力抓住床头。术者立于其足端,以两手分别握住受术者两踝部,向下逐渐用力牵引。在牵引过程中,术者身体上半部应顺势后仰,以加强牵拉拔伸的力量。

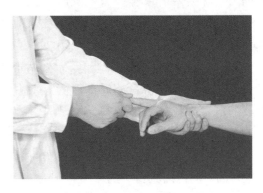

图 3-6-31　指间关节拔伸法

6. 骶髂关节拔伸法　受术者仰卧位,患侧膝关节略屈,会阴部垫一软枕。术者立于其足端。术者以一手扶按受术者膝部,另一手臂穿过其腘后,握住扶膝一手的前臂下段,并用腋部夹住其小腿下段,再以一足跟部抵住其会阴部软枕处。然后术者手足协同用力,将受术者下肢向下方逐渐拔伸,术者身体亦同时随之后仰,以增强拔伸之力。

7. 踝关节拔伸法　受术者仰卧位。术者以一手握住受术者患肢侧的小腿下段,另一手握住其足掌前部。术者两手协同施力,向相反方向牵拉拔伸。在牵拉拔伸过程中,可配合进行踝关节的屈伸活动。

【动作要领】

1. 拔伸动作要稳而缓,用力要均匀而持续。

2. 在拔伸的开始阶段,用力要由小到大,逐渐增加,拔伸到一定程度后,则需要一个稳定的持续牵引力。

3. 要掌握好拔伸操作术式,根据病情轻重缓急的不同和施术部位的不同,控制好拔伸的力量和方向。

【实训方法】　拔伸法的操作练习,要严格按照操作方法和要领在人体进行相互练习,术者手握受术者关节的远端,沿受术者纵轴方向牵拉、拔伸,或者术者用手分别握住患肢关节的两端,向相反方向用力拔伸、牵引。拔伸时动作要稳而缓,用力要由小到大,逐渐增加,切不可使用暴力蛮力。

【临床运用】　全身各关节部。拔伸法于骨科临床主要用于骨折和关节脱位,而推拿临床则常用于软伤性疾患和关节脱位。

颈椎病,宜用颈椎拔伸法。操作时注意不可使受术者的头部后仰及按压颈部两侧动脉窦。肩关节周围炎,可用肩关节上举拔伸法、肩关节对抗拔伸法。肩关节脱位,可用肩关节手牵足蹬拔伸法。腕关节扭伤、腕骨错位等可用腕关节拔伸法。腰间盘突出症、腰椎后关节紊乱、急性腰扭伤等症,可用腰部拔伸法。骶髂关节半脱位,宜用骶髂关节拔伸法。踝关节扭伤,宜用踝关节拔伸法。拔伸法具有分解粘连,整复错位,舒筋通络和滑利关节的作用,常与扳法、拿法、按揉法等于各关节部配合应用。

【注意事项】

1. 不可用突发性的暴力进行拔伸,以免造成牵拉损伤。

2. 要注意拔伸的角度和方向。

3. 在关节复位时不可在疼痛、痉挛较重的情况下拔伸,以免手法失败和增加受术者痛苦。

PPT 课件

第七节　复合类手法

复合类手法是指由两种或两种以上的单个手法有机地结合在一起,进而构成一种新的手法。以手法的构成成分比较复杂为其特点。有的是相结合到一起的两种手法成分均等,其受术部位同时接受两种单个手法的合成操作;有的是以一种手法成分为主,另一种手法成分为辅,在两个相邻近的部位同时施术;有的甚至是三种或多种手法的复合操作。由于复合类手法构成成分的复杂性,所以在手法操作上均有一定的难度,需要一个长期的训练才能掌握。

临床中常用的复合类手法主要有按揉法、弹拨法、推摩法、勾点法、扫散法、揉捏法、捏脊法、搓摇法等。

一、按揉法

按揉法是由按法与揉法复合而成,以揉法的环旋运动和按法的垂直按压同时操作为其特点的复合类手法。临床应用广泛,使用频率较高。

【分类】　按揉法根据操作部位不同,分为指按揉法、掌按揉法和肘按揉法。

【操作】

1. 拇指按揉法　分为单拇指按揉法和双拇指按揉法两种操作方法,均以拇指的掌指关节主动用力为主。

（1）单拇指按揉法:以拇指螺纹面置于施术部位,余四指置于其对侧或相应的位置上以助力和保持稳定。拇指主动施力,进行节律性按压和揉动,见图 3-7-1。单拇指按揉法在四肢及颈项部操作时,外形酷似拿法,但拿法是拇指与其他四指对称性用力,而拇指按揉法的力点是在拇指的指腹,余四指仅起到助力、稳定的作用。

（2）双拇指按揉法:以双手拇指螺纹面并列或重叠置于施术部位,余指置于对侧或相应的位置以助力,腕关节屈曲约 60° 左右。双拇指和前臂主动用力,进行节律性按压揉动（图3-7-2）。双拇指按揉法在操作时,与双手拿法外形相似,其区别在于按揉法的施力重点在双手拇指, 而拿法是双拇指与余指均对称性用力。

2. 掌按揉法　掌按揉法可分为单掌按揉法和双掌按揉法两种操作方法。

（1）单掌按揉法:以掌根置于施术部位,余指自然伸直,前臂与上臂主动用力,进行节

ER-3-101

按揉法
操作视频

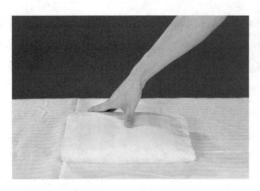

图 3-7-1　单拇指按揉法

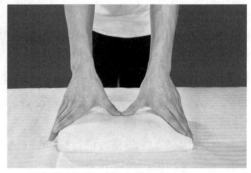

图 3-7-2　双拇指按揉法

律性按压和揉动(图 3-7-3)。

(2) 双掌按揉法:双掌并列或相叠,置于施术部位。以掌中部或掌根部着力,以肩关节为支点,肘关节伸直,操作时躯干部应有小幅度节律性前倾后移,在于前倾时将躯干部的重量经肩关节、上臂、前臂传至手掌部,从而产生节律性的按压和揉动(图 3-7-4)。

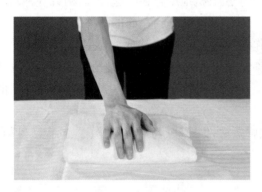

图 3-7-3　单掌按揉法

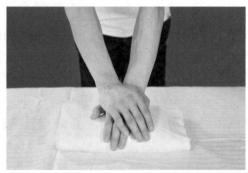

图 3-7-4　双掌按揉法

3. 肘按揉法　肘关节屈曲 90° 左右,以前臂尺侧近肘关节部位置于施术部位。以肩关节为支点,上身前倾,借助躯干发力,进行节律性的按压和揉动。切忌用尺骨鹰嘴部着力,避免因着力部位过于尖锐而产生疼痛或不适。

【动作要领】

1. 兼具按法与揉法的动作要领。

2. 指按揉法腕宜悬　拇指按揉法在多数情况下宜悬腕操作。当悬腕角度达 60° 左右,前臂与拇指更易于发力,同时掌指关节和腕关节容易做出一个小幅度的环旋移动,余指也易于助力。

3. 单掌按揉法以肘和肩为支点　单掌按揉法发力部位主要在前臂和上臂,所以应以肘关节和肩关节为支点。操作时按压力度不可过大,过大则手法不柔和,易产生僵、滞、停顿。

4. 双掌按揉法宜借用身体重量以省力　双掌按揉法时肘关节伸直,以肩关节为支点,通过躯干部有节律性的小幅度前倾、后移,力量通过上臂、前臂传到手部。不宜手臂部单独用力。双掌按揉法操作时身体的前倾或后移幅度不可过大,手掌部紧贴于施术部位。

5. 按中含揉、揉中寓按　按揉法宜按揉并重,同时操作。将按法和揉法有机结合,做到按中含揉,揉中寓按,刚柔并济,连绵不绝。

【实训方法】　按揉法的操作练习要按操作方法和要领在人体进行相互练习,实际操作训练分述如下:

1. 指按揉法　受术者坐位或仰卧位。术者立于其侧,以指腹按揉受术者合谷、内关、曲池、太阳穴各 1 分钟。然后沿前臂内侧中线(手厥阴心包经)按揉,边按揉边移动,往返 2~3 次。

2. 掌按揉法　受术者坐位。术者立于其后,以大鱼际按揉受术者项部两侧(从风池到肩井移动),往返 2~3 次;受术者俯卧位,术者立于其侧,叠掌按揉受术者腰背部 5 分钟,边按揉边移动。

3. 肘按揉法　受术者俯卧位。术者立于其侧,以肘按揉受术者双侧大肠俞穴各 3 分钟。

【临床运用】　单拇指按揉法适于全身各部经络、腧穴,尤以颈项部、头面部、上肢部和胸腹部的经络腧穴常用。双拇指按揉法适用于颈项部、背部、腰部、臀部和下肢部的经络腧穴。单掌按揉法适于胸腹部、背部、下肢后侧和肩部。双掌按揉法适于脊柱部、腰部、臀部、下肢后侧。肘按揉法适用于腰骶部、臀部、下肢后侧。

颈项部:用拇指按揉法按揉颈项部三条线路。即从哑门穴沿颈脊柱正中向下至大椎穴为第一条线路,其余两条线路为从颈部两侧的风池穴直下沿颈肌外缘至颈根部。具有解除颈部肌肉痉挛、缓解疼痛、加强气血循行的作用,可配合一指禅推法、拿颈项、捏法、扳法等手法使用。肩及上肢部:用拇指按揉法分别按揉天宗、肩贞、秉风、肩井、肩髃、曲池、手三里、合谷等穴,以活血化瘀,解痉止痛,可配合肩部拿法、揉法、𢱉法、拔伸法、扳法等手法使用。头面部:用拇指按揉法分别按揉太阳、承泣、印堂、神庭、睛明、地仓、百会、四神聪、风池等穴,以疏经活血,升清降浊,镇静止痛,可配合一指禅推法、拇指按百会法、大鱼际揉太阳法等手法使用。腰背及下肢部:分别选用单掌按揉法或双掌按揉法,沿脊柱两侧按揉背部,腰部及下肢后侧,以通调背腰及下肢部经脉,活血散瘀,舒筋止痛,可配合背腰部及下肢后侧掌按法、点法、𢱉法、扳法等手法应用。

【注意事项】　按揉法属于刚柔并济手法,操作时不可失之偏颇,既不可偏重于按,又不可偏重于揉,应按揉并重;操作时注意节奏性,力量不可忽轻忽重,忽快忽慢;频率也应相对一致。

二、弹拨法

弹拨法是指在拨法的基础上,对拨动部位施以弹动之力,拨而弹之,弹而拨之,使受术部位产生有节奏性弹动的复合类手法。

【分类】　弹拨法根据操作部位不同,分为指弹拨法和肘弹拨法。

【操作】

1. 指弹拨法　术者以拇指指腹或示指指端先按压于受术部位,按压程度依病变组织而定,应深按至所需治疗的肌肉、肌腱或韧带组织,受术者出现酸胀、疼痛等感觉后,再做与受术部位呈垂直方向的往返拨动,使受术部位产生连续的有节奏的弹动[图 3-7-5(1)]。若单手拇指指力不足时,可以双手拇指重叠进行弹拨[图 3-7-5(2)]。

2. 肘弹拨法　术者肘关节尺骨鹰嘴深按于受术部位,待受术者出现酸胀、疼痛等感觉后,再做与受术部位成垂直方向的往返拨动,继而并进行弹拨,使受术部位产生连续的有节奏的弹动(图 3-7-6)。

【动作要领】

1. 弹拨时速度不宜过快,所施的力量以受术者能耐受为度。应使被操作的肌肉、肌腱

ER-3-102

弹拨法
操作视频

笔记栏

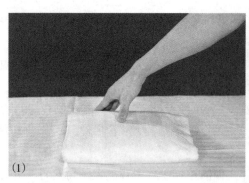
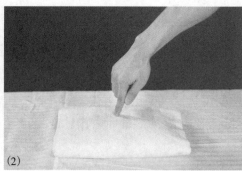

图 3-7-5 指弹拨法

或韧带组织产生连续的有节奏的弹动。

2. 拨动是术者主动施加的力量,而弹动是受术部位自然回位产生。

3. 本法对深部组织刺激较强,所以在使用本法后应在受术部位施以轻快柔和的按揉法、擦法、拍法等手法,以缓解弹拨后可能出现的疼痛不适感。

【实训方法】 弹拨法的操作练习要按操作方法和要领在人体进行相互练习。

1. 指弹拨法 受术者坐位。术者立

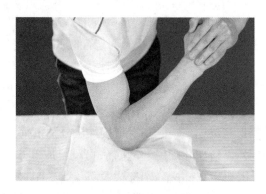

图 3-7-6 肘弹拨法

其侧,以拇指指腹弹拨受术者肩井穴数次,拨后再做按揉法、拍法。受术者俯卧位。术者立其侧,以双手拇指重叠弹拨受术者两侧膀胱经数次,拨后用按揉法、拍法。

2. 肘弹拨法 受术者俯卧位。术者立其侧,以肘关节尺骨鹰嘴部弹拨受术者环跳穴数次,拨后再用按揉法、擦法。

【临床运用】 多用于肌间隙、肌肉、韧带的起止点处或结节状物、条索状物等病变阳性反应物,一般多作为配合手法应用。颈项部:自上而下反复弹拨项韧带和两侧颈肌,以解痉止痛,可与颈项部按揉法、拿法等手法配合应用;肩部:弹拨三角肌与肱三头肌间隙处,以松肌止痛,可与肩部拿法、按揉法等手法配合应用;背部:可弹拨肩胛内缘、菱形肌及棘上韧带;腰部:可弹拨两侧腰肌,尤其是第三腰椎横突处,以松解肌筋,止痛除酸,可配合背腰部按揉法、擦法、揉法、擦法等手法应用。

【注意事项】 弹拨法在弹拨时指腹、尺骨鹰嘴部与施术部位的皮肤不能产生摩擦,否则会擦伤皮肤。对于骨折的愈合期、急性软组织损伤者禁用。

三、推摩法

推摩法是由一指禅偏峰推法与四指摩法复合而成,即一指禅偏锋推法与其余四指的环旋摩动同时操作,手法难度较高。

【操作】 以拇指桡侧偏峰着力于体表穴位或经络线路上,其余四指并拢,掌指部自然伸直,将示、中、无名、小指的四个手指的指腹着力于相应的施术部位上,腕关节放松,屈曲25°左右。腕关节与前臂主动运动,使腕关节做环旋运动的同时左右摆动,以带动拇指做一指禅偏峰推法,同时使其余四指指腹在施术部位上做环旋的摩动,见图3-7-7。

ER-3-103

推摩法
操作视频

【动作要领】

1. 兼具一指禅推法和摩法的动作要领。

2. 拇指要以桡侧偏锋着力,余四指指腹要紧贴于施术部位皮肤,不可悬空。

3. 在前臂进行主动运动带动腕部摆动时,腕部的活动同时包含环旋和摆动两种运动形式。如果腕部仅是摆动,则只能形成拇指的偏峰推与其余四指的擦动,在增加环旋运动的情形下才形成四指的摩动。

4. 推摩法操作的频率可略低于一指禅推法,90~120 次 /min 即可。

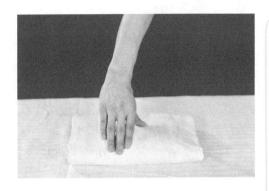

图 3-7-7　推摩法

【实训方法】　推摩法的操作练习要按操作方法和要领在人体进行相互练习:术者右手拇指沿任脉从剑突下(鸠尾穴)起,经中脘穴向下偏峰推至关元穴,同时其余四指沿肾经或胃经做摩法。持续时间为 10~15 分钟,以有热气内透、肠鸣音增加为佳。左右手交替练习。

【临床运用】　多应用于胸腹部、胁肋部和项背等处。推摩法可用于咳嗽、脘腹胀满、消化不良、月经不调等病症。

胸部:一指禅推中府、云门穴,同时摩胸部,以宽胸理气,化痰止咳;可配合胸部按法、揉捏胸肌法等方法应用。上腹部:一指禅推上、中、下三脘,同时摩脘腹部,以健脾和胃,消胀除满,可配合胃脘部揉法等方法应用;下腹部:一指禅推关元、气海穴,同时摩下腹部,以活血调经,可与下腹部揉法等配合应用。

【注意事项】　推摩法较难于操作,要注意动作的连贯性,协调性。特别是手法的柔和性,只有通过经久练习,方可熟能生巧。

四、勾点法

勾点法是由勾法和点法复合而成,实属指按法的临床变化应用,是指用中指端勾住治疗部位同时做点法和按法。

【操作】　中指掌指关节伸直或微屈,指间关节略屈曲,使中指形如勾状,其他手指相握。以中指端勾住施术部位或穴位,掌指部主动用力,使中指端做持续点按。点按方向应根据治疗部位而定(图 3-7-8)。

【动作要领】

1. 中指形如勾状,指间关节宜微屈曲。掌指关节可伸直,亦可略屈。

2. 除中指外其余四指要握紧,以使掌部紧张坚挺。

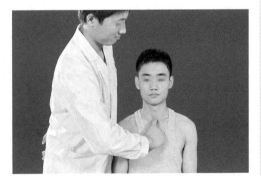

图 3-7-8　勾点法

ER-3-104

勾点法
操作视频

3. 当所需勾点的力量较小时,仅中指部施力屈曲按压即可,力量较大时,掌指部需协同用力。

4. 勾点时施力的方向应视治疗部位而定,或上或下,或左或右。

【实训方法】　勾点法的操作练习,可以按操作方法和要领在人体进行相互练习:受术者仰卧位。术者立其侧,以中指指端勾点受术者天突穴、廉泉穴各2分钟。

【临床运用】　多用于天突、廉泉等穴位。勾点法多用于舌强语謇、口噤失语和喘、咳、喉痹等病症。

应用于舌强语謇,口噤失语病症时,勾点廉泉穴;具有开音利咽的作用,可配合按下关穴、揉颊车穴等方法一起应用。应用于喘、咳、喉痹病症时,勾点天突穴,以宣肺导气,可配合胸部擦法、指按揉等方法一起使用。

【注意事项】　勾点法所施的部位或穴位,多是人体不显露的部位或较隐蔽的穴位,这些部位或穴位均较敏感而不耐受力量,所以不可突施暴力,要遵循点按法由小到大、以受术者耐受为度的施力原则进行操作。

五、扫散法

扫散法,是指以拇指桡侧与其余四指指端,沿头颞部向耳后枕部做轻快的来回推擦的手法。实质上是一种弧形的推擦法,只是这种推擦法,必须在颞枕部操作,不可用于它处。

【操作】　术者面向受术者站立,以一手扶按受术者一侧头部以固定,另一手拇指伸直,以拇指桡侧面置于额角发际头维穴处,其余四指并拢、指骨间关节微屈,指端置于耳后高骨处,示指与耳上缘平齐。前臂主动运动,带动肘关节的屈伸,腕关节挺劲,使拇指桡侧缘在头颞部做较快的单向推擦运动,范围是额角至耳上;同时,其余四指指端在耳后至乳突范围内亦做快速的推擦运动。左右两侧交替进行,每侧扫散约50次(图3-7-9)。

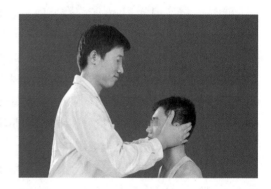

图3-7-9　扫散法

【动作要领】

1. 拇指指腹桡侧与其余四指指端宜贴紧皮肤,五指维持一定的紧张度即可,不可过度用力。

2. 推擦时以肘关节为支点,通过肘关节的屈伸带动前臂主动来回运动。腕关节要保持一定的紧张度,即所谓的挺劲,这样有利于力的快速传导。

3. 动作宜平稳,轻度刺激。频率为200次/min左右,每次推擦距离为2~3cm,逐渐下移。

4. 对长发者,须将五指插入发间操作,以避免牵拉头发导致疼痛。

【实训方法】　扫散法的操作练习,可以按操作方法和要领在人体进行相互练习,按顺序在受术者颞枕部练习:

1. 单手拇指桡侧缘着力做扫散。

2. 单手五指端着力做扫散。

3. 拇指与其余四指分开,用拇指桡侧缘和其余四指的指端着力做扫散。

4. 双手五指端着力做扫散。

【临床运用】　扫散法多作为治疗高血压、偏头痛、神经衰弱、外感等病症的辅助治疗手法。

扫散法,用于治疗高血压,常与推桥弓法配合应用;治疗偏头痛,常与按揉太阳、印堂、睛明及拿五经法等配合应用;治疗神经衰弱,多与抹面、揉太阳、按百会、拿风池等手法配合应用;治疗风寒感冒,常与拿肩井、揉风池、擦膀胱经等手法配合应用。具有平肝潜阳、镇静安神、祛风散寒等作用。

【注意事项】

1. 手法刺激不宜过重,要体现"扫散"之意。

2. 操作时需一手固定好头部,另一手操作,避免受术者头部随手法操作而出现俯仰和晃动。

3. 扫散法的运动轨迹是沿头侧颞部向枕部的单向运动,而拇指桡侧和四肢指端的运动形态是来回推擦运动。

六、揉捏法

揉捏法由揉法和捏法复合组成,可单手操作,亦可双手操作。

【操作】　拇指自然外展,其余四指并拢,以拇指指腹与其余四指指腹部(即螺纹面)对捏于施术部位。指、掌与前臂部主动运动,带动腕关节做轻度旋转运动,使拇指与其余四指对称、合拢施力,同时施以揉法和捏法。捏而揉之,揉而捏之,捏中含揉,揉中含捏,从而产生节律性的揉捏动作(图3-7-10)。在揉捏动作中,揉以拇指为主,余四指为辅,而捏则以拇指为辅,余四指为主。

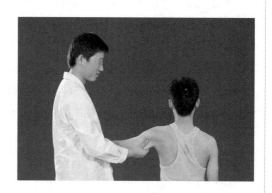

图3-7-10　揉捏法

揉捏法
操作视频

【动作要领】

1. 兼具揉法与捏法的动作要领。

2. 要以拇指指腹与其余四指指腹(即螺纹面)为着力面,不可用指端着力,否则即变为他法。

3. 掌指关节部为揉捏法的主要发力部位,所以腕关节为揉捏法的第一支点,前臂轻度发力,故肘关节形成第二支点。前臂部所以要成为一个次要发力部位,目的是要使腕关节产生一个环旋运动,只有腕关节产生了环旋运动,拇指与其余四指才会产生协调的揉捏的复合动作,否则就和拿法相同。

【实训方法】　揉捏法的操作练习要按操作方法和要领在人体进行相互练习。

1. 揉捏颈部两侧的肌肉,配合弹拨法、点法、摇法等,缓解肌肉痉挛。

2. 前臂部操作时,揉捏桡侧腕长、短伸肌,同时做局部的推法、弹拨法,以舒筋通络,消肿止痛。

【临床运用】　多应用于四肢部、颈项部、肩背部及胸部,可作为主要手法使用。

颈及上肢部:宜揉捏两侧颈肌及患侧上肢部,以舒筋活络,化瘀止痛。其中在揉捏患侧上肢的肱三头肌和肱二头肌时,要以手指的螺纹面着力。可配合颈项部按揉法、捏颈项法、颈项部拔伸牵引及扳法等手法使用。项部:揉捏法揉捏胸锁乳突肌和斜方肌,以解痉止痛。在揉提捏胸锁乳突肌时,可使用变化的揉捏法,即拇指的螺纹面和示指桡侧缘作为揉捏的着力面进行操作。四肢部:用揉捏法自四肢的近端向远端操作,以舒筋活血,松解痉挛,常与四肢部拿法、抖法等配合使用。胸部:应自胸大肌走行方向由内而外反复揉捏胸肌,以理气宽胸,常与胸部按法、摩胸法等配合使用。

【注意事项】

1. 注意手法操作的准确性与动作要领,要与拿法、按揉法区分开来。

2. 用力要适度,宜轻柔缓和。避免过度轻柔导致手法无力,和用力过大导致手法僵滞、停顿,称之为拙力。

七、捏脊法

捏脊法由捏法、捻法、提法、推法等多种手法动作复合而成,沿脊柱两侧自下而上推移的特殊推拿手法。捏脊法多为儿科常用,对治疗"积滞"一类病症有奇效,故又称"捏积法"。

【分类】　捏脊法根据操作部位不同,可分为拇指前位捏脊法和拇指后位捏脊法两种。

【操作】

1. 拇指前位捏脊法　双手半握空拳状,腕关节略背伸,以示、中、无名和小指的中节背侧置于脊柱两侧,拇指伸直前按,并对准示指中节处。以拇指的螺纹面和示指的桡侧缘相对用力将皮肤提捏起,并进行提捻,同时向前推行移动(图 3-7-11)。在向前移动捏脊的过程中,两手拇指要交替前推移动,同时前臂要主动用力,推动示指桡侧缘前行,两者互为配合,交替捏提捻动前行。

2. 拇指后位捏脊法　两手拇指伸直,指腹桡侧分置于脊柱两侧,两手示、中指指腹位于拇指前方,腕关节微屈。以两手拇指腹与示、中指螺纹面将皮肤捏起,并轻轻提捻,依次交替向前推行移动(图 3-7-12)。在向前移动的捏脊过程中,两手拇指要前推,而示、中指则需交替前按,两者相互配合,从而交替捏提捻动前行。

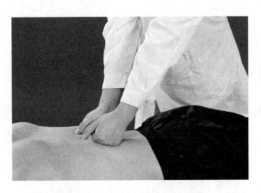
图 3-7-11　拇指前位捏脊法

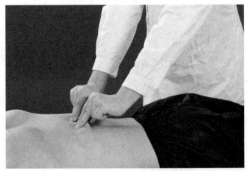
图 3-7-12　拇指后位捏脊法

捏脊法每次操作一般均从龟尾穴开始,沿脊柱两侧向上终止于大椎穴为一遍,可连续操作 3~5 遍。为加强手法效应,常采用三捏一提法,即每前行捏捻三次,略停顿,用力向上提拉一次。

【动作要领】

1. 拇指前位捏脊法要以拇指螺纹面同示指桡侧缘捏住皮肤,腕部一定要背伸,以利于前臂施力推动前行。

2. 拇指后位捏脊法要以拇指和示、中指的螺纹面捏住皮肤,腕部宜微悬,以利于拇指的推动前移。

3. 捏提肌肤多寡及用力要适度。捏提肌肤过多,则动作呆滞不易向前推动,过少则易滑脱;用力过大易疼痛,过小则刺激量不足。本法宜在进餐1小时以后操作。

4. 需较大刺激量时,宜用拇指前位捏脊法;需较小或一般刺激量时,宜用拇指后位捏脊法。可辅以使用推拿介质,以减少疼痛。

5. 捏脊法包含了捏、捻、提、推等复合动作,动作宜灵活协调。若掌握得法,操作娴熟,在提拉皮肤时,常发出较清晰"嗒、嗒"声。

【实训方法】 捏脊法的操作练习要按操作方法和要领在人体进行相互练习:受术者俯卧位,背部肌肉放松。术者立于其侧面,用两手拇指桡侧面顶住受术者脊柱两侧皮肤,示指和中指前按与拇指相对,交替捏起皮肤并轻轻向上提捻,边提捻边向上慢慢推进。

【临床运用】 只应用于脊柱两侧。捏脊法主要适用于小儿积滞、疳证以及腹泻、便秘、夜啼、佝偻病等病症。

捏脊法目前在儿科临床应用较为广泛,作为治疗上述病症的主要手法,具有调整阴阳的整体作用,可加强人体各脏腑功能,提高机体免疫力,尤其是健脾和胃的作用比较突出。目前捏脊法已经深入家庭保健,小儿常捏脊能增进食欲,改善睡眠,强壮身体。

捏脊法对于成人的胃肠道疾病、神经衰弱及妇科的月经不调、痛经等均有较好的治疗作用。

【注意事项】 捏脊时注意要用手指的螺纹面着力,不可用指端挤捏,亦不可将肌肤拧转,产生不必要的疼痛。

第八节　其他类手法

其他类手法,是指散在的、难以归类的一些手法,一般多为辅助性治疗手法,有些手法有特殊的治疗作用。主要包括理法、梳法、拂法、掩法、插法、托法、搔法和撤法等。

一、理法

用手对肢体进行节律性握捏,称为理法。理法多在推拿手法操作结束时使用。可单手操作,亦可双手同时操作。

【操作】 以一手持受术者肢体远端,另一手以拇指与余指及手掌部握住其近端,指掌部主动施力,行一松一紧的节律性握捏,并循序由肢体的近端移向远端。两手交替操作,可反复多次(图3-8-1)。理法也有双手同时术者,即用双手同时对握住受术者肢体近端,向远端进行节律性握捏。

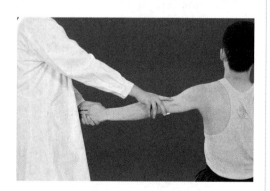

图 3-8-1　理法

PPT 课件

理法
操作视频

【动作要领】

1. 操作时指掌部要均衡施力,要体现出"握"和"捏"两种力量。

2. 握捏要有节奏性,频率宜稍快,应流畅自然,使受术者有轻松舒适的感觉。

【实训方法】 理法可直接在人体上练习。

1. 理上肢法　受术者坐位或仰卧位。术者立于其一侧,一手握受术者上肢远端,另一手自其上肢近端做一松一紧的节律性握捏,并循序移向远端。可双手交替或双手同时操作。

2. 理指法 受术者坐位或仰卧位。术者立于其一侧,一手握受术者手掌,另一手示指、中指屈曲,用两指中节夹住受术者手指,由其手指近端向远端夹捏移动

【临床运用】 多应用于四肢部。理法为推拿辅助手法,常作为四肢部结束手法使用,用以缓解其他手法的重刺激带来的不适感,具有理顺和调整作用。

【注意事项】 注意手法操作的灵活性,不可缓慢呆滞。

二、梳法

梳法
操作视频

梳法又称疏法,是指用手指做疏理动作,形如梳头,故称梳法。

【分类】 梳法根据受术部位不同,可分为头部梳法和胁肋部梳法等。

【操作】 五指微屈,自然展开,以螺纹面置于施术部位。腕关节放松,前臂主动运动,带动五指做轻柔的单向滑动梳理,见图3-8-2。两手宜交替操作,可反复多次。

【动作要领】 腕部宜松,要以前臂为动力源。前臂所施之力只有通过放松的腕部才能使手指的滑动梳理动作协调自然,柔和舒适。

【实训方法】 按照梳法的操作和动作要领,可直接在人体进行练习。

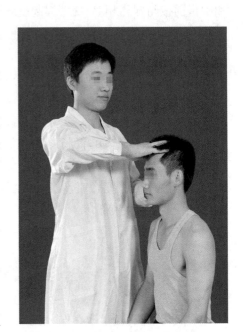

图 3-8-2 梳法

1. 头部梳法 受术者坐位或卧位。术者双手五指微屈,自然分开,形如爪状,以双手十指指腹着力于头部皮肤,由前发际向后发际,或由头部正中向两侧颞枕部,或由耳后向上至头部正中,或由前额及枕后向头部正中梳理。

2. 胁肋部梳法 受术者坐位或卧位。术者双手五指微屈,自然分开,形如爪状,以双手十指指腹着力于其胁肋部皮肤,由胸部前正中线沿肋间隙向两胁部或脊柱梳理。

【临床运用】 多应用于头部、胁肋部等。梳法主要用于失眠、健忘及胸胁胀满等症。

若神经衰弱所致的失眠、健忘,以梳法自前额部梳至后发际处,可反复施治,具有安神健脑的作用,可配合揉太阳、按百会、拿颈项等方法应用;若胸胁胀满,以五指沿各肋间隙由胸骨柄侧梳至脊柱旁,以疏肝理气,宜配合胁肋部擦法、按揉肝俞、胆俞等方法施治。

【注意事项】 避免指部单纯用力。若仅指部用力,力轻则动作幅度小,力重即会变成指擦法。

三、拂法

拂法
操作视频

以指在体表做轻快的擦掠,称为拂法。拂法为辅助治疗手法,亦常作为保健手法使用。

【分类】 拂法可用于全身。根据受术部位不同,可分为头面部拂法、胸腹部拂法、腰背部拂法、四肢部拂法。

【操作】 手指自然伸直,以示、中、无名和小指螺纹面置于施术部位。臂部主动运动,通过腕部带动手指在体表做轻快的擦掠,状如拂尘,轻轻擦掠而过。

笔记栏

【动作要领】 操作时手法宜轻快。轻则指部不能施力,不可带动皮肤及皮下组织运动;快则指略快,不可太快,有如拂尘而不扬。

【实训方法】 按照拂法的操作和要领,可直接在人体胸腹及腰背部练习。受术者仰卧位或俯卧位。术者立于受术者一侧,一手或双手拇指与其余四指略分开,指掌关节自然伸直,前臂主动运动带动一手或双手其余四指做轻快的擦掠拂动。

【临床运用】 多应用于胸腹部、背腰部、臀部及股内侧。拂法主要用于神经衰弱及保健。

治疗神经衰弱所致的失眠,可以拂法于背腰部反复操作,具有安神催眠的作用,常配合背腰部摩法等方法应用。用于保健,则可以胸腹部、下肢内侧及臀部等为施术部位。

【注意事项】 注意指部不可施力。

四、掩法

以手掌轻轻遮盖于施术部位不动,称为掩法。掩法操作简单,易于掌握,但临床易被忽略。

【分类】 根据操作部位的不同,可分为单手掩法和双手掩法。

【操作】 以手掌劳宫穴对准并轻轻遮盖于施术部位或穴位上不动,注意力集中于掌部,施术时间长短视病情而定。

【动作要领】

1. 掌指部宜放松,不要施加任何力量。

2. 注意力要集中,不但术者要把注意力集中到掌部,同时应要求受术者也把注意力放到被施术部位,以配合治疗。

【实训方法】 按照掩法的操作和要领,可直接在人体进行练习。

1. 脐部或胃脘部掩法 受术者仰卧位。术者立于受术者一侧,先将手掌搓热,然后以一手或双掌叠加置于受术者脐部或胃脘部,反复操作。

2. 肾俞掩法 受术者俯卧位。术者立于一侧,先将双手掌搓热,然后以双手劳宫穴分别对准受术者双侧肾俞穴,静止不动,反复操作。

【临床运用】 多应用于心窝部、胃脘部及脐部等。掩法适用于虚寒性胃脘痛、腹痛以及膈肌痉挛所致的呃逆等病症。

若虚寒性胃脘痛、腹痛,用掩法于胃脘部、脐部施治,以温经散寒,益气止痛,可配合揉胃脘、揉脐等方法应用;若呃逆,可于心窝部以掩法施治,以降逆止呃,如无效,可配合按揉内关、膈俞。

【注意事项】 如术者手较凉,不可急于操作,应两掌相合,将手掌搓热之后再施术。其次,素体虚寒,经常手足发凉者,不可以为他人操作。

掩法
操作视频

五、插法

以手指插入肩胛骨与胸壁间的方法,称为插法。插法为治疗胃下垂的特殊方法。

【操作】 一手扶按受术者肩部以助力,另一手以示、中、无名、小指四指并拢并伸直,用指端部由肩胛骨内下缘向斜上方插入,两手相对用力,呈合拢之势,使指尖自肩胛骨与肋骨间插入 2~3 寸,持续 1 分钟左右,随后将插入一手缓缓收回。可重复操作 2~3 次,然后插对侧肩胛骨。一般插右侧肩胛骨用左手,插左肩胛骨用右手,见图 3-8-3。

【动作要领】 两手宜配合施力,插入一手斜向内上,扶肩助力一手按向后下,两力合施,

插法
操作视频

便于插入及达到一定深度。

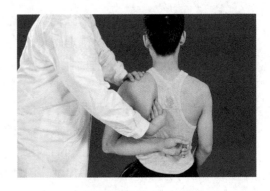

图 3-8-3　插法

【实训方法】　按照插法的操作和要领在人体进行练习。受术者坐位,上肢屈肘、肩关节内旋,将手臂置于腰臀部,肩背部肌肉放松。术者位于其后,一手扶按受术者肩部以助力,另一手示指、中指、无名指、小指四指并拢并伸直,用四指指端由受术者肩胛骨内下缘向斜上方插入,两手相对用力,呈合拢之势,使指尖自受术者肩胛骨与肋骨间插入 2~3 寸,持续 1 分钟左右,随后将插入一手缓缓收回。如此反复操作 2~3 次,然后插对侧肩胛骨。一般插右侧肩胛骨与胸壁间用左手,插左侧则用右手。练习时要随手法动作的熟练,逐渐增加力量及插入的深度。

【临床运用】　多应用于肩胛胸壁间。插法主要用于治疗胃下垂,施术时,受术者腹部当有上提之感,否则可延长插入时间。插法具有升阳举陷的作用,常与托法配合应用。

【注意事项】　术者应将指甲修齐磨平,以防戳破皮肤。

六、托法

托法
操作视频

用双手或单手将患处托起,称为托法。目前临床常用的托法,一般是指治疗胃下垂的手法,又称托胃下垂法。

【操作】　除拇指外余四指并拢并伸直,以示、中、无名及小指的螺纹面和手掌的小鱼际部着力于施术部位,腕关节背伸。以肘为支点,前臂部主动施力,使手指螺纹面和手掌小鱼际部向下深按于下垂的胃底部并随受术者深呼气向上徐徐赶动,循逆时针方向上托,呈波浪式用力。

【动作要领】

1. 上托时要配合受术者的呼吸进行操作。即当受术者深呼气时,术者开始用力赶动、上托,当受术者呼气停止开始吸气时,术者应停止操作,要深按片刻,然后再相继随深呼气时进行下一小段距离的托举移动。

2. 要呈逆时针方向托举。所谓逆时针方向托举,是指操作时,手掌小鱼际侧向上托举的运行速度较快,而手指螺纹面部分的运行速度相对较慢,因此恰好于每一次深呼气结束时指掌部的托举运行达到一个相对水平的位置状态。故而对于操作一手的指掌部而言,是一个呈阶段性的逆时针方向运动状态。

【实训方法】　按照托法的操作和要领在人体进行练习。受术者仰卧位。术者立于其右侧,右手除拇指外的其余四指并拢、伸直,腕关节略背伸,肘关节微屈,以四指螺纹面和手掌的小鱼际部着力于受术者胃部下缘,当受术者深呼气时循逆时针方向缓慢向上赶动、推托,吸气时恢复原位,应停止操作,要深按片刻,然后再随深呼气时进行下一小段距离的托举移动。

【临床运用】　多应用于腹部、胃脘部。主要用于治疗胃下垂,应用时首先要查清胃的下垂程度,查清胃底部在腹部的体表投影,而后方可以托法实施治疗操作。具有升阳举陷的作用,常配合插法应用。

【注意事项】　托法一般宜空腹时应用,注意不要在饱餐后操作。

七、搔法

以手指做轻柔的抓抚摩擦,称为搔法。搔法为辅助治疗手法,亦常作为保健手法。

【操作】 五指略分开,指间关节处自然屈曲,以指端置于施术部位。五指主动运动,做轻轻地抓抚摩擦移动。

【动作要领】

1. 五指动作要灵活。操作时,五指的指间关节宜做小幅度的屈伸运动,以保证运动的灵活性。

2. 施力要轻柔,搔抓的力量不可带动皮下组织。所谓的抓抚摩擦,是指有抓的形状及抚、摩、擦的综合成分。

【实训方法】 按照搔法的操作和要领在人体进行练习。受术者坐位。术者立于其身后,一手五指略分开,指间关节处自然屈曲,以指端或螺纹面置于受术者头部,五指主动运动,做轻柔的抓抚摩擦并逐渐移动。也可双手同时操作。

【临床运用】 作为治疗手法,主要适用于头部;作为保健手法,则适用于全身各部,主要用于神经衰弱病症和保健。

对于神经衰弱所致的失眠健忘,可以搔法搔抓遍整个头部,具有安神健脑的作用,能诱导入眠,可配合头部梳法使用。搔法应用于保健,能兴奋外周、抑制中枢神经,微痒中含有极度的舒适。

【注意事项】 忌用指甲部搔抓。如以指甲部操作,即改变了手法性质,变成了民间搔痒用的"挠"。

八、掜法

使关节做被动的扭转活动,称为掜法。掜法一般为辅助治疗手法。

【分类】 掜法按受术部位不同,可分为肘关节掜法、腕关节掜法、膝关节掜法和踝关节掜法。

【操作】 术者以两手分别握住受术者肢体远端,两手臂做相反方向作用力,使受术者关节扭转,左右各数遍(图 3-8-4)。

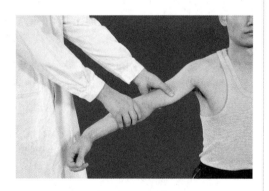

图 3-8-4 掜法

【动作要领】 两手臂要同时施力,且施力的方向相反。用力要适度,当关节被扭转到一定限度时,即应减力、直至停止用力。

【实训方法】

1. 肘关节掜法 受术者坐位,伸臂仰掌,肘关节微屈。术者立于其受术侧的侧前方,一手握住受术者上臂远端,另一手握其前臂近端,双手向相反方向用力,使其肘关节扭转。

2. 腕部掜法 受术者坐位,伸臂立掌。术者立于受术侧前方,一手握住受术者前臂远端,另一手握住其手掌,双手向相反方向用力,使其腕部扭转。

3. 膝部掜法 受术者仰卧位,下肢自然伸直。助手立于受术者受术侧,双手握住其大腿远端。术者立于受术者足端,双手分别握住其小腿近端和远端,先将受术者下肢抬离床面,并与助手相对用力进行拔伸,然后握小腿远端的手主动用力,使受术者膝关节扭转。

4. 踝部捩法　受术者仰卧位,下肢自然伸直。术者立于其足端,一手握住受术者小腿远端,将其下肢抬离床面,另一手握其足部,双手主动用力,使受术者踝部扭转。

【临床运用】　多应用于四肢部和腰部。主要用于四肢关节伤筋,腰部僵硬、板滞等病症。对上述病证,捩法可作为辅助手法应用,具有滑利关节的作用。常配合四肢关节摇法、屈伸法及腰部扳法等使用。

【注意事项】　捩法操作时不可粗暴过猛,被操作关节的扭转幅度不可逾越生理范畴。

第九节　推拿手法练习

要进行熟练的手法操作,把握规范的动作要领,使手法具有功力和技巧性,达到"持久、有力、均匀、柔和、深透"的基本要求,则推拿手法练习是必不可少的一个手法学习环节。推拿手法练习主要是进行手法的基本功训练,为推拿手法的常规操作奠定基础。本节选择一些较常用的手法从米袋练习和人体练习两个方面予以介绍。

一、米袋练习

米袋是传统推拿教学手法训练的必备工具。通过米袋练习,可以掌握几种主要手法的操作和动作要领,进而增长一定的指力和腕力。

（一）米袋的制做

备长约 26cm、宽 16cm 布袋一只,内装大米或黄沙(以装大米为佳,可掺入少量碎海绵,使其具有弹性),将袋口缝合,外面再用一只布袋做套(宜选用柔软、较厚的布料),以便洗涤更换,保持清洁卫生。练习初期米袋可扎得紧些,以后随手法熟练程度的提高可逐渐放松。

（二）米袋练习

米袋练习所适用的手法主要有一指禅推法、㨰法和大鱼际揉法。刚开始练习时以掌握手法的动作要领为主,切忌刻意用力,以免把手法练"僵"。待掌握手法操作、动作要领后,可根据手法要求逐渐增力。一指禅推法和大鱼际揉法宜坐位练习,而㨰法练习宜取站位,一般先练右手,后练左手。㨰法练习时,要注意第五掌指关节背侧皮肤的保护,避免摩破或擦破。

经过一段时间的练习,待基本掌握这几种手法的动作要领,且具有一定指力、腕力、臂力后,方可进入人体练习。

训练时需注意以下几个方面:

1. 要领　在初练时要以掌握动作要领为主,切不可一开始就有意识地用力,这样不但用不上劲,反而会把手法练"僵"。只有在掌握动作要领的基础上,逐步自然地用力,才能使手法既灵活柔和又有力度。

2. 姿势　练习时可分别采用坐势或站势。一指禅推法和大鱼际揉法宜坐位练习,而㨰法练习宜取站位。无论是坐位或站位练习都要注意沉肩、垂肘、蓄腹收臀、身体正直、呼吸自然,要从一开始养成良好的习惯。

3. 均衡　应两手交替练习,不可只偏重于一手。一般先练右手,后练左手。

4. 持久　每次练习都要注意锻炼持久力,即手法练习要连续操作一定时间,不能停顿,并逐渐延长操作时间。不要一觉肌肉酸胀就停止不练。

经过一段的时间练习,待基本掌握这几种手法的动作要领,且具有一定指力、腕力、臂力后,方可进行人体练习。

二、人体练习

推拿手法的人体练习,是一种较为笼统的人体手法训练,是推拿手法常规操作的基础,是进入推拿临床的初级准备阶段。通过人体练习,可以初步地将推拿手法应用于人体,让手法适应人体的不同解剖部位,进而熟悉各种手法的配合应用、转换衔接以及肢体的配合运动等,同时也可以加深对人体解剖的进一步认识。

根据先易后难,循序渐进的原则,按肩背、腰臀、下肢、上肢、头面、颈项及胸腹等部位的顺序予以分别介绍。

(一)肩背部

受术者取俯卧位,术者站于侧方。

1. 㨰法　术者先用㨰法沿脊柱两侧做自上而下及自下而上的往返滚动,左右两侧交替进行。滚动时要注意掌指关节突起部分不可碰撞体表骨突处(如棘突、肩胛冈等),以免引起不良反应。

2. 拇指按揉法　接着用拇指按揉法依次在大杼、风门、肺俞、心俞、肝俞、脾俞、胃俞、肾俞、气海俞等穴位上操作。要求熟悉上述各腧穴的位置及取穴准确性与操作技能训练相结合。

3. 掌按揉法　然后用掌根按揉法在脊柱两侧自上而下按揉数遍。

受术者取伏坐位,术者站于侧后方。

4. 一指禅推法　术者用一指禅推法自大椎沿冈上肌至肩峰部往返数遍(左右两侧同)后,接着推脊柱两侧膀胱的第一侧线和第二侧线。操作时要求循经络,推穴道,紧推慢移,上下往返,左右两侧各数遍,重点推肺俞、心俞、肝俞、脾俞和胃俞。从上而下推时移动要缓慢,由下而上推时移动可稍快。

5. 㨰法　用㨰法自肩峰处沿肩胛冈上缘(冈上肌、斜方肌)滚向大椎,往返数遍,左右两侧同。要求㨰左侧时用右手,㨰右侧时用左手,使操作着实有力。

6. 擦法　用小鱼际擦法在脊柱两侧操作,擦时压力要适中,透热为度,防止擦破皮肤。

7. 拇指按法、拿法和弹拨法　用拇指按揉秉风、天宗、肩贞穴后,随即用双手轻拿两侧肩井,顺势用示指或中指弹拨肩内陵穴。要求力度适中,手法柔和连贯,有酸胀而无痛感。

(二)腰臀部

受术者取俯卧位,术者站于其侧方。

1. 㨰法　用㨰法或掌指关节㨰法、拳㨰法在腰部两侧骶棘肌、腰骶部和臀部操作,自上而下及自下而上往返数遍后,配合做被动活动,㨰腰骶部时配合腰部后伸扳法,㨰骶髂部时配合髋关节后伸及外展的被动活动。要求手法沉着有力协调。

2. 按揉法　用掌按揉法在腰背脊柱两侧操作。当按压到一定深度时,做小幅度的揉动,或将骶棘肌向脊柱方向推压,边按揉边缓缓移动。可配合拇指按揉肾俞、大肠俞等穴位。

3. 一指禅推法　用一指禅推法沿膀胱经第一侧线操作,重点推肾俞、气海俞、大肠俞。要求取穴准确,操作熟练。

受术者取侧卧位,术者站于其侧方。

4. 肘压法　受术者下侧下肢伸直,上侧下肢屈髋屈膝,使臀部皮肤绷紧,以减少表面阻力。然后肘压环跳穴,并配合掌根击环跳穴。要求手法沉着有力。

5. 腰部斜扳法　左右两侧各一次,要求动作协调。

受术者取坐位,术者站于其侧后方。

6. 㨰法　术者用一手扶住受术者肩部,另一手在腰部做㨰法,并配合腰部俯仰活动。

7. 擦法　在腰骶部两侧用小鱼际擦法,以透热为度。

8. 腰椎旋转复位扳法　左右两侧各一次,要求动作果断、准确。

（三）下肢部

受术者取俯卧位,术者站于侧方。

1. 㨰法　用㨰法沿臀部、股后侧、小腿后外侧向下至足跟部操作,另一手配合做髋关节的内旋、外旋及膝关节的屈伸活动。要求两手动作配合协调。

2. 按揉法　用拇指按揉法按揉殷门、委中、承山等穴。要求力度适中,以有较明显酸胀感为宜。

受术者取侧卧位,术者站于其侧方。

3. 㨰法　用㨰法从髋外侧沿股外侧向下滚至小腿前外侧,往返数次。

受术者取仰卧位,术者站于侧方。

4. 㨰法　㨰髋关节及股内收肌部,配合"4"字动作。用一手㨰踝关节,另一手握住足趾部配合㨰法做踝关节的屈伸及内、外翻活动。

5. 按法　用拇指按揉足三里、阳陵泉等穴。

6. 做屈髋屈膝及直腿抬高动作数次。

（四）上肢部

受术者取坐位,术者站于侧方。

1. 一指禅推法　用一指禅推法推肩髃、肩内陵、肩贞等穴。

2. 㨰法　㨰肩关节周围并配合被动活动。㨰肩前及肩外侧时,术者另一手握住受术者肘部配合肩关节的内、外旋及外展活动;㨰腋后部时配合患肢的前上举活动;在㨰肩关节前、后侧方时,另一手要握住受术者的腕部,配合手臂后伸及屈肘动作。在屈肘时,应使手背沿着脊柱逐渐抬高,动作要轻柔协调,切忌粗暴。

3. 依次拿三角肌、肱三头肌、前臂尺侧,配合按揉肩髃、臂臑、曲池、小海（示指拨动）、手三里、内关、外关（拇指和示指做对称按揉）;然后再用另一手弹拨极泉,拿肱二头肌、肱桡肌及合谷等穴。随即抹手背,理五指节。全部操作要连贯协调,动作柔和,用力适中,使被操作部位或穴位有酸胀麻感而无痛感。

4. 摇法　一手扶肩,另一手托住肘臂部做托肘摇肩法,顺逆各3~5次。再做大幅度摇肩法。

5. 搓法　两手掌环抱肩关节,做环形搓动,随后徐徐向下至上臂部改为上下搓动至腕部。

6. 抖法　两手握住腕掌部做抖法,使抖动波由腕、肘传递到肩部。

（五）头面部

受术者取坐位,术者站于侧方。

1. 一指禅推法　用一指禅偏峰推法自印堂向上至神庭,并沿发际推向头维、太阳穴,往返数次后,再推眼眶周围。推眼眶时用指端推,沿着两眼眶上下缘做"∞"字形缓慢移动。推时指端要吸定,指甲面向眼球,手腕动作要小,防止滑脱而戳碰眼球。

2. 大鱼际揉法　用大鱼际揉法在面颊部操作,在迎香、地仓、下关、颊车等穴配合一指禅推法。

3. 抹法　用抹法在前额、眼眶、颈侧操作。

4. 扫散法　用扫散法在两侧颞部操作,要求动作轻快着实而有节奏,手法不可重滞而拉扯头皮。

以上手法要求轻快柔和,轻而不浮,以操作后感到头清眼亮,而皮肤不红不痛为佳。

（六）颈项部

受术者坐位,术者站于后侧方。

1. 一指禅推法　用一指禅推法推颈椎及其两侧,自上而下往返数遍。手法要柔和着实。

2. 㨰法　㨰项部及其两侧,配合头俯仰及旋转侧屈活动。在㨰上项部时配合头前俯被动运动;在㨰下项部及上背部时配合头后仰被动运动;在㨰颈两侧时配合旋转、侧屈被动运动。

3. 推桥弓法　术者四指按住颈项部,以拇指指面自翳风穴单向直推至缺盆穴。推左侧桥弓用右手操作,推右桥弓用左手操作。

4. 拿法　拿风池、颈椎两侧及肩井穴。

5. 按揉法　用拇指按揉天宗、肩中俞。

6. 摇法　一手扶住受术者后枕部,一手托住下颏部,左右各做被动环旋活动3次。

7. 颈椎扳法　应在教师个别指导下,按动作要领严格训练。每侧扳动只限1次,不可重复。

（七）胸腹部

受术者取仰卧位,术者坐于其右侧。

1. 一指禅推法　用一指禅偏峰推法沿肋间隙自内向外循序而下。用一指禅推法沿任脉(鸠尾→巨阙→中脘→建里→神阙→气海→关元)、足阳明胃经(不容→梁门→关门→天枢→水道→归来→气冲)、足太阴脾经(腹哀→大横→腹结→府舍→冲门)自上而下推2~3遍,在操作过程中每穴位稍停留片刻。

2. 按法、揉法　沿上述经脉各穴自上而下依次按揉2~3遍,气顺为度;再以中指自上而下依次点揉建里→气海→带脉→章门→梁门→天枢,气顺为度。

3. 摩法

（1）用指摩法和揉法自膻中、上脘、中脘、下脘至脐周天枢、大横、气海、关元、中极等穴操作。膻中至下脘应自上而下操作,脘腹部以顺时针或逆时针方向操作均可。在上述操作部位中,可一指禅推法与摩法并用,即施以推摩复合手法。

（2）摩全腹法。用全掌以脐为中心,做顺时针方向摩法操作,3~5分钟。

4. 拿法　拿两侧大横→腹结→府舍,1~3次;拿任脉,一手以中脘为中心,另一手以气海为中心进行拿提法操作,2~3次。

5. 推法　按如下顺序依次做推法:自鸠尾→巨阙→中脘→下脘→神阙;自鸠尾沿肋弓向两边八字形分推至章门穴,2~3遍;自中脘→带脉,分推10~15次;自神阙→天枢→大横→带脉,分推10~15次;自不容→梁门→天枢→水道→气冲,直推10~15遍。

6. 振法

（1）指振法:用中指或示指指端置于中脘、神阙、石门、中极、关元、气海等穴位进行振法操作5~10分钟。

(2) 掌振法:受术者取坐位。术者立于其后方。以全手掌着力在中脘、神阙、气海等部位进行振法操作 3~7 分钟。

7. 搓法 用四指指面及掌部夹住两胁部搓动,自上而下。

胃气以下降为顺,以上窜为逆。故凡脘腹部手法均以轻柔缓和为宜,不论何种手法以及移动方向的顺逆,其用力方向均以向下为妥,若向上用力,则易使气上逆。

————● (陈邵涛 陈 军 王永亮 孙弘扬 罗 建 雷龙鸣 韩国伟 郝敬红 李 武)

复习思考题

1. 什么是揉法?揉法的操作要领是什么?
2. 比较摩、擦、指推三法的操作路线、方向与刺激强度的不同。
3. 简述摩擦类手法的特点。
4. 简述擦法的操作要领。
5. 振法和颤法的区别是什么?
6. 挤压类手法根据作用方式可分为哪几类手法?点法和按法有什么区别?
7. 叩击类手法操作时注意事项有哪些?
8. 不同的击法分别适用于人体哪些部位?
9. 什么是扳法?按作用部位如何分类?
10. 扳法的临床功效是什么?
11. 临床运用扳法时要注意什么?
12. 临床中使用摇法时有哪些注意事项?
13. 如何在临床中选用拔伸法?
14. 叙述复合类手法分类并举例。
15. 理法与捏法的异同有哪些?
16. 托法与摩法在胃脘部操作的区别有哪些?
17. 如何理解掩法的作用及临床运用?

第四章

特色推拿手法

学习目标

通过学习特色推拿手法，了解和掌握腹部推拿手法、经穴推拿手法、美容推拿手法和足部推拿手法等特色推拿手法的概念、动作要领、注意事项和临床应用。掌握特色推拿手法的实训方法，并通过实训达到可以正确的操作各种特色推拿手法，为下一步推拿治疗学的学习奠定基础。

特色推拿手法是指除基本推拿手法以外的具有明显疗效的其他推拿手法，通常包含腹部推拿手法、经穴推拿手法、美容推拿手法和足部推拿手法等。

第一节　腹部推拿手法

04章01节PPT

PPT 课件

一、层按法

全掌附着于腹部，以示指掌指关节着力于腹部特定部位，随受术者呼吸做不同力度、不同深浅层次的按压，称为层按法。根据主治病症、补泻功效不同，按压至受术部位不同分层，具体可分为攻法、散法、提法、带法四种手法。

【动作要领】

以左手示指掌指关节掌面附着于受术者特定部位或穴位，右手小鱼际叠压于左手示指掌指关节背面，随受术者呼气着力缓慢按压，直至手法深透到所需层次，保持此按压层次，待受术者得气后，双手随受术者吸气逐渐减轻按压力并轻缓上提，直至离开受术部位，结束手法（图4-1-1）。

层按法操作可根据深浅不同分为五层：第一层（皮肤层），按压力量最小，以可触及腹主动脉搏动为度；第二层（气血层），在触及腹主动脉

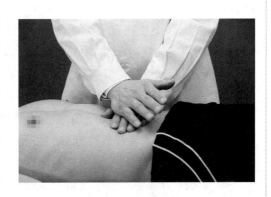

图 4-1-1　层按法

搏动后，再稍微加力按压，以腹主动脉搏动明显为度；第三层（经络层），用力稍重，按压至腹主动脉搏动开始减弱；第四层（腰肾层），用力重按，按压至腹主动脉搏动明显减弱；第五层（骨

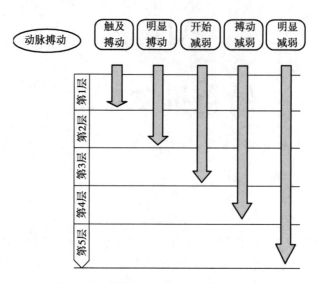

图 4-1-2　层按法分层与动脉搏动的关系

骶层），按压力量最大，按压至腹主动脉搏动消失（图 4-1-2）。

层按法依据按压层次和补泻作用的不同，分为攻、散、提、带四种导疗法。攻法为重泻法；散法为轻泻法；提法为补法；带法包括平补平泻、补中有泻、泻中有补 3 种方法。

1. 攻法（重泻法）　随受术者呼气着力按压，力量由轻到重逐渐增加，从触及腹主动脉搏动，到搏动明显加强，再至搏动开始减弱，直至搏动明显减弱或消失（第四层至第五层），保持此按压层次，待受术者双下肢出现酸、凉、麻、胀等得气感，继续按压 2~3 分钟后，双手随受术者吸气减轻按压力并缓缓上提，直至离开受术部位，结束手法（图 4-1-3）。

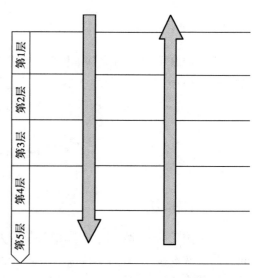

图 4-1-3　攻法的作用层次

2. 散法（轻泻法）　随受术者呼气着力按压，力量由轻到重逐渐增加，从触及腹主动脉搏动，到搏动明显加强，直至搏动开始减弱（第三层至第四层），保持此按压层次，待受术者双下肢出现酸、凉、麻、胀等得气感后，缓慢上提结束手法（图 4-1-4）。

3. 提法（补法）　随受术者呼气着力按压，力量由轻到重逐渐增加，从触及腹主动脉搏动，到搏动明显加强（第二层至第三层），保持此按压层次，直至受术者双下肢出现酸、凉、麻、胀等得气感；随受术者吸气逐渐减轻按压力并轻缓上提，直至搏动仅可触及（第一层至第二层），保持此按压层次，待受术者全身出现发热、松快等得气感后结束手法（图 4-1-5）。

4. 带法　在实际操作中又可分 3 种具体方法（图 4-1-6）。

（1）平补平泻法：随受术者呼气着力按压，力量由轻到重逐渐增加，从触及腹主动脉搏动，到搏动明显加强（第二层至第三层），保持此按压层次，待受术者双下肢出现酸、凉、麻、胀等得气感后结束手法。

（2）补中有泻法：随受术者呼气着力按压，力量由轻到重逐渐增加，从触及腹主动脉搏

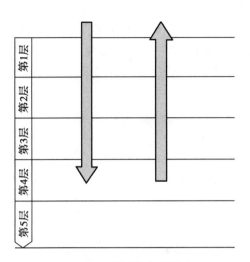

图 4-1-4　散法的作用层次

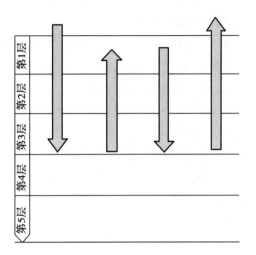

图 4-1-5　提法的作用层次

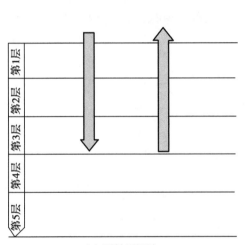

（1）平补平泻法

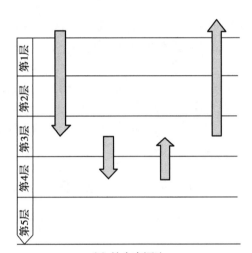

（2）补中有泻法

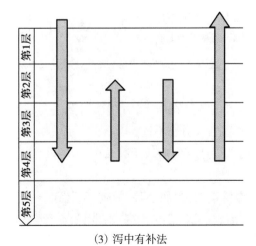

（3）泻中有补法

图 4-1-6　带法的作用层次

动,到搏动明显加强(第二层至第三层),保持此按压层次,直至受术者双下肢出现酸、凉、麻、胀等得气感;随受术者呼气继续按压至腹主动脉搏动减弱(第三层至第四层),保持此按压层次2~3分钟;再随受术者吸气逐渐减轻按压力并轻缓上提至第二层、第三层,保持此按压力量及层次2~3分钟后结束手法。

(3) 泻中有补法:随受术者呼气着力按压,力量由轻到重逐渐增加,从触及腹主动脉搏动,到搏动明显加强(第二层至第三层),保持此按压层次,直至受术者双下肢出现酸、凉、麻、胀等得气感;随受术者吸气逐渐减轻按压力并轻缓上提至搏动仅可触及(第一层至第二层),保持此按压层次2~3分钟;再随受术者呼气继续加压下按至第三层、第四层,保持此按压层次2~3分钟后结束手法。

【要求及注意事项】

1. 层按法操作时,受术者自然呼吸,对呼吸方式无特别要求;不可憋气,避免出现气滞或气结的现象。

2. 层按法应与受术者呼吸相配合。当受术者腹部随呼吸下落时术者趁势下按,腹部抬起时,保持当前按压层次,待下一个呼吸周期腹部再次下落时,继续向下按压,如此反复,直至达到所需按压层次;腹部随呼吸抬起时趁势上提,腹部下落时,保持当前按压层次,待下一个呼吸周期腹部再次抬起时,继续上提,如此反复,直至达到所需按压层次(图4-1-7)。

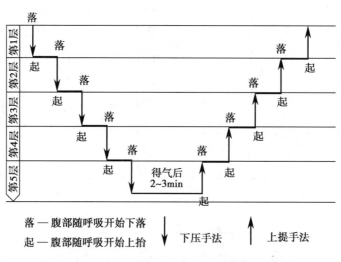

图4-1-7 层按法与受术者呼吸配合示意图(以攻法为例)

3. 层按法操作时,按压方向须竖直向下,可略微向下偏向耻骨联合方向,其目的是使气机下行。反之,则易引起胃气上逆,引发不适。

4. 结束手法时,泻法的上提速度应略快于补法。

【临床应用】

层按法主要适用于腹部特定穴位,如上脘、中脘、下脘穴等。层按法具有调冲通任、畅通三焦、健运脾胃等功效。主治胃脘痛、食少纳呆、脘腹满胀、泄泻、便秘、呕吐、呃逆、臌胀、痛经、月经不调等。

【实训练习】

1. 高弹海绵垫练习 训练时,将40cm×50cm×30cm高弹性海绵垫置于按摩床上,术者取站立位,上身略前倾,分别按照攻法、提法、散法、带法的动作要领进行手法练习。对高弹海绵垫施加不同按压力度和深度后,海绵垫反向施加于术者双手的弹力也不同,术者可从中体会层按法操作 5 个分层时手下感觉。

2. 人体操作练习

(1) 基础练习:在健康受术者腹部,术者示指掌指关节着力于受术者中脘穴,另一手小鱼际叠压在示指掌指关节背面,对受术者腹部施加不同按压力度和深度,可先按压第 1 分层持续 1 分钟,然后逐渐减少压力结束;分别体会单独按压每个分层时手下感觉。也可先按压第 1 分层持续 1 分钟后,旋即加大力量按压至第 2 分层,直至完成第 5 分层的操作。

(2) 加强练习:在熟练操作基础练习的前提下,以中脘穴为中心,按照层按法中的攻法、散法、提法、带法的动作要领分别练习。每种手法按压持续时间可先短后长,逐渐延长到操作 3 分钟左右。

二、腹部揉法

单掌或双掌扣放于腹部特定部位,做逆时针环形揉动的动作,称为腹部揉法。其单掌操作时,称为旋揉法;双掌操作时,称为迭揉法。

【动作要领】

1. 旋揉法　以右手掌指关节、指间关节屈曲,虚掌环扣于受术者特定部位,手掌小鱼际、小指尺侧、小指、无名指、中指、示指指腹、拇指桡侧、大鱼际、掌根部交替施力按压,使手掌在腹部逆时针环形揉动,频率每分钟 20~30 次(图 4-1-8)。

2. 迭揉法　以左手示指掌指关节掌面叠于右手示指掌指关节背面,掌指关节与指间关节屈曲,虚掌环扣于受术者腹部特定部位,左手腕部、小鱼际、小指尺侧、小指、无名指指腹、左手示指、中指、无名指、小指指腹、小指尺侧、小鱼际、腕部交替施力按压,使双掌在腹部做逆时针环形揉动,频率每分钟 20~30 次(图 4-1-9)。

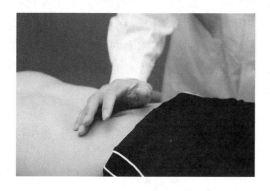

图 4-1-8　旋揉法

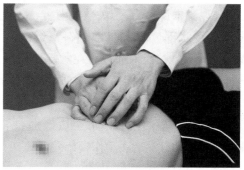

图 4-1-9　迭揉法

【要求及注意事项】

1. 腹部揉法操作时,术者始终保持虚掌手型,掌心凹陷、不直接按压受术部位,保证只有手掌小鱼际、小指尺侧、小指、无名指、中指、示指指腹、拇指桡侧、大鱼际、掌根部接触并按压受术部位。

2. 手掌与受术部位接触面依次环形揉动时,应有连贯性,宜缓不宜急;用力均匀深透,不可忽轻忽重,避免出现重滞或在皮肤上摩擦跳跃。

3. 腹部揉法的操作方向均为"逆时针"揉动,这是腹部推拿手法的特色之处,其目的在于更好地提高胃肠平滑肌的兴奋性。

【临床应用】

旋揉法适用于腹部特定穴位或单个内脏体表投影部位,如中脘穴、神阙穴、胃体表投影部位等。选揉法适用于全腹。腹部揉法具有调和气血、畅通三焦、理气和中等功效。主治胃脘痛、胸胁胀痛、胸闷、肝气郁结、消化不良、便秘、泄泻、月经不调、痛经等。

【实训练习】

1. 穿腕练习 训练时,双手腕关节交叉呈十字形,双手掌掌心朝向面部。靠内侧上肢腕关节先旋内、后旋外,与此同时,靠外侧上肢贴着另一手腕关节交换至内侧。连续反复练习,可增加腕关节的灵活性,增强前臂肌肉力量。

2. 扣碗练习 训练时,将直径小于练习者拇指到中指距离的陶瓷碗置于按摩床上,术者取站立位,上身略前倾,分别按照旋揉法或选揉法的手型将陶瓷碗控制在手掌中,然后按照动作要领带动陶瓷碗在按摩床上环形揉动。

3. 人体操作练习

(1) 基础练习:以中脘穴为中心,术者单掌或双掌环扣在健康受术者腹部,分别按照旋揉法或选揉法的动作要领固定在受术者中脘穴这一部位,持续操作 3 分钟。

(2) 加强练习:在熟练操作基础练习的前提下,术者双掌环扣在健康受术者腹部,按照选揉法的动作要领在受术者全腹移动,逆时针操作 3 分钟。

三、掌运法

全掌附着于腹部,以示、中、无名、小指掌面和掌根部交替扣放于特定部位或穴位,在受术部位所在水平面上做弧形的推送及回带,称为掌运法。

【动作要领】

术者右手示、中、无名、小指掌面和掌根部呈拱手状,扣放于特定部位两侧或双侧同名穴位上,先以掌根部着力,腕关节略背伸,上臂主动用力,在受术部位所在水平面做弧形推送,掌根部由受术部位一侧向正中移动;继以示、中、无名及小指四指掌面着力,腕关节略屈曲,前臂主动用力,在受术部位所在水平面做弧形回带,四指掌面由受术部位另一侧向正中移动,如此反复操作。频率每分钟 15~20 次(图 4-1-10)。

【要求及注意事项】

1. 掌运法与推法有相同之处;区别在于运法操作并非单方向直线推动,而是分为推送和回带两部分,且掌运法动作频率较慢。

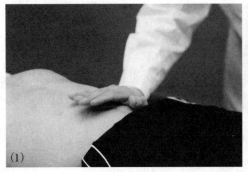 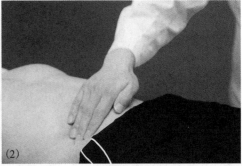

(1)　　　　(2)

图 4-1-10　掌运法

2. 掌运法的推送与回带旨在带动腹部组织来回运动,动作难点在于推送与回带交替过程中腕关节的灵活伸屈,以及上臂与前臂动力源的自如切换。

【临床应用】

掌运法适用于腹部特定部位或穴位,如肚脐、中脘穴、章门穴、大横穴、天枢穴等。掌运法具有调畅气机、利水消肿等功效。主治脘腹胀满、腹痛、便秘、轻度肠梗阻、尿频、尿潴留、腹水、水肿、积聚、少腹冷痛、腰痛等。

【实训练习】

1. 穿腕练习　训练时,术者双手腕关节交叉呈十字形,双手掌掌心朝向面部。靠内侧上肢腕关节先旋内屈曲、后旋外后伸,与此同时,靠外侧上肢贴着另一手腕关节交换至内侧。连续反复练习,可增加腕关节的灵活性,增强前臂肌肉力量(图4-1-11)。

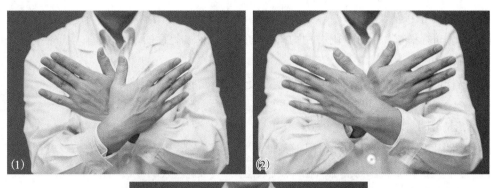

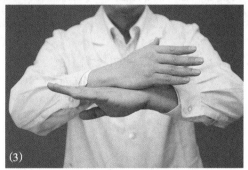

图4-1-11　穿腕练习

2. 拷腕练习　训练时,两人面对面站立,伸出同侧手握住对方腕关节,互相较劲,反复练习,可以增强上肢肌肉力量。

3. 面袋练习　训练时,将60cm×40cm的面袋置于按摩床上,术者取站立位,上身略前倾,按照掌运法动作要领在面袋上练习推送与回带动作,关键是练习推送与回带时腕关节伸屈与上臂、前臂用力的切换。

4. 人体操作练习　术者一手四指与掌根部分别扣放于健康受术者腹部中脘穴两侧,按照掌运法动作要领反复进行推送与回带动作,操作时间可先短后长,逐渐延长到操作3分钟左右。

四、捻法

以右手拇指或中指指腹着力,附着于特定部位或穴位,围绕手指垂直轴做来回旋转按压类似于捻手印的动作,称为捻法。

【动作要领】

右手示、中指自然伸直,示指指腹抵压于中指指甲,中指指腹重力附着于特定部位或穴位,前臂内旋、外旋,带动中指沿垂直轴旋转,使中指指腹正中偏桡侧与偏尺侧交替接触受术部位。或右手拇指自然伸直,其余四指置于一旁助力,拇指指腹重力附着于特定部位或穴位,前臂内旋、外旋,带动拇指沿垂直轴旋转,使拇指指腹正中偏桡侧与偏尺侧交替接触受术部位。频率每分钟40~60次(图4-1-12)。

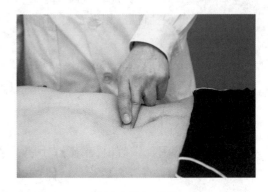

图4-1-12　捻法

【要求及注意事项】

1. 捻法与指振法均可作用于经穴,但操作方法差别很大。指振法一般以示指或中指指端着力,操作时除前臂主动静止性用力外,其余部位不做刻意摆动或颤动,频率高达每分钟600~800次。

2. 操作时,拇指或中指指腹正中吸定于受术部位,拇指或中指来回旋转按捻受术部位,使指劲逐渐深入,直至深度组织出现酸胀得气感。

【临床应用】

捻法常用于腹部经穴,也可作用于颈项部、上肢部穴位及筋膜处等。捻法具有通络理气、柔筋止痛等功效。主要治疗食欲不振、腹胀、泄泻、胃脘痛、失眠等内科病症,以及颈项部、上肢部软组织深部损伤和慢性炎症。

【实训练习】

1. 面袋练习　训练时,将60cm×40cm的面袋置于按摩床上,术者取站立位,上身略前倾,拇指或中指吸定面袋上一点,按照捻法动作要领在面袋上来回按捻。

2. 人体操作练习

(1) 捻上脘:术者中指指腹着力于健康受术者腹部上脘穴,按照捻法的动作要领持续操作3分钟。

(2) 捻腕部:术者一手握持健康受术者腕关节,另一手拇指指腹着力于腕管处,按照捻法的动作要领持续操作3分钟。

五、抿法

以手掌掌面着力,附着于特定部位,沿肋弓方向做轻柔的抹刷动作,称为抿法。

【动作要领】

一手五指自然伸直,示、中、无名、小指四指并拢,全掌掌面着力于特定部位,腕关节伸直,前臂内收、外展,带动全掌在受术部位表面沿肋弓方向做轻柔的抹刷动作,频率为每分钟40~60次(图4-1-13)。

【要求及注意事项】

操作时,动作应轻柔和缓,腕关节放松,前臂与腕部相协调,全掌掌面紧贴体表,在受术部

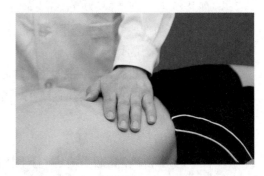

图4-1-13　抿法

笔记栏

位做弧线抿抹,类似于泥瓦匠抿墙动作。

【临床应用】

抿法常用于胸腹部。抿法具有理气健脾、消积止痛等功效。主要用于治疗脘腹胀满、腹痛、泄泻、便秘、消化不良、痛经、月经不调等病症。

【实训练习】

1. 面袋练习　训练时,将60cm×40cm的面袋置于按摩床上,术者站立位,上身略前倾,全掌掌面置于面袋一端,按照抿法动作要领,向面袋另一端做弧形抹刷动作。

2. 人体操作练习

(1) 抿上腹部:术者全掌掌面着力于在健康受术者左上腹,按照抿法的动作要领,自左上腹抿抹至腹正中线,持续操作3分钟。

(2) 抿胃脘部:术者全掌掌面着力于健康受术者胃脘部或中脘穴,按照抿法的动作要领,持续操作3分钟。

六、迎法

以左手拇指桡侧偏峰着力,附着于特定部位,做抵压动作以截阻受术部位气机,防止气机逆乱,称为迎法。本法是腹部推拿辅助手法,治疗时配合捺法使用。

【动作要领】

术者左手拇指自然伸直,其余四指伸直并拢置于一旁以助力,拇指桡侧偏峰着力于特定部位或穴位上,斜向抵压受术部位,以截阻气机,待以捺法治疗主穴气通后结束此手法(图4-1-14)。

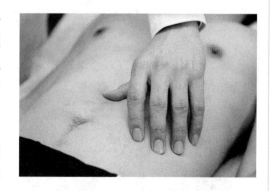

图4-1-14　拇指迎法

【要求及注意事项】

1. 迎法作为一种腹部推拿辅助手法,类似于针刺的押手,意在迎接并截阻气机,辅助捺法治疗主穴气通。

2. 迎法施力方向常与受术部位所在平面呈向下45°,具体操作时可适当调整角度。

【临床应用】

迎法常用于胸腹部穴位,具有截阻气机、防止气机逆乱的作用。主要用于辅助捺法,调畅胃肠气机,治疗脏腑病。

【实训练习】

1. 米袋练习　训练时,术者坐位,一手固定米袋(30cm×50cm),另一手拇指桡侧偏峰着力于米袋上固定一点,按拇指迎法动作要领进行手法练习;或一手示指掌指关节掌面着力于米袋上固定一点,另一手小鱼际部叠压在示指掌指关节背面,按示指迎法动作要领进行手法练习。

2. 人体操作练习　迎法练习时,须与捺法同时操作。术者以左手拇指桡侧偏峰着力于健康受术者巨阙穴,按照拇指迎法的动作要领在巨阙穴上迎住胃肠气机,同时以右手在阑门穴(腹部推拿经验穴,位于任脉脐上一寸半,水分、建里之间)行捺法,持续操作3分钟。

七、合法

以手指或掌根相对,放置于特定部位两侧,同时向受术部位推运并聚拢,称为合法。

【动作要领】

1. 指合法　术者双手示、中、无名及小指伸直并拢,四指指腹附着于特定部位两侧,上臂施力带动四指向受术部位均匀而持续地推运;或一手拇、示指指腹相对放置于特定部位两侧,拇、示指指腹向受术部位做均匀而持续地推运,最终合归聚拢,频率每分钟约50次(图4-1-15)。

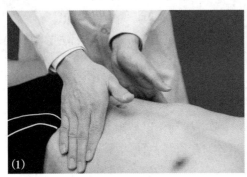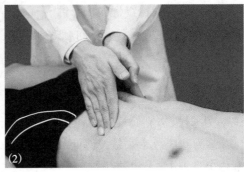

图4-1-15　指合法

2. 掌合法　术者以双手掌根相对放置于特定部位两侧,上臂施力,同时向受术部位均匀而持续地推运,最终合归聚拢,频率每分钟约50次(图4-1-16)。

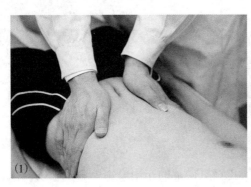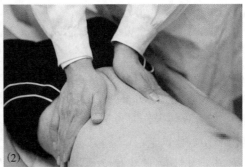

图4-1-16　掌合法

【要求及注意事项】

1. 操作时双手或双指对称着力,开始操作时用力一般较轻,推运合拢受术部位时力量最大。

2. 四指指合法和掌合法操作时均以上臂施力,带动上肢做内收动作。

【临床应用】

合法适用于胸腹部等部位。合法具有平衡阴阳、理气和血等功效。可用于治疗胁肋胀痛、脘腹痞满、腹痛、便秘、泄泻、下痢等病症。

【实训练习】

1. 面袋练习 训练时,将60cm×40cm的面袋置于按摩床上,术者取站立位,上身略前倾,分别按照四指合法、拇示指合法、掌合法的动作要领,从面袋两侧向中心做推运聚拢的动作。

2. 人体操作练习

(1) 四指合法练习:以健康受术者神阙为中心,双手示、中、无名及小指四指指腹相对放置于神阙穴两侧,按照指合法动作要领向神阙推运聚拢,持续操作3分钟。

(2) 拇指、示指合法练习:以健康受术者中脘穴为中心,单手拇指、示指相对放置于中脘穴两侧,按照指合法动作要领,向中脘穴推运聚拢,持续操作3分钟。

(3) 掌合法练习:以健康受术者神阙为中心,双手掌面相对放置于神阙穴两侧,按照掌合法动作要领,向神阙推运聚拢,持续操作3分钟。

八、团摩法

单掌附着于特定部位,手掌边缘依次施力做小幅度摩动,逐步扩大摩动范围直至整个受术部位,称为团摩法。

【动作要领】

一手掌指关节、指间关节微屈,手掌置于受术者特定部位,小鱼际、小指尺侧、小指、无名指、中指、示指指腹、拇指桡侧、大鱼际、掌根部交替施力,在受术部位做小幅度摩动,依施术部位需要摩动范围逐步扩大,一直扩展至整个受术部位(图4-1-17)。

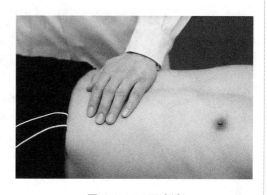

图4-1-17 团摩法

【要求及注意事项】

1. 操作时上肢放松,沉肩、垂肘、悬腕,不可垂直向下按压腹部。

2. 团摩法不同于旋揉法,其与皮肤有轻缓摩擦,而不带动皮下组织运动;团摩法又不同于掌摩法,不是全掌摩动,而是手掌边缘依次摩动。

【临床应用】

团摩法主要用于腹部。具有健脾理气、调中和胃等功效。主要用于治疗胃脘痛、腹痛、腹胀、食欲不振、胸胁胀痛、恶心呕吐、便秘等症。

【实训练习】

1. 徒手练习 先进行腕关节的回旋动作练习,再练习以肘关节为发力点,前臂带动腕关节的回旋团摩动作。

2. 面袋练习 训练时,将60cm×40cm的面袋置于按摩床上,术者取站立位,上身略前倾,按照团摩法的动作要领,固定于面袋中部做摩动练习,待动作熟练后分别按顺时针与逆时针方向进行练习。

3. 人体操作练习 在熟练掌握动作要领后,在健康受术者腹部进行练习。以单掌置于神阙穴,按照团摩法的动作要领练习,练习时需逐渐掌握操作力度,以"皮动肉不动"为准,待力度掌握后,再分别沿顺时针与逆时针方向进行练习,逐渐扩展至全腹。

第二节　经穴推拿手法

一、勾法

以中指或示、中、环三指指端着力,附着于体表经穴,朝掌内方向抵压片刻,再逐渐减轻抵压力量,称为勾法。

【动作要领】

1. 中指勾法　一手中指指间关节自然弯曲,中指指端置于体表经穴,前臂主动用力,带动中指指端朝掌内方向做抵压动作,再逐渐减轻抵压力量,反复操作,频率每分钟约 10 次(图 4-2-1)。

2. 三指勾法　示、中、无名指三指指间关节自然弯曲,三指指端置于体表经穴,前臂主动用力,带动三指指端朝掌内方向做抵压动作,再逐渐减轻抵压力量,反复操作,频率每分钟约 10 次(图 4-2-2)。

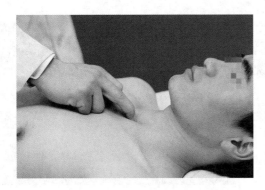 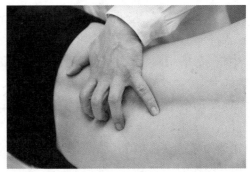

图 4-2-1　中指勾法　　　　　　　图 4-2-2　三指勾法

【要求及注意事项】

1. 操作过程分为施力和放力两个环节。施力是抵压力由轻逐渐加重至所需力度后保持一定时间,然后放力,力量逐渐减轻,整个过程约 6 秒。

2. 勾法施力时,应控制力度大小,以受术者耐受为度。

3. 局部疼痛拒按、病属实邪瘀滞者慎用。

【临床应用】

勾法常用于肌肉缝隙或骨骼边缘的经穴,如天突穴、风池穴、风府穴、胃俞穴、肾俞穴等。勾法具有通经理气、柔筋止痛等功效。主治舌强失语、梅核气、咳嗽、气喘、瘫痪、腰痛等病症。

【实训练习】

1. 自我练习

(1) 中指勾法对练:训练时,术者双手成微握拳状,两手中指自然伸出,其指间关节自然弯曲,相互对勾,两手相对用力牵拉。

(2) 三指勾法对练:训练时,术者双手自然伸直,掌心相对,双手示指、中指与无名指自然弯曲,相互对勾,两手相对用力牵拉。

2. 人体操作训练

(1) 中指勾天突穴：术者一手中指指间关节自然弯曲，中指指端着力，附着于健康受术者天突穴，前臂主动用力，朝掌内方向做抵压动作，再逐渐减轻抵压力量，反复操作。

(2) 中指勾风池穴：术者一手中指指间关节自然弯曲，中指指端着力，附着于健康受术者风池穴，前臂主动用力，朝掌内方向做抵压动作，再逐渐减轻抵压力量，反复操作。

(3) 三指勾背俞穴：以胃俞、三焦俞、肾俞为例，术者示、中、无名指三指指间关节自然弯曲，三指指端着力，附着于健康受术者背部胃俞、三焦俞、肾俞，前臂主动用力，使三指指端朝掌内方向做抵压动作，再逐渐减轻抵压力量，反复操作。

二、指叩法

以中指或五指指端着力，在所选经穴上做有节奏的击打动作，称为叩法。

【动作要领】

1. 中指叩法　中指指间关节微屈，以中指指端着力，通过腕关节屈伸带动中指指端有节奏地击打特定经穴，叩击频率每分钟 60~80 次（图 4-2-3）。

2. 五指叩法　五指指尖并拢，指间关节微屈，以五指指尖着力，通过腕关节屈伸带动五指指尖有节奏地击打特定经穴，叩击频率每分钟 60~80 次（图 4-2-4）。

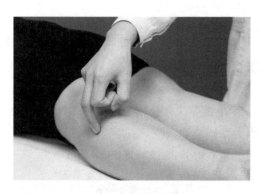

图 4-2-3　中指叩法

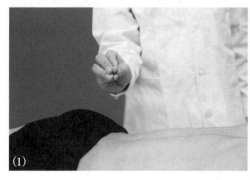

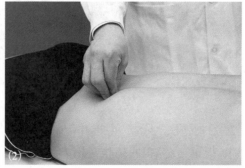

图 4-2-4　五指叩法

【要求及注意事项】

1. 操作时，上肢及肩关节放松，施力方向应与受术部位垂直，击打动作要短促而有节奏。

2. 操作时，控制手法力量与频率。若力量偏大、频率过快，则受术者肌肉紧张，手法不易渗透；若力量偏小、频率过慢，则刺激量不够，影响治疗效果。

3. 病属实邪壅盛、经络严重阻滞，或病后体质虚弱者慎用。

【临床应用】

指叩法主要用于经穴。指叩法具有行气活血、疏经通络等功效。主治头晕、头痛、疲劳倦怠、局部酸痛等病症。

【实训练习】

1. 米袋练习　训练时,以一手中指指端着力于米袋(30cm×50cm)上,通过腕关节屈伸带动中指指端有节奏地击打米袋。

2. 人体操作练习

(1) 中指叩法:术者中指指间关节微屈,中指指端着力于健康受术者脾俞穴或胃俞穴,通过腕关节屈伸带动中指指端有节奏地击打。

(2) 五指叩法:术者五指微屈,指尖并拢,通过腕关节屈伸带动五指指尖有节奏地击打,可在健康受术者肌肉组织丰厚的部位练习。

三、弹法

以示指、中指或示中两指指甲着力,借助指间相对摩擦滑动产生的爆发力,使手指迅速弹出并击打经穴,称为弹法。

【动作要领】

1. 单指弹法　拇指、示指或中指自然屈曲,拇指指腹紧压在示指或中指指甲上,两指相对用力摩擦滑动,使示指或中指瞬间脱离拇指并迅速弹出,示指或中指指甲连续不断地击打经穴。频率每分钟120~160次(图4-2-5)。

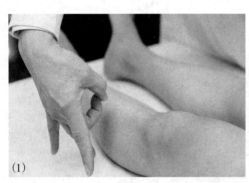
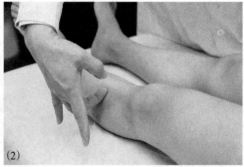

(1)　　　　　　　　　　(2)

图 4-2-5　一指弹法

2. 双指弹法　示指、中指并拢,拇指、示指、中指自然屈曲,拇指指腹紧压在示指和中指指甲上,拇指与示、中两指相对用力摩擦滑动,使示、中两指瞬间脱离拇指并迅速弹出,示指和中指指甲连续不断地击打经穴。频率每分钟120次(图4-2-6)。

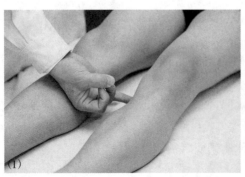
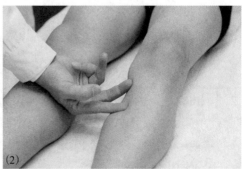

(1)　　　　　　　　　　(2)

图 4-2-6　双指弹法

3. 驳指弹法 示指、中指自然伸直,中指指腹紧压在示指指甲上,两指间相对用力摩擦滑动,使示指瞬间脱离中指并迅速弹出,示指指甲连续不断地击打经穴。频率每分钟120~160次(图4-2-7)。

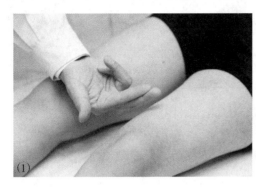
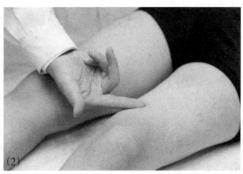

图4-2-7 驳指弹法

【要求及注意事项】

1. 动作轻灵连续,力量均匀有节奏,以受术者耐受为度。

2. 双指弹法可根据术者手指长度,选择间距0.5~3寸的相邻两穴同治。

【临床应用】

弹法常用于头部、颈部、上胸部、腹部、四肢经穴,如风池穴、风府穴、中府穴、膻中穴、天枢穴、关元穴。弹法具有通经止痛、宽胸理气等功效。主治头痛、腹胀、腹泻、痛经、带下、痹证等病症。

【实训练习】

1. 示指弹风池穴 术者拇指与示指自然屈曲,拇指指腹紧压在示指甲上,两指相对用力摩擦滑动,示指指甲连续不断地击打健康受术者风池穴。

2. 中指弹膻中穴 术者拇指与中指自然屈曲,拇指指腹紧压在中指指甲上,两指相对用力摩擦滑动,中指指甲连续不断地击打健康受术者膻中穴。

3. 驳指弹天枢穴 术者示指、中指自然伸直,中指指腹紧压在示指指甲上,两指间相对用力摩擦滑动,示指指甲连续不断地击打健康受术者天枢穴。

4. 双指弹上下巨虚穴 术者示指、中指并拢,拇指、示指、中指自然屈曲,拇指指腹紧压在示指和中指指甲上,拇指与示、中两指相对用力摩擦滑动,示指和中指指甲连续不断地击打健康受术者上、下巨虚穴。

四、捋法

以拇指或示、中两指指腹附着于经脉,沿经脉循行路线滑动推抹,称为捋法。

【动作要领】

1. 拇指捋法 拇指与其余四指分开,拇指自然伸直,其余四指伸直并拢置于经穴周围,拇指指腹着力于经脉上,沿着经脉循行路线滑动推抹(图4-2-8)。

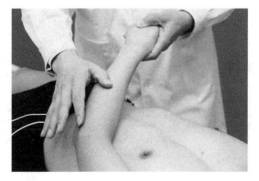

图4-2-8 拇指捋法

2. 双指捋法　示、中两指伸直并拢,其余三指屈曲并拢,示、中两指指腹着力于经脉上,沿着经脉循行路线滑动推抹(图4-2-9)。

【要求及注意事项】

1. 滑动节律快慢适中,手法自然流畅,在重点治疗部位加大力量。

2. 操作时线路较长的部位可分段操作。

【临床应用】

捋法常用于四肢经脉。捋法具有通经活络、调畅气血等功效。主治经络循行部位瘙痒、疼痛、酸胀、麻木等症,以及与经络相联系的脏腑病症。

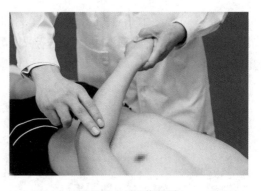

图4-2-9　双指捋法

【实训练习】

1. 上肢模具训练　训练时,按照其捋法的操作要领,术者以拇指或示、中两指的指腹着力于人体上肢模具,沿经脉循行路线进行滑动推抹训练。

2. 人体操作训练

(1) 拇指捋肺经:术者拇指自然伸直,与其余四指分开,拇指指腹沿着经脉循行路线滑动推抹。

(2) 双指捋胃经:术者示、中两指伸直并拢,双指指腹着力于经脉上,沿着经脉循行路线滑动推抹。

五、贯法

一手手掌覆盖于经穴上,另一手握空拳,以手掌及小指尺侧着力于掌背,做间接捶叩动作,称为贯法。

【动作要领】

1. 贯巅顶　嘱受术者张口,术者一手手掌自然伸直,手掌掌面紧贴于头顶百会穴,另一手四指并拢屈曲,拇指扣放在示、中指两指远端指间关节背面,手掌及小指尺侧着力于掌背做间接捶叩动作(图4-2-10)。

2. 贯足底　一手拇指与四指分开,虎口卡住足跟部以固定,手掌掌面紧贴于足底,另一手四指并拢屈曲,拇指扣放在示、中指两指远端指间关节背面;手掌及小指尺侧着力于掌背做间接捶叩动作(图4-2-11)。

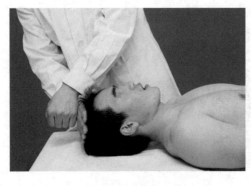

图4-2-10　贯巅顶法

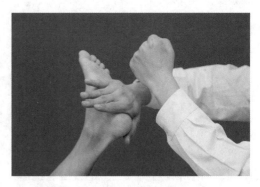

图4-2-11　贯足底法

【要求及注意事项】

1. 贯百会操作后,受术者自觉有一股热流徐徐下散。

2. 贯涌泉操作后,受术者自觉巅顶部有微震感,全身轻松舒适。

【临床应用】

贯法常用于巅顶百会穴、足底涌泉穴及足跟部。贯法具有安神醒脑、调和阴阳、放通任督等功效。主治头晕、头痛、失眠、胸闷、少腹冷痛、五心烦热等。

【实训练习】

1. 橡皮模具人练习训练 训练时,将橡皮模具人放置于按摩床上,按照贯法的操作要领,术者一手手掌覆盖于模具人的百会或涌泉穴上,另一手握空拳,做间接捶叩动作。

2. 人体操作练习 按照手法的操作要领,术者以一手手掌覆盖于健康受术者穴位处,另一手握空拳,以手掌及小指桡侧着力于掌背做间接捶叩动作,并在头部或足跟部位进行手法的反复练习。

六、戳法

以中指指端迅速触击并固定于经穴,继而在经穴上有节律地摆动,称为戳法。

【动作要领】

中指自然伸直,示指屈曲抵于中指第二指节桡侧,拇指伸直抵于示指第二指节桡侧,前臂主动运动,带动中指指端迅速触击并固定于经穴,继而中指指端在经穴上做有节律地摆动。反复操作,频率每分钟10次(图4-2-12)。

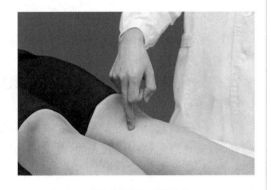

图4-2-12 戳法

【要求及注意事项】

1. 操作时中指指端着力,由轻渐重,戳而定之,贯之以力。

2. 戳法需与点法区别,戳法贯于里,力量渗透入里;点法按于穴位表面。

【临床应用】

戳法常用于经穴。戳法具有宣通气血、通络逐瘀等功效。主治中风偏瘫、肢体麻木和晕厥等病症。

【实训练习】

1. 米袋练习 训练时,术者以中指指端着力于米袋(30cm×50cm)之上,按照戳法的动作要领在米袋上定点触击、摆动,力量由轻渐重,反复练习。

2. 人体操作练习 首先在健康受术者体表选定血海穴,术者中指自然伸直,拇指、示指抵于一旁助力,前臂主动运动,带动中指指端迅速触击并固定于血海穴,继而做有节律地摆动,反复练习。

第三节 美容推拿手法

推拿能美容并非近代所有,远在我国唐代就已盛行。孙思邈在《备急千金要方》中多处

PPT 课件

提及用中药制成膏摩药涂在面部按摩之，"治面黑䵟瘦、面皮粗涩、令人不老"，使皮肤光洁细腻。推拿可以使人容貌美丽、肌肤光洁，主要与推拿手法治疗后使人体的皮肤、脂肪、肌肉、血液循环、神经系统、内分泌等产生良好的生理学效应有关，推拿手法施于面部等处后，可去除皮肤表面的排泄物，促使已死亡的表面细胞脱落或延长表面细胞的衰老过程；能使浅表血管扩张，增加皮肤血液供应，改善了皮肤的营养状态；促使皮下脂肪的消耗和肌肉运动，提高了肌肉的收缩力，从而使皮肤更有弹性，防止皮肤过早松弛和皱褶，调节神经系统和内分泌系统使之维持正常的生理功能。随着社会的不断发展，人类更崇尚自然美，而推拿美容法就显得更重要。

为使推拿后达到更好的美容效果，应注意下列几个方面：①手法操作中，要轻快柔和、深透"得气"，切忌过重的强刺激，只需一定量的酸胀感；②操作时，不要过度牵拉皮肤，以免皮肤损伤或松弛；③术者不宜留长指甲，应定时修理，不要在手上戴首饰，防止损伤皮肤；④操作前，先洗净双手和治疗部位，并在治疗部位涂上一些护肤膏，以增强实际疗效；⑤治疗部位有皮肤损伤或暗疮时不宜操作。

一、按抚法

以手指或手掌着力，附着于皮肤表面，做轻柔缓慢的直线或弧线滑动，称为按抚法。

【动作要领】

1. 掌按抚法　五指并拢，腕关节放松，手掌掌面紧贴在皮肤表面，上臂施力带动手掌在皮肤表面做轻柔缓慢的直线或弧线滑动（图 4-3-1）。

2. 拇指按抚法　拇指与其余四指自然分开，拇指指腹紧贴在皮肤表面，其余四指置于两侧，腕关节和拇指掌指关节施力，使拇指做轻柔缓慢的直线或弧线滑动（图 4-3-2）。

3. 四指按抚法　拇指与其余四指自然分开，四指掌面紧贴在皮肤表面，上臂施力带动四指在皮肤表面做轻柔缓慢的直线或弧线滑动（图 4-3-3）。

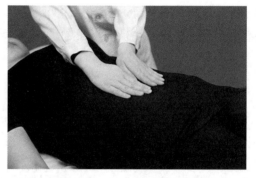

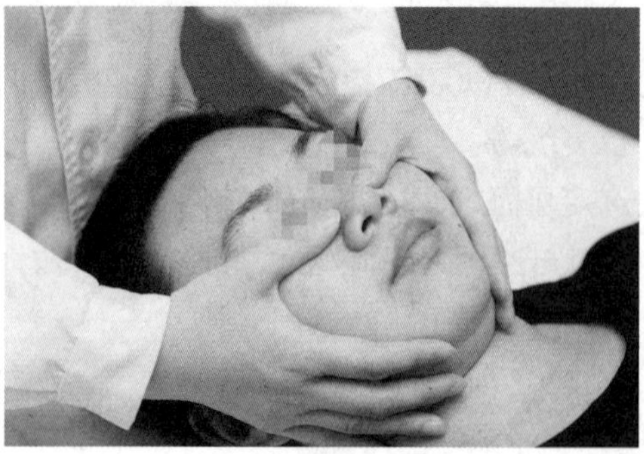

图 4-3-1　掌按抚法

图 4-3-2　拇指按抚法 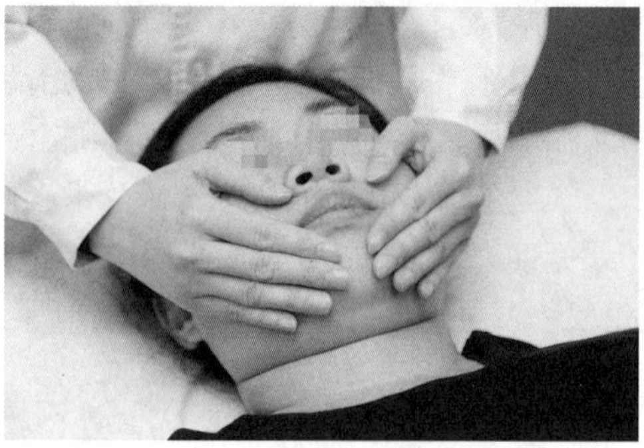　　　　图 4-3-3　四指按抚法

【要求及注意事项】

1. 操作时手法轻柔,力度小于抹法、摩法,且不带动皮下组织,轻而不浮,滑而不滞,禁用蛮力。

2. 操作方向一般顺着肌肉走行,与皮肤皱纹方向垂直。在皱纹皮肤操作时,手势多斜向上,尽量减少带动肌肤。

3. 干性皮肤宜采用本手法,可配合使用含油脂的按摩膏;油性皮肤不宜过多使用本法。

4. 四肢按抚法操作时,从肢体远端到近端向上时用力,返回时轻抚放松。

【临床应用】

按抚法常用于面部、胸腹部、上下肢。一般用于按摩的开始及结束。按抚法可舒经通络,缓解疼痛,镇静安神,促进血液循环及淋巴循环,刺激皮脂腺分泌。

【实训练习】

人体操作练习:按照动作要领,分别在人体的额部、鼻部、唇周、颈肩部、腹部、腰背部、上肢部、下肢部进行操作练习。

1. 额部按抚法　术者手掌紧贴健康受术者额部皮肤表面,从额部一侧滑动到另一侧,双掌交替操作。

2. 鼻部按抚法　术者双手拇指紧贴健康受术者鼻根部,自鼻根向鼻头滑动,交替按抚鼻梁、鼻翼。

3. 唇周按抚法　术者双手四指紧贴健康受术者下颌,从下颌向上围绕唇周有节奏地滑动至鼻唇沟处。

4. 颈肩部按抚法　术者手掌自健康受术者一侧锁骨上向对侧下颌滑动,双掌交替操作。双手掌从受术者胸骨开始,围绕其肩关节进行范围较大的按抚动作,再经由受术者肩胛滑动至乳突。

5. 腹部按抚法　术者双手掌紧贴健康受术者腹部,自耻骨联合向上,沿骨盆髂前上棘内侧滑动至剑突下。

6. 腰背部按抚法　术者双手掌紧贴健康受术者背部,自其肩部交替滑动到腰骶部。

7. 四肢按抚法　术者一手固定健康受术者肩部,另一手手掌自腕部至肩部来回滑动,先内侧后外侧。术者双手指尖相对,紧贴健康受术者双侧膝盖上方,双手掌同时用力从膝盖上方滑动至髂前上棘突起处,然后双手指尖向下,从受术者大腿两侧轻抚放松抚至膝盖上方。一手按住小腿固定,另一手手掌紧贴踝部,自踝部沿小腿侧面向上滑动至膝盖再回踝部。

二、打圈法

以手指指腹着力,附着于面部皮肤表面上,手指指腹做画圈样螺旋移动,称为打圈法。

【动作要领】

示、中、无名、小指四指或示、中两指并拢,分别以四指、两指或中指指腹着力,通过上臂运动使手指指腹在面部皮肤表面上做画圈样螺旋移动(图 4-3-4)。

【要求及注意事项】

1. 操作时要控制力度　打圈法作用于眼部(鱼尾纹、下眼睑细纹)时,力量要轻柔;打圈法作用于额部、面颊时,力度渗入肌肉层。

2. 打圈法推拿皮肤皱纹处时,一般以一手固定撑开皱纹,另一手在局部自下而上打圈,方向垂直于皱纹方向。

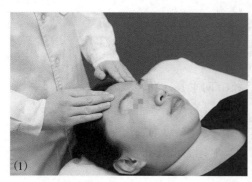
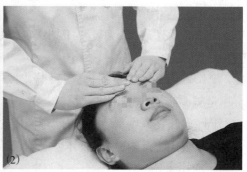

(1) (2)

图 4-3-4　打圈法

【临床应用】

打圈法主要用于面部皮肤局部按摩,如额部、眼部、鼻部、唇周、面颊和下颌部等。可平抚皱纹,促进油脂排泄,延缓衰老。

【实训练习】

人体操作练习:按照动作要领,分别在人体的额部、眼部、鼻部、唇周、面颊操作练习。

1. 额部打圈　术者双手四指同时从受术者额中央向两侧太阳穴处打圈。

2. 眼部打圈　术者双手中指、无名指并拢,从受术者太阳穴起始围绕眼周做顺时针和逆时针方向打圈;术者一手示指、中指分绷受术者眼尾,另一手中指、无名指并拢,在受术者鱼尾纹处自下而上打圈;术者双手中指、无名指并拢,自受术者太阳穴处沿下眼睑至鼻侧打圈。

3. 鼻部打圈　术者以中指指腹在受术者鼻翼处向外打圈。

4. 唇周打圈　术者双手中指、无名指并拢,自受术者下颏中部沿口周绕半圈,向上、内打圈至人中穴。

5. 面颊打圈　术者双手四指指腹在受术者面颊处由下颏至耳根、嘴角至耳中、鼻翼至耳上分三线打圈。

三、轮指法

手指掌指关节依次屈曲、后伸,使示指至小指桡侧缘逐个接触并快速收提面部皮肤,称为轮指法。

【动作要领】

双手拇指与其余四指自然分开,四指伸直,示指、中指、无名指、小指四指掌指关节依次屈曲与后伸,使示指至小指逐个接触并快速收提面部皮肤。见图 4-3-5。

【要求及注意事项】

1. 操作时掌指关节屈曲,使手指桡侧缘着力于面部皮肤,从而斜向上提收肌肤。

2. 操作时控制好动作的速度和力度,不可过快或过重,以免损伤皮肤;动作要平稳,有一定节奏;操作时间不可过长,避免受术者出现不适。

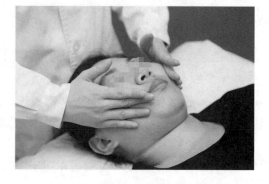

图 4-3-5　轮指法

【临床应用】

轮指法常用于面部局部按摩,如面颊部、下颌部。可帮助肌肤恢复弹性,防止松弛下垂。

【实训练习】

人体操作练习:按照动作要领,分别在人体的面颊和下颌进行手法练习。

1. 面颊轮指法　术者从示指开始至小指掌指关节依次屈曲后伸,以各指桡侧缘斜收提健康受术者两侧面颊肌肤。

2. 下颌轮指法　术者从示指开始至小指掌指关节依次屈曲后伸,以各指桡侧缘斜收提健康受术者两侧下颌下肌肤。

四、提抹法

以手指或手掌着力,附着于受术部位皮肤表面,做向上或斜向上的提升动作,称为提抹法。

【动作要领】

五指伸直并拢,以手掌掌面,示、中、无名、小指四指指腹,中指、无名指指腹或中指指腹紧贴在皮肤表面,上臂施力使手掌、四指指腹、两指指腹或中指指腹在皮肤表面做向上的直线或弧线抹动(图 4-3-6)。

【要求及注意事项】

1. 操作时腕关节、掌指关节和指间关节自然放松,动作才会灵活。

2. 提抹力度较按抚法重,用力要均匀适中,运用于面部时力度较轻,用于躯干时力度稍重。

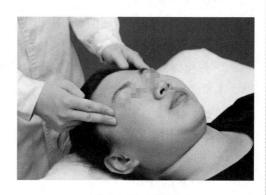

图 4-3-6　提抹法

【临床应用】

提抹法多用于面部美容,亦可用于全身。提抹法可帮助肌肤恢复光泽,增强弹性,减淡皱纹,防止乳房下垂。

【实训练习】

人体操作练习:按照操作要领,分别在人体额部、眼部、鼻唇沟、面颊、下颌、胸部和腰腹部操作练习。

1. 额部提抹　术者双手中指、无名指指腹将健康受术者额部皮肤从左太阳穴向右上提抹至眉上,然后操作对侧。

2. 眼部提抹　术者双手示指、中指紧贴受术者两侧外眼角,向外提抹至受术者太阳穴处;术者双手中指、无名指自内受术者眼角沿上下眼睑向外眼角交替提抹。

3. 鼻唇沟提抹　术者双手中指分别沿受术者两侧鼻唇沟往外上提抹。

4. 面颊提抹　术者双手四指指腹紧贴受术者鼻翼两侧皮肤,自其鼻翼、嘴角旁至耳前斜向上交替提抹面颊。

5. 下颌提抹　术者双手四指夹住受术者两侧下颌,从下颌中央提抹至耳垂,可双手交替操作。

6. 胸部提抹　术者双手置于受术者双乳下,沿其乳房外缘向外上提抹双侧乳房;双手置于受术者双乳房外侧,双手向上、内提抹双乳至锁骨下,或从腋窝向上、内乳房方向提抹至锁骨下。

7. 腰腹部提抹　术者双手紧贴一侧受术者腰部外侧,自外侧向腹部正中线提抹,再做另一侧;术者双手横位,紧贴受术者腹部趾骨联合处,交替向上提抹至其剑突下。

五、啄捏法

五指指端迅速提捏受术部位,再松开回复原处,称为啄捏法。

【动作要领】

五指自然屈曲,腕关节自然放松,五指指端轻轻捏住受术部位皮肤及肌肉,然后肘关节施力,带动五指指端迅速提捏受术部位后松开,反复操作(图4-3-7)。

【要求及注意事项】

1. 操作时手指自然屈曲,向下啄击提捏的方向与受术部位表面垂直。

2. 操作时要均匀有节奏,操作幅度和频率以受术者能耐受为度。

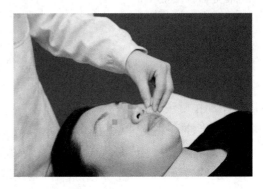

图 4-3-7　啄捏法

【临床应用】

啄法主要用于头部及胸背部。可使皮肤紧致,增加弹性,放松局部。

【实训练习】

人体操作练习

1. 啄捏面颊　术者五指指端捏住受术者面颊肌肉快速提捏再松开回复原处,可双手交替操作。

2. 啄捏乳头　术者双手五指轻轻捏住受术者两侧乳头,迅速提捏乳头后再松开回复原处,双手交替反复操作。

04章04节PPT

PPT 课件

第四节　足部推拿手法

足部推拿是目前广为流行的一种保健推拿疗法,它是中医传统推拿方法的一个分支,是中医学的有机组成部分。足部推拿手法是运用手指、手掌或指间关节作用于人体足部穴位、经络和足底反射区,通过手法对足部的特定刺激触发人体生物学效应,从而达到通调脏腑功能,疏通经络进而改善人体血液循环、调节内分泌的作用。足部推拿手法通过操作于足部而调治全身,是通过局部影响整体的体现。

一、点压法

以拇指或示指指间关节着力,附着于特定足部反射区,做由轻至重的按压动作,称为点法。此法由按法演变而成,是足底按摩的常用手法之一。

【动作要领】

1. 拇指点压法　术者一手握住受术者足内侧,另一手示指固定其足趾背侧,拇指屈曲,拇指指间关节突起部附着于受术者足部反射区,做由轻至重、逐渐加力的按压动作,以受术者出现酸胀微痛为度,每个反射区停留3~5秒。见图4-4-1。

2. 示指点压法 术者一手握住受术者脚部,另一手示指屈曲,拇指抵住示指末节以助力,示指近端指间关节突起部附着于受术者足部反射区,做由轻至重、逐渐加力的按压动作,以受术者出现酸胀微痛为度,每个反射区停留3~5秒(图4-4-2)。

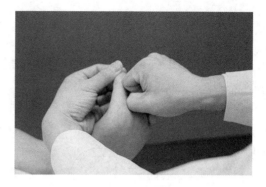

图 4-4-1 拇指点压法

3. 双指点压法 术者一手示指屈曲,另一手拇指指腹压住示指远端关节掌面以助力,示指远端指间关节突起部附着于受术者足部反射区,做由轻至重、逐渐加力的按压动作,以受术者出现酸胀微痛为度,每个反射区停留3~5秒(图4-4-3)。

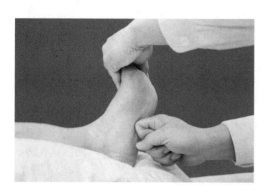

图 4-4-2 示指点压法

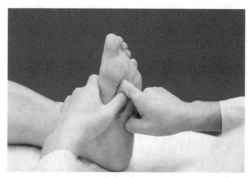

图 4-4-3 双指点压法

【要求及注意事项】

1. 动作应稳而缓,力度应由轻至重、逐层递加,以受术者耐受为度,用力应均匀、渗透,切忌不可突然用力,操作时间应短。

2. 操作时保持着力部位与手掌、上臂、前臂处于同一力线。

3. 点压法禁用于足底出现瘀斑或有出血倾向的人群。

【临床应用】

点压法常用于足底绝大部分反射区,用于肌肉丰厚的足部反射区时需加大刺激力度。点法具有舒经通络、缓解止痛等作用。

【实训练习】

1. 米袋练习 训练时,将米袋(30cm×50cm)置于按摩床上,术者取站立位,上身略前倾,练习拇指与示指近端指间关节的点按力度,训练时间先从3分钟开始,逐渐延伸至5分钟。训练时需注意力度应持久有力。

2. 足部模具练习 训练时,术者坐于橡皮模具足底正前方,一手握住橡皮模具足内侧,另一手腕关节放松,屈曲拇指或示指,拇指或示指近端指间关节置于足部的反射区,按照拇指、示指、双指点法的动作要领进行手法练习。操作时需加强练习各手指协调性。

3. 人体操作练习

健康受术者取仰卧位,全身放松,双足裸露。术者坐于受术者足底部正前方。

(1) 拇指点压肾脏反射区:术者以一手握住受术者足内侧,另一手拇指指间关节点压其大脑反射区。还可点压额窦、三叉神经、小脑、眼部、耳部反射区,加强练习。

(2) 示指点压支气管反射区:术者一手固定住受术者足部,另一手示指近端指间关节屈曲,以示指指间关节点压其足底部支气管等反射区。操作过程中需注意体会动作的要领、力度以及操作时间。

(3) 双指点压肾脏反射区:术者一手示指屈曲,另一手拇指指腹压住示指远端关节掌面以助力,以示指近端指间关节突起部点压受术者足部肾脏反射区。

二、压刮法

以拇指或示指指间关节着力,附着于足部反射区,拇指或示指指间关节在保持一定按压力的同时做横向或纵向划动,称为压刮法。

【动作要领】

1. 拇指压刮法　术者一手握住受术者足内侧,另一手示指、中指固定受术者足趾,拇指屈曲,指间关节桡侧附着于足趾部反射区,在保持一定按压力的同时由趾根至趾端、由趾内侧至趾外侧做横向及纵向划动,以足趾发热为度。或者一手握足趾部,另一手拇指指间关节附着于足底部反射区,在保持一定按压力的同时做横向与纵向两个方向的划动,以足底发热为度。见图4-4-4。

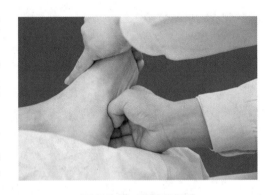

图4-4-4　拇指压刮法

2. 示指压刮法　术者一手握受术者足趾部,另一手示指屈曲,拇指抵住示指末节桡侧缘以助力,示指近端指间关节附着于受术者足部反射区,在保持一定按压力的同时由足趾向足跟部的方向做纵向划动,以足底发热为度(图4-4-5)。

3. 双指压刮法　术者一手示指屈曲,另一手拇指指腹压住示指远端关节掌面以助力,以示指远端指间关节突起部附着于受术者足部反射区,在保持一定按压力的同时由足趾向足跟部方向做纵向划动,以足底发热为度(图4-4-6)。

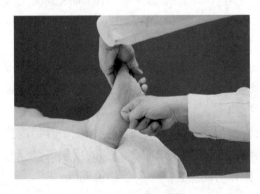

图4-4-5　示指压刮法

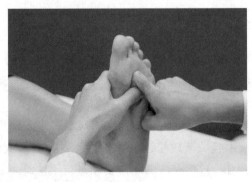

图4-4-6　双指压刮法

【要求及注意事项】

1. 压刮法必须在垂直按压的情况下做横向或纵向划动,而不是滑动。动作要平稳和缓,用力要持久均匀,不可突然用力,以免造成软组织损伤。

2. 操作过程中一定要选用按摩介质,以保护皮肤不受损伤。

3. 本法禁用于足底出现瘀斑或有出血倾向者。

【临床运用】

压刮法常用于足部的反射区。拇指压刮法主要适用于足趾部敏感反射区刺激;示指压刮法和拇示指压刮法主要适用于受力较大的非敏感反射区。压刮法具有解痉止痛、温经散寒、舒经通络、醒脑提神的作用。

【实训练习】

1. 足部模具练习 训练时,术者坐于模具足底正前方,术者沉肩、垂肘、腕关节放松,根据足部压刮法的动作要领进行手法练习。

2. 人体操作练习

健康受术者取仰卧位,全身放松,双足裸露。术者坐于受术者足底部正前方。

(1)拇指压刮大脑反射区:术者以一手固定足趾,另一手拇指近端指间关节桡侧由趾根至趾端压刮受术者足部大脑反射区。还可压刮额窦、三叉神经、小脑反射区,加强练习。

(2)示指压刮支气管反射区:术者以一手握足,另一手示指近端指间关节由足趾向足跟方向压刮受术者支气管反射区。还可压刮胃、胰腺反射区,加强练习。

(3)双指压刮胃反射区:术者以一手示指远端指节置于受术者足部胃反射区,另一手拇指助力示指远端指节,沿受术者足趾向足跟部方向纵向压刮,以足底发热为度。还可压刮胰腺、十二指肠、输尿管反射区,加强练习。

三、足趾扫散法

以示指、中指、无名指、小指的指根部、指间关节背面或指节腹面着力,紧贴于足趾额窦反射区,做由内至外的扫散动作,称为足趾扫散法。

【动作要领】

1. 指根扫散法 一手握住足趾根部,另一手示指、中指、无名指、小指伸直并拢,四指根部紧贴于足趾额窦反射区,做由内至外的扫散动作,频率每秒4次(图4-4-7)。

2. 指间关节扫散法 一手握住足趾根部,另一手示指、中指、无名指、小指屈曲呈握拳状,四指远端指间关节背面紧贴于足趾额窦反射区,做由内至外的扫散动作,频率每秒4次(图4-4-8)。

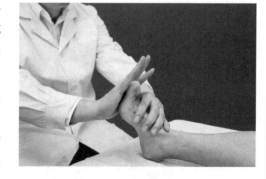

图4-4-7 指根扫散法

3. 指节扫散法 一手握住足部,另一手拇指贴附于足踇趾内侧面以固定,其余四指屈曲呈钩状,四指近端指节腹面紧贴于足趾额窦反射区,做由内至外的扫散动作,频率每秒4次(图4-4-9)。

【要求及注意事项】

1. 动作应稳而缓,操作至受术者温热发麻为度。

笔记栏

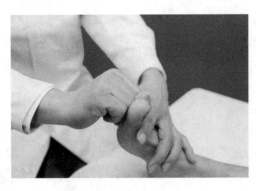
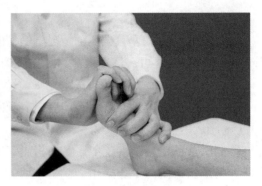

图 4-4-8　指间关节扫散法　　　　　　图 4-4-9　指节扫散法

2. 操作前先嘱受术者修剪趾甲,操作时固定足趾,避开受术者趾甲,切忌不可撕裂足趾。

【临床运用】

1. 足部模具练习　训练时,术者坐于模具足底正前方,术者沉肩、垂肘、腕关节放松,根据足部扫散法的动作要领进行手法练习。

2. 人体操作练习

健康受术者取仰卧位,全身放松,双足裸露。术者坐于受术者足底部正前方。

(1) 指根扫散额窦反射区:术者以一手握住受术者足趾根部,另一手示指、中指、无名指、小指四指根部紧贴于受术者足趾额窦反射区,做由内至外的扫散动作。

(2) 指间关节额窦反射区:术者以一手握住受术者足趾根部,另一手示指、中指、无名指、小指屈曲呈握拳状,四指近端指间关节面紧贴于受术者足趾额窦反射区,做由内至外的扫散动作。

(3) 指节扫散法:术者以一手握住足部,另一手拇指贴于受术者足踇趾内侧面以固定,其余四指弯曲呈钩状,四指近端指节腹面紧贴于受术者足趾额窦反射区,做由内至外的扫散动作。

四、擦法

以手掌或大、小鱼际着力,附着于足背部或足底部皮肤,做快速直线往返动作,称为擦法。是足部保健按摩常用手法之一。

【动作要领】

1. 足背部擦法　术者双手掌重叠按压于足背部,沿受术者足趾至踝关节的方向做快速直线往返动作,以受术者皮肤有温热感为度。频率每分钟 100 次(图 4-4-10)。

2. 足底部擦法　术者一手握住受术者足趾,另一手示指、中指、无名指、小指四指自然屈曲呈握拳状,四指近端指间关节面置于受术者足底部,沿足趾至足跟的方向做快速直线往返动作,以受术者皮肤有温热感为度。频率每分钟 100 次(图 4-4-11)。

【要求及注意事项】

1. 操作时应尽量拉长直线往返距离,动作快速连续,不可间歇,不能歪斜。

2. 操作时皮肤不能起皱褶。注意选用介质,以免皮肤破损。

【临床应用】

擦法适用于全足按摩。擦法具有温经通络、散寒止痛的作用。

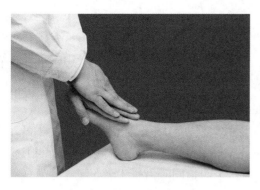

图 4-4-10 足背部擦法　　　　　　　　　　图 4-4-11 足底部擦法

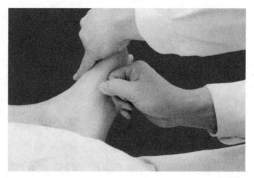

【实训练习】

1. 足部模具练习　训练时,术者坐位,上肢放松,腕关节自然伸直,以全掌或大、小鱼际为着力点,上臂主动运动,按照足背部和足底部的动作要领进行练习。练习时需注意擦法的力度、方向、频率以及连续性。

2. 人体操作练习

健康受术者取仰卧位,全身放松,双足裸露。术者坐于足底部正前方。

(1) 足背部擦法:术者双手掌重叠按压于受术者足背部,沿其足趾至踝关节的方向做快速直线往返动作。

(2) 足底部擦法:术者一手握住受术者足趾,另一手示指、中指、无名指、小指四指自然屈曲呈握拳状,四指近端指间关节面置于受术者足底部,沿足趾至足跟的方向做快速直线往返动作。

五、握法

双手相互交叉握住足部,双手拇指附着于足内外侧反射区,同时做相对挤压的动作,称为握法。

【动作要领】

术者双手拇指与其余四指分开,双手拇指并排放置于受术者足底部内、外侧反射区,其余四指相互交叉放置于受术者足背部,双手拇指与其余四指同时沿受术者足趾至足跟的方向对反射区做相对挤压动作,以受术者有酸胀感为度(图 4-4-12)。

【要求及注意事项】

1. 操作时双手用力应保持一致性和协调性,双手的拇指与其余四指反复做一松一紧的动作。

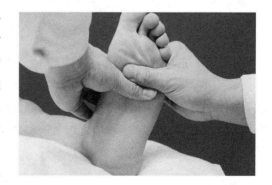

图 4-4-12 握法

2. 本手法禁用于足底部畸形及足部骨关节有病理改变者。

【临床应用】

握法适用于全足按摩。握法具有舒筋活络、缓解止痛等作用。

【实训练习】

1. 基础练习

(1) 选用握力器进行练习,首先力量从 5kg 开始练习,每组练习 20 次,每天 3 组,待力量稳定后,力量加至 10kg,每组练习 20 次,每天 3 组。

(2) 指卧撑练习:练习时间从 30 秒开始,逐渐增加至 1 分钟,以锻炼手指的力量。

2. 人体操作练习 健康受术者取仰卧位,全身放松,双足裸露。术者坐于受术者足底部正前方,双手拇指与其余四指分开,双手拇指并排放置于受术者足底部内、外侧反射区,其余四指相互交叉状放置于其足背部,双手拇指与其余四指同时沿受术者足趾至足跟的方向对反射区做相对挤压动作。

六、钳法

示指与中指近端指间关节夹持足趾间反射区,拇指屈伸带动示指近端关节在足趾间反射区做按压动作。又称双指钳法,是足部按摩常用手法之一。

【动作要领】

术者五指屈曲,无名指、小指紧扣于掌心,中指插入受术者两足趾间作为衬托,示指近端关节尺侧面附着在受术者足趾间反射区上,拇指抵在示指第 2 指节桡侧面上,借助拇指屈伸使示指近端关节尺侧面按压所附着的足趾间反射区,以受术者耐受为度(图 4-4-13)。

【要求及注意事项】

操作时,动作要稳而缓,用力要均匀、渗透,仅靠拇指指间关节的屈伸动作带动示指对反射区发力,中指不发力起辅助作用。

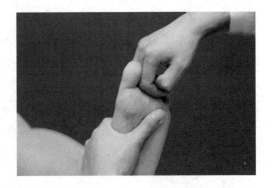

图 4-4-13 钳法

【适用部位】

钳法适用于颈椎反射区、甲状旁腺反射区等足底部特定反射区。具有舒筋活络、缓解止痛、清利头目等作用。

【实训练习】

人体操作练习:健康受术者取仰卧位,全身放松,双足裸露。术者坐于受术者足底部正前方,以一手固定其足部,另一手五指屈曲,无名指、小指紧扣于掌心,中指插入受术者两足趾间作为衬托,示指近端关节尺侧面附着在足趾间颈椎反射区上,拇指抵在在示指第 2 指节桡侧面上,借助拇指屈伸使示指近端关节尺侧面按压所附着的足趾间反射区。还可在眼、甲状旁腺反射区加强练习。

(房 纬 刘建民 刘鲲鹏)

复习思考题

1. 请阐述层按法中的分层与补泻的关系。

2. 经穴推拿手法包括哪些具体手法? 一般各手法适用于哪些部位经穴?

3. 为达到较好的治疗效果,美容推拿手法操作时需注意哪几个方面?

4. 足部推拿手法中压刮法的操作要求和注意事项是什么?

思政元素

正确认识 刻苦训练

美容和足部推拿手法都是中医学的重要组成部分,虽然目前两类手法被广泛应用于保健按摩行业。但是作为传统推拿手法的有机组成部分,我们不能轻视,要树立正确的人生观、价值观,只要能够满足人民对美和健康的需求,我们就应当坚持不懈、持之以恒、反复地进行手法练习,力争做到熟能生巧,才能为广大人民群众的美好健康生活保驾护航。

第五章

常规操作法

学习目标

通过学习头面部、颈项部、胸腹部、背腰骶臀部、上肢部、下肢部的常规操作法,能够熟悉成人推拿手法在人体不同部位的常规操作方法,并通过不断实践练习常规操作法,掌握成人推拿手法在人体不同部位的操作技巧,为更加灵活、高效地开展推拿临床活动奠定基础。

将成人推拿手法具体应用于人体某一部位或穴位上,冠以相应的名称,即为推拿常规操作法。比如提拿肩井,为用拿法在"肩井"穴处的具体运用,称为"提拿肩井法";按揉足三里,属于按揉法在足三里穴位上的具体运用,称为"按揉足三里法"。故推拿常规操作法的命名原则一般是手法加部位(穴位)或部位(穴位)加手法来进行命名。

把推拿常规操作法作为手法的实际应用进行论述,具有十分重要的理论意义和临床实际意义。成人推拿手法在未应用于临床之前,可视为推拿基础手法。某种单一的推拿基础手法具体应用于人体的不同部位上,可以化分为几十种乃至几百种推拿常规操作法,这是由于人体的部位或穴位不同之故。正是由于手法可以化分为常规操作法,所以在熟练地掌握基础手法要领的基础上,才能较为顺利地进入手法的人体练习及临床手法治疗。可见,推拿常规操作法是推拿基础手法的多元分解,掌握了推拿常规操作法,则推拿基础手法即得到了具体体现。熟悉并掌握推拿常规操作法,有利于临床推拿处方的规范和书写。本章按头面部、颈项部、胸腹部、腰背骶臀部、上肢部和下肢部进行常规操作部位的划分,并力求详尽阐述手法的常规操作及适应证。

因为运动关节类手法主要是针对具体部位进行操作,手法与部位对应十分明确,如"颈部斜扳法""肩关节摇法"等,故其直接为常规操作法,因其在"成人推拿手法"章节中已有详尽论述,故本章不予列入。

05章01节PPT

PPT 课件

第一节　头　面　部

头面部由于皮肤组织薄弱,敏感程度较高,故临床上常选用较轻快、柔和的手法,如一指禅推法、揉法、抹法、推法、摩法、扫散法等。

一、抹印堂法

操作:受术者仰卧位。术者以拇指螺纹面置受术者两眉间印堂穴处,自印堂向上直抹至神庭穴止,可双手交替进行,反复抹 2~3 分钟。抹动时用力应均匀一致,和缓而有力。本法操作时局部应有酸胀感,治疗后有局部温热感及头目轻爽的感觉。

适应证:感冒风寒表证及风热头痛、额窦炎所致之前额闷痛等。

二、一指禅推神庭法

操作:受术者取坐位。术者以一手扶住受术者侧头部以固定,另一手用拇指螺纹面或偏峰在受术者神庭穴处进行一指禅推法,操作 1~3 分钟。

适应证:眩晕、头痛、失眠、心悸、感冒等。

三、分阴阳法

操作:受术者坐位或仰卧位。术者以双手示、中和无名指螺纹面于其前额正中同时着力,分别向左右两侧分推至两侧太阳穴处。推左为阳,推右为阴。操作时间为 6~8 分钟。在分阴阳手法中,亦可用双手掌大鱼际或拇指桡侧缘进行分推。

适应证:外感表证、高血压、中风后遗症、面神经麻痹、神经衰弱等。

四、揉前额法

操作:受术者坐位或仰卧位,头略侧偏。术者以一手扶于受术者头顶侧部,另一手以大鱼际着力于其前额部,做柔和的大鱼际揉动,时间约 2 分钟。

适应证:失眠、眩晕、偏头痛、血管神经性头痛、额窦炎、风寒感冒性头痛等。

五、一指禅推印堂法

操作:受术者取坐位。术者以一手扶住受术者侧头部以固定,另一手用拇指螺纹面或偏峰在受术者印堂穴进行一指禅推法操作 1~3 分钟。

适应证:眩晕、头痛、失眠、鼻渊、感冒、近视等。

六、抹眉法

操作:受术者坐位。术者以示、中、无名三指螺纹面着力于受术者眉头内侧攒竹穴处,沿眉弓经鱼腰至眉梢丝竹空穴止,反复抹动 2~3 分钟。本法操作时用力宜均匀,速度宜缓,操作顺序是由内向外,切不可由眉梢向眉头方向抹动。

适应证:外感发热、目疾、偏正头痛、心神不宁等。

七、揉太阳法

操作:揉太阳法包括单手拇指揉法、中指双侧揉法、掌根揉法及大鱼际揉法。单手拇指揉法:受术者取坐位。术者以单手拇指端或螺纹面着力于受术者太阳穴处,其余四指于头侧部助力,做上下或左右、前后、环转等揉动。中指双侧揉法:受术者坐位或卧位。术者以双手中指螺纹面着力于其左右太阳穴处,做轻柔和缓的环形揉动,时间为 1~3 分钟。本法可同点法结合运用,先点后揉,点法宜重,揉法宜轻。掌根揉法:受术者取坐位,头略后仰。术者以双手掌根的尺侧部着力于受术者左右太阳穴处,进行轻缓的揉动,时间为1~3分钟。为稳定受术者的头部,可令受术者的头后仰,使之与术者前胸部相贴。大鱼际揉法:受术者坐位或仰卧位,头略侧偏。术者以一手扶于受术者头顶侧部,另一手以大鱼际着力于其一侧太阳穴处,做柔和的大鱼际揉动,时间约2分钟。太阳穴处的大鱼际揉法,可加变形,即将前臂尽力旋前,使拇指掌指关节偏于桡侧的部分着于太阳穴处进行揉动,力量较前者集中而着实。

适应证:偏头痛、血管神经性头痛、额窦炎、风寒感冒性头痛、外感风热、目赤肿痛等。

八、推攒竹法

操作:受术者坐位或仰卧位。术者以拇指端或螺纹面着力于受术者攒竹穴处,先局部由内向外上方短推数次,使攒竹穴处有较强烈的酸、麻、胀感,然后自攒竹穴沿眉弓向外推至太阳穴处,可反复数次,操作时间为2~3分钟。

适应证:眼红流泪、怕热羞明之目疾初起及前额痛、眉棱骨痛、偏头痛等。

九、掐鱼腰法

操作:受术者仰卧位。术者以两手拇指甲掐受术者两眉弓中点的鱼腰穴约2分钟,然后用双拇指抹法,自攒竹穴沿眶上缘经鱼腰、丝竹空至上关穴止,反复抹动2~3分钟。本法操作时局部应有酸、麻、胀等感觉。

适应证:头痛头晕、头昏目痛及两目红赤、羞明流泪等。

十、一指禅推眼眶法

操作:受术者取坐位或仰卧位,双眼微闭。术者用一指禅偏峰推法先推受术者一侧睛明穴,然后沿上眼眶向外推至目外眦,再沿下眼眶内经目内眦推至对侧睛明,再按上眼眶向外,下眼眶向内的顺序做"∞"字形的环推,操作时间约为5分钟。

适应证:近视、视物酸胀、干涩等眼疾以及失眠、眩晕等。

十一、掐睛明法

操作:受术者坐位或仰卧位。术者以两手拇指甲轻掐受术者两目内眦睛明穴1~2分钟,然后可配合拇指端按揉法按揉该穴。本法操作时睛明穴处有酸、麻、胀的感觉,可向眼球内部放射,治疗后,眼部有轻松舒适的感觉。

适应证:近视,夜盲,外感风热所致的两目红肿、羞明流泪等。

十二、捏鼻根法

操作:受术者坐位或仰卧位。术者以一手拇、示指端及螺纹面轻捏其两目内眦之睛明穴,然后逐渐向下沿鼻两侧捏至鼻翼上方,反复多次,可配合拇指按揉法操作。本法操作时受术者鼻根处有酸、麻、胀的感觉,可向鼻内、前额及眼球内部放射,治疗后,鼻及眼部有轻松舒适的感觉。

适应证:鼻炎,鼻窦炎,近视,夜盲,外感风热所致的两目红肿、羞明流泪等。

十三、按揉四白法

操作:受术者仰卧位。术者以两手示指端分置于受术者左右两侧四白穴处同时进行示指按揉。操作时两示指用力要适度,应以两穴位处有酸、麻、胀感为宜,时间为 2~3 分钟。

适应证:夜盲症、内外翳障、鼻炎、三叉神经痛等。

十四、按揉巨髎法

操作:受术者仰卧位。术者以一手拇指或示指,或以两手示指端置于受术者鼻外侧的巨髎穴处,先以指压法按压 1 分钟左右,然后按揉 1~2 分钟,再以拇指移动按揉法自受术者鼻旁迎香穴始按揉至巨髎穴处止,反复按揉约 3 分钟。

适应证:外感风寒所致的头痛、鼻塞及牙痛等。

十五、掐人中法

操作:受术者坐位或仰卧位。术者以一手扶定受术者头部,另一手以拇指甲掐其鼻下人中穴 1~2 分钟。本法可指下用力稍重,使受术者产生较强烈的酸、麻、胀感。

适应证:突然昏倒、不省人事之急症及急性腰扭伤等。

十六、掐地仓法

操作:受术者仰卧位。术者以两手拇指甲置受术者两侧口角旁的地仓穴处,术者两手的示、中等指置于受术者下颌角的前上方与其相抵,着力切掐 1~2 分钟。操作时局部应有酸、麻、胀等效应,如反应不敏感,可结合揉捏法加强刺激。

适应证:面神经麻痹。

十七、按下关法

操作:受术者侧卧位。术者以示指置受术者耳后翳风穴处,拇指置其耳前下关穴处,两指同时着力,持续按压 2~3 分钟。然后分别于两穴处施行指揉法 1~2 分钟。

适应证:下颌关节功能紊乱、面神经炎所致的口眼歪斜等。

十八、抹面法

操作:受术者仰卧位。术者坐于其头端,以双手拇指螺纹面分置于其鼻部两侧的迎香穴处,沿上颌下缘经颧髎、下关至耳门穴止,反复抹 1~3 分钟。拇指抹面法常与拇指摩面法相配合,前者手法重,后者手法轻,可轻重交替使用。

适应证:外感风寒表证、面神经麻痹、三叉神经痛等。

十九、按听宫法

操作:受术者坐位。术者立于受术者背后,以两手示指端分别置于其两耳前听宫穴处,同时相对点按 1~3 分钟。操作时要掌握好力度,不可暴力戳按。

适应证:面神经麻痹、三叉神经痛、耳聋、耳鸣、中耳炎等。

二十、按揉颊车法

操作:受术者仰卧位。术者以两手拇指或示、中指螺纹面于受术者两侧颊车穴处按揉 1~2 分钟,然后以拇指自其听会穴处沿下颌外缘经颊车推至大迎穴,反复操作 5~7 次。

适应证:虚性牙痛、牙龈肿痛、面神经炎、下颌功能紊乱等。

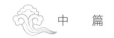

二十一、捏耳垂法

操作:受术者坐位。术者立于其背后,以两手拇指与示指指螺纹面分别捏住受术者两耳垂,同时进行揉捏,操作时间为 1~3 分钟。揉捏时用力宜由轻到重,不可用指甲部切掐,揉捏后可用力垂直向下方揪抻 5~7 次。

适应证:肾阳虚所致的水肿、形寒肢冷,气逆于上所致的头重、头昏及偏头痛,牙痛,三叉神经痛,面神经麻痹,神经衰弱,口、眼、鼻疾等。

二十二、按缺盆法

操作:受术者坐位或仰卧位,头微倾向对侧。术者以拇指端或螺纹面于受术者锁骨上窝处按压,边按边寻找到缺盆穴,然后按压 1~2 分钟,宜缓慢用力。此穴下是臂丛神经的发出点,故如找准穴位,手法操作时局部应有较强烈的酸、麻、胀感并向手臂部放射。

适应证:上肢麻木疼痛、颈椎病、肩周炎、头痛、脑血栓后遗症等。

二十三、干洗脸法

操作:受术者坐位或仰卧位。术者掌指放松,先在其整个面部轻轻抚按,边抚按边移动,至受术者整个面部的皮肤变得柔软,然后双手五指略并拢并稍屈曲,以指腹与掌心着力于左右面颊,自上而下,推运抚摩,形似洗脸,至面部的皮肤红润、微热即可。

适应证:面神经麻痹、神经衰弱、中风所致的口眼歪斜等。

二十四、头对按法

操作:受术者坐位。术者立于受术者背后,先以两手四指分置于受术者颞前两侧,自两侧头维穴平高处向头后摩动至后顶穴止,反复摩动 1~3 分钟,然后将两掌心着力于受术者两侧颞部,节律性地对按 1~2 分钟。

适应证:神经衰弱所致的失眠、心悸、头痛、头昏、低血压等。

二十五、推正顶法

操作:受术者坐位。术者用拇指推法从受术者鼻尖素髎穴经鼻向上沿头部正中线经印堂、神庭、百会、强间推至哑门穴止,反复操作 5~7 遍。

适应证:前额胀痛、神经性头痛、目赤肿痛、血虚头痛等。

二十六、推偏顶法

操作:受术者坐位。术者以两手拇指螺纹面着力于受术者头部两侧阳白穴处,自下而上经本神穴沿头部外侧线至完骨穴止,反复操作 5~7 遍。

适应证:偏头痛、耳聋、耳鸣、各种鼻疾等。

二十七、掌摩百会法

操作:受术者取坐位。术者以一手扶住其侧头部以固定,另一手以掌心置其头顶百会穴处,进行顺逆时针各半的环旋摩动 1~3 分钟。操作时注意力要集中,高血压等肝阳上亢受术者忌用。

124

PPT 课件

适应证:眩晕、头痛、失眠、内脏下垂、脱肛等。

第二节 颈 项 部

从解剖上看,颈项部部位狭窄,颈部肌肉、韧带层次交纵错杂,往上多附着于上项线,皮部与后发际相接,各层次张力都较大。手法操作为力达病所,分层次作用到浅层皮部、中层肌层、深层骨关节,临床应用时多选用着力面小、操作较为稳定且渗透力强的手法,除常用的一指禅推法外,还有揉法、按揉法、擦法、拿法、按法、捏法、拨法等。以上手法操作主要用于治疗颈椎病、落枕、颈性偏头痛等颈部局部病证。另外从经穴上看,颈项部经脉循行有督脉、足太阳膀胱经、足少阳胆经和足阳明胃经,手法操作颈项部以上经脉穴位可以治疗感冒、高血压、头晕和失眠等内科病证。

一、按揉颈项法

操作:受术者取坐位,术者立于其侧后方。术者以单手或双手拇指指端或螺纹面交替着力于受术者对侧风池穴,以前臂环旋式摆动带动拇指揉动,沿受术者颈最长肌外侧缘自上而下,有节律性地按揉至颈根部,往返操作 3 遍,2~3 分钟。右手操作颈项部左侧,左手操作右侧。本法在操作过程中,应把吸定点和作用力放在拇指上,其余四指均置于受术者颈项部的另一侧助力起扶持作用,往返移动宜缓慢。痛点明显的部位,可做重点按揉。

适应证:颈椎病、落枕、风寒感冒、高血压、头痛等病证。

二、揉大椎法

操作:受术者取坐位,术者立于其后方。术者以一手掌根部或拇指螺纹面或手握实拳,以拳面四指的第一节指背着力于受术者大椎穴处,带动皮下组织一起进行揉动,操作 2~3 分钟。左右手皆可按揉。

适应证:颈椎病、感冒、咳嗽、项强、鼻渊、中暑、荨麻疹等病证。

三、按揉风池法

操作:受术者取坐位,术者立于其侧后方。术者一手虎口抚按住受术者前额部,另一手以拇指端或螺纹面着力于其对侧风池穴处,即术者右手操作受术者左侧风池穴,左手操作受术者右侧风池穴,每侧按揉 2~3 分钟。此穴位于枕下三角区,左右上下均有不同肌群、神经血管分布,针对不同病情,可调整拇指指端或螺纹面的作用力方向按揉,如头痛可往直上方向进行按揉;如头晕可向内上方向进行按揉;如耳鸣重听,可向外上方向进行按揉。

适应证:颈椎病、落枕、眩晕、头痛、目痛、耳鸣、耳聋、风寒感冒、鼻渊等病证。

四、按揉天鼎法

操作:受术者取坐位,术者立于其侧后方。术者一手抚按受术者前额部,另一手以拇指指端或螺纹面着力于其对侧天鼎穴处,即术者右手操作受术者左侧天鼎穴,左手操作受术者右侧天鼎穴,每侧按揉 2~3 分钟。按揉力量由轻而重慢慢增加,用力大小随受术者的耐受程度而变化。因该穴位于胸锁乳突肌中点的后缘,为胸锁乳突肌之胸骨头和锁骨头分歧的下方,神经分布较多,有副神经、颈横神经、耳大神经、枕小神经、膈神经等,手法操作时较为敏感。

适应证:颈椎病、偏头痛、落枕、咽喉炎、扁桃体炎等病证。

五、㨰颈项法

操作:受术者取坐位,术者立于其侧后方。术者以一手扶持受术者患侧肩部,另一手以小鱼际㨰法自其一侧肩井穴开始,由外向内滚动至颈根部。然后扶持手改扶受术者前额,操作手再沿其颈项部后外侧上行,至风池穴处时改掌指关节㨰法操作。一侧往返操作 3 遍,约 3~5 分钟。术者左手操作受术者颈项右侧,右手操作受术者颈项左侧,往返操作时注意频率不变,移动宜慢。滚动至颈根部可配合颈部前屈以及往对侧旋转的被动运动;颈项后外侧上行操作时可配合颈部侧屈的被动运动。

适应证:颈椎病、落枕、头痛、失眠等病证。

六、拿风池法

操作:受术者取坐位,术者立于其侧后方。术者一手轻扶受术者前额部,另一手拇指和示、中指螺纹面分别着力于其左右两侧风池穴上,捏揉配合提拿,反复操作数遍,约半分钟。操作时用力要适当,力量由轻到重逐渐增加,以受术者耐受为度,动作要缓和有力并有节奏感。左右手皆可操作,因刺激较强,常在其他放松手法操作后配合应用。

适应证:头痛、感冒、眩晕、落枕、颈椎病、失眠、目痛、耳鸣、耳聋、鼻渊、中暑等病证。

七、拿颈项法

操作:受术者取坐位,术者立于其侧后方。术者以一手轻扶受术者前额部,另一手拇指和示、中指指面分别着力于其左右风池穴处开始,捏揉提拿颈项肌,并沿受术者颈椎两侧自上而下、自下而上移动,往返操作 5~7 遍,1~2 分钟。操作时着力要稳,动作要缓和有力并有节奏感。左右手皆可操作,临床上常与拿风池法配合应用。

适应证:颈椎病、落枕、头痛、感冒、眩晕、失眠、目痛、耳鸣、耳聋、鼻渊、中暑等病证。

八、捏颈肌法

操作:受术者取坐位,术者立于其侧后方。术者以一手轻扶受术者前额部,另一手拇指和示、中指指面分别着力于其左右风池穴处开始捏拿两侧斜方肌,或以两手拇指和其余手指相配合捏拿,由上而下边捏拿边移动,至受术者肩中俞穴止,反复操作 3~5 遍。左右手皆可操作,动作要柔和并有节奏感。

适应证:感冒、头昏头痛、高血压、颈椎病、落枕、失眠、目痛、耳鸣、耳聋、鼻渊等病证。

九、按完骨法

操作:受术者取俯卧位或颈前屈坐位,术者立于其侧后方。术者以一手轻扶受术者前额部,另一手拇指指端或螺纹面着力于其一侧枕后完骨穴处,或以两手拇指端或螺纹面同时着力于两侧穴位,有节律性重复按压 1~2 分钟,然后以单手拇指推法或以双手拇指分推法自完骨穴起推向耳后翳风穴处,反复推 5~7 遍。单手操作时一侧按完再按另一侧,即左手拇指按右侧完骨穴,右手按左侧穴位。操作时遵循按法用力原则:力量由轻到重增加,按而留之,有节奏的重复。

适应证:风寒感冒、偏头痛、高血压、颈椎病、落枕、失眠、耳聋、耳鸣等病证。

十、按风府法

操作:受术者取坐位,术者立于其侧后方。术者以一手固定受术者头侧部,另一手以拇指指端或螺纹面着力于其对侧风府穴处,力量由轻到重,按而留之,有节律性重复按压半分钟。一侧按完再按另一侧,即左手拇指按右侧风府穴,右手拇指按左侧风府穴。

适应证:头痛、失眠、眩晕、颈椎病、落枕、感冒等病证。

十一、拨颈项法

操作:受术者取坐位,术者立于其侧后方。术者以一手轻扶受术者前额部,另一手拇指指端着力于其一侧项韧带旁,逐渐按压而后缓慢拨动,自上而下,慢慢移动,反复操作 5~7遍,2~3 分钟。拨完一侧后再拨另一侧,指下触及僵硬处可重点操作。操作时用力要适当,以受术者能耐受为度,动作要缓和。因刺激量大,常在放松手法后配合使用,不宜长时间操作,并注意与其他手法轻重交替应用。

适应证:头痛、感冒、眩晕、落枕、颈椎病、失眠等病证。

第三节　胸　腹　部

PPT 课件

胸部皮肤多浅表、紧张,而腹部体表面积大、肌肉松弛,且腹部皮下无骨性组织,可直接触及腹腔的内脏器官,故临床上在胸腹部位操作时选用手法有所差异:胸部常选用着力面大而作用浅表或着力面小而深透力大的手法,如推法、擦法和点法;腹部多选用着力面大、对内脏刺激较温和的手法,如一指禅推法、按揉法、摩法、拿法、按法、推法等。

一、点中府、云门法

操作:受术者取坐位或仰卧位,术者立于其侧方。术者以两手拇指或示、中、无名指指端或螺纹面分别按揉受术者两侧中府、云门穴各 1~2 分钟,再以拇指指端分别点按两穴各 1 分钟。也可两种手法交替使用,以缓解点压后不适感。点压取穴要准,操作时垂直穴位用力,力量由轻到重逐渐增加,平稳持续,使刺激力到达深部。

适应证:咳嗽、气喘、胸闷、胸痛、肩背痛、臂痛等病证。

二、按揉天突法

操作:受术者取坐位或仰卧位,术者立于其侧方。术者以一手示指或中指指端着力于受术者胸骨柄上方天突穴处,先行按揉 2~3 分钟,然后再持续勾点 1 分钟,按揉、点压方向均朝向胸骨柄后,以免刺激咽喉部引起受术者不适感。左右手皆可操作。

适应证:咳嗽、哮喘、呃逆、咽痛、咽痒等病证。

三、点胸骨法

操作:受术者取仰卧位,术者立于其侧方。术者以一手示、中、无名和小指指端并置于受术者胸骨上璇玑穴处,自上而下沿胸骨逐步向下点压,至中庭穴止,反复操作 2~3 分钟。操作时垂直胸骨点压,用力由轻到重逐渐增加,平稳持续,使刺激力到达深部,移动宜缓慢。左右手皆可操作。

适应证:胸闷胸痛、咳逆喘急、胸背疼痛、心悸怔忡、呃逆等病证。

四、拇指分肋法

操作:受术者取仰卧位,术者立于其侧方。术者以两手拇指指腹分别着力于受术者胸骨柄两侧俞府穴处,余四指扶持受术者胸部两侧,前臂带动腕部、拇指指腹沿肋间隙由内向外分推至腋中线止,由上而下,分推受术者各肋间隙至乳根穴平高处止,反复操作 5~7 遍。操作时压力适中,用力要稳,单向推移,速度缓慢均匀,直接接触皮肤操作时宜涂少量推拿介质以免损伤皮肤。两前臂摆动柔和,协调一致。

适应证:胸闷胸痛、咳逆喘急、胸背疼痛、心悸怔忡、呃逆等病证。

五、双掌分胸法

操作:受术者取仰卧位,术者立于其侧方。术者以双手掌面着力于受术者两侧胸肋部,从胸骨正中起自上而下按顺序分推至两侧腋中线,反复操作 5~7 遍。操作时以肩关节为支点,上臂主动用力,双掌压力适中,肘腕掌指动作轻柔缓和,多适用于男性受术者。

适应证:胸闷胸痛、胸胁胀满、咳嗽、胸胁屏伤、高血压、烦躁易怒等病证。

六、擦胸法

操作:受术者取仰卧位,术者立于其侧方。术者以一手手掌小鱼际或大鱼际或指面或全掌着力于受术者胸部,直线来回反复横向擦法操作,以透热为度,由上而下缓慢移动。操作时以受术面积大小和温热效应大小需求选择不同着力部位,多用指擦法和掌擦法。压力适中,用力较其他部位轻,直接接触体表操作时需配合推拿介质使用。

适应证:咳嗽、胸闷气短、心悸怔忡、胸胁满闷等病证,对慢性支气管炎和肺气肿效果显著。

七、点鸠尾法

操作:受术者取仰卧位,术者立于其侧方。术者先以一手掌根揉受术者上腹部 1~2 分钟,然后以一手拇指指端持续点按受术者鸠尾穴 1~2 分钟。做掌根揉时腕关节背伸掌根部稍向下用力,不宜过重,做点按时用力由轻到重逐渐增加,平稳持续,使刺激力到达深部,点按后可继以拇指按揉鸠尾穴以缓和局部点按后的强刺激感。本法常与点按足三里穴配合使用。

适应证:胃痛、呕吐、呃逆、消化不良、神经衰弱、高血压等病证。

八、推脾运胃法

操作:受术者取仰卧位,术者多立于其右侧方。术者以左手掌指着力于受术者上腹部,自鸠尾穴始,经巨阙至幽门、期门推而运之,称为推脾。然后右手衔接操作,以右手掌指循胃脘呈钩形运而抹之,称为运胃。此左手推脾右手运胃,统称为推脾运胃法。本法操作时两手稍向下用力,平稳着实,均匀和缓,推而不滞,运而不浮,两手协调,变换自然,持续连贯。

适应证:消化不良、脘腹胀满疼痛、形瘦体弱、食欲不振、嗳气吞酸等病证,对胃肠神经官能症,胃痉挛效果显著。

九、掌摩上腹法

操作:受术者取仰卧位,术者立于其侧方。术者以一手全掌着力于受术者上腹部,以肩关节为支点,前臂主动环旋式运动,以受术者中脘穴为中心顺时针方向摩动,3~5 分钟。摩法操作时轻柔缓和,用力适当,不带动皮下组织,要求着力平稳,轻而不浮,频率控制在每分钟 120 次左右。左右手操作皆可。

适应证:消化不良、胃脘痛、食欲不振、形瘦体弱、呃逆、嗳气吞酸等病证。

十、推侧腹法

操作:受术者取仰卧位或半侧卧位,术者立于其侧方。术者以两手拇指掌侧对置于腹部左侧或右侧的腹哀、京门两穴处,其余两手四指分别扶持于两侧,缓慢着力向内、向下推,经大横、天枢、腹结、外陵至归来穴处止,反复推动 3~5 分钟。本法亦可以一手掌根推法进行操作。一侧做完再推另一侧,压力适中,用力平稳着实均匀,单向直线推动,速度宜缓慢。

适应证:消化不良、腹胀、腹痛、头胀头痛、泄泻、便秘、月经不调、失眠、烦躁易怒等病证。

十一、一指禅推三脘法

操作:受术者取仰卧位,术者立于其侧方。术者以一手拇指桡侧缘着力于受术者上腹部的上脘穴,腕关节稍背伸,以一指禅偏锋推法操作,循任脉经中脘至下脘穴止,往返反复操作 5~7 分钟,上脘、中脘和下脘三个穴位处重点操作。本法操作时频率控制在每分钟 120~160 次,其余四指可同时配合在上腹部做指摩法,是为推摩法。左右手皆可操作,动作柔和持久,立于受术者右侧宜用右手操作,立于受术者左侧宜用左手操作。

适应证:消化不良、胃脘痛、上腹部胀满、食少纳呆、呃逆、嗳气吞酸等病证。

十二、点带脉法

操作:受术者取仰卧位,术者立于其侧方。术者以一手拇指指腹着力于受术者带脉穴处施以按揉法,操作 1~2 分钟,然后施以点压法 1~3 分钟。点按时点而压之,合而按之,点压合按,用力由轻到重逐渐增加,平稳持续,使刺激力到达深部,点按后可再继以拇指按揉带脉穴缓和点按后的强刺激感。

适应证:三叉神经痛、偏头痛、胃痛、胁痛、腹痛、痛经、腰痛、胸胁满闷、疝气、月经不调、闭经、盆腔炎、子宫脱垂等病证。

十三、拿腹外侧法

操作:受术者取侧卧位,术者立于其侧方。术者以两手拇指着力于受术者一侧腰部竖脊肌外侧,其余四指置于其同侧下腹部外侧,以拇指和余四指的对合力,反复捏揉提拿腹外侧肌 3~5 分钟。操作时着力要稳,用力大小以受术者能耐受为度,动作要缓慢有力并有节奏感。一侧做完再捏拿另一侧。

适应证:胁肋胀痛、便秘、腹泻、腰椎间盘突出症、腰肌劳损、腰椎骨质增生、急性腰扭伤、月经不调、闭经、盆腔炎、子宫脱垂等病证。

十四、腹部斜摩法

操作:受术者取仰卧位,术者立于其侧方,左右侧皆可。术者以一手或两手的示、中、无名和小指掌侧指面着力于受术者左侧或右侧季肋下的腹哀穴处,以肩关节为支点,前臂主动做环旋式摆动,不带动皮下组织摩法操作,自上向对侧内下方斜向移动,经太乙、水分、神阙、四满、水道至归来穴处止,往返摩动 5~7 分钟。摩动速度每分钟 120 次左右,移动速度宜慢,两手可交替操作,但不宜频繁换手。

适应证:腹胀腹痛、消化不良、胸胁胀痛、腰痛、月经不调、闭经、便秘、不孕不育等病证。

十五、横摩脐旁法

操作:受术者取仰卧位,术者立于其侧方,左右侧皆可。术者以一手示、中、无名和小指掌侧指面着力于受术者腹部左侧或右侧的大横、腹结穴处,以肩关节为支点,前臂主动环旋式摆动,不带动皮下组织摩动,着力面横向移动,经天枢、外陵至对侧的大横、腹结穴处止,往返摩动 3~5 分钟。摩动速度每分钟 120 次左右,移动速度宜慢,两手可交替操作,但不宜频繁换手。

适应证:便秘、慢性腹泻、腹胀肠鸣、食欲不振、眩晕、乏力、腹中冷、腰痛等病证。

十六、点腹中任脉法

操作:受术者取仰卧位,术者立于其侧方,多立于受术者左侧。术者以一手拇指指端或示、中、无名及小指四指指端着力于受术者上腹部上脘穴处,沿腹部正中线的任脉经向下点压,经中脘、下脘、水分、气海、关元、中极至曲骨穴止,反复点按 5~7 分钟。点按时点而压之,合而按之,点压合按,持续用力深透,向下移动宜缓慢,点按后可再继以拇指按揉或一指禅偏锋推此段任脉经穴缓和点按后的强刺激感。

适应证:胸闷胸痛、胃脘痛、腹胀腹痛、月经不调、闭经、阳痿、遗精、早泄等病证。

十七、点归来、气冲法

操作:受术者取仰卧位,术者立于其侧方。术者以两手示、中、无名和小指端分别着力于受术者左侧或右侧小腹部近髋内缘的归来、气冲穴处,持续点按 1~3 分钟。点按时用力由轻到重逐渐增加,平稳持续,使刺激力到达深部,局部常有较强的温热感,且向下肢部走窜,点按后可再继以拇指按揉来缓和点按后的强刺激感。

适应证:腹胀、腹痛、胸胁胀痛、头胀头昏、下肢瘫痪、遗精、阳痿、早泄、痛经、月经不调、闭经等病证。

十八、掌振小腹法

操作:受术者取仰卧位,术者坐其身侧或立于其侧方。术者以一手全掌掌面着力于受术者脐下小腹部,前臂和手掌部静止性用力,持续振动 1~2 分钟,以受术者产生温热感和舒松感为佳。操作时不要屏气,注意力集中,手掌自然压力着力于小腹部,两手掌可交叠操作。

适应证:乏力、胃肠功能紊乱、痛经、月经不调、闭经、不孕不育、尿频、遗精、阳痿、早泄等病证。

十九、横摩下腹法

操作:受术者取仰卧位,术者立于其侧方。术者以一手全掌掌面着力于受术者下腹部左或右侧髂骨内缘的五枢、府舍穴处,以肩关节为支点,前臂主动环旋式摆动,不带动皮下组织摩动,着力面横向移动,经水道、气海、关元至对侧的五枢、府舍穴处止,往返摩动5~7分钟。双手可交替摩动。

适应证:小腹胀痛、疝气痛、前列腺增生、阳痿、遗精、早泄、月经不调、痛经、闭经、不孕不育、腰骶酸痛等病证。

二十、按揉下腹法

操作:受术者取仰卧位,术者立于其侧方。术者以一手的示、中、无名和小指四指指面着力于受术者下腹部的阴交、中注穴处,以肘关节为支点,前臂摆动带动皮下组织揉动,自上而下经气海、关元至曲骨、横骨穴止,往返操作3~5分钟。双手皆可操作,也可交替按揉。

适应证:小腹拘急疼痛、腹胀肠鸣、头胀头昏、四肢酸重、月经不调、闭经、痛经、阳痿、遗精、早泄等病证。

第四节 背腰骶臀部

05章04节PPT

PPT 课件

背腰骶臀部肌肉较丰厚,故临床上常选用刺激性和渗透力较强的手法,如击法、推法、擦法、拿法、按法、点法等。

一、擦肩背法

操作:受术者坐位。术者先以擦法施术于受术者肩部,从外向内,至颈根部,沿肩胛骨内缘和脊柱间下行,至肩胛骨下角平齐处,然后从下到上来回擦受术者肩胛部,复返于肩部。按以上顺序反复操作3~5分钟,最后于两肩胛内缘间操作,上起大椎穴,下至两肩胛下角平齐处,由上而下,反复横向擦动3~5分钟。本法是治疗颈、肩、背部疾病及某些内科疾病的常用手法,故操作时须手法纯熟,擦动自如。

适应证:颈椎病、肩周炎、背肌劳损、颈肩综合征、慢性支气管炎等。

二、肩背部掌根击法

操作:受术者坐位。术者以单手掌根反复平稳地击打其肩部、背部3~5分钟。本法击打力量较大,一般多用于肩胛内缘处酸痛不适者。

适应证:背肌劳损、颈椎病等。

三、空拳叩肩背法

操作:受术者坐位。术者两手握空拳,以两手指的中节、末节及两掌根部着力于受术者肩背部,反复平稳而有节奏地叩打3~5分钟。本法渗透力较小,叩击力主要作用于肌表。

适应证:颈椎病、背肌劳损等。

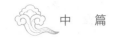

四、掌揉肩背法

操作:受术者坐位。术者以一手掌根部由受术者一侧的颈根部经肩井穴揉至肩峰端,然后回返至肩井穴处,向下顺揉脊柱侧的膀胱经脉第一侧线和第二侧线,至肩胛下角平齐处止,反复操作3~5分钟。

适应证:颈椎病、颈肩综合征、背肌劳损、心悸怔忡、失眠健忘、骨蒸潮热、咳嗽吐血、食少纳呆、脘腹疼痛等。

五、腰部双掌按揉法

操作:受术者俯卧位。术者先以双掌并置于受术者腰部,其中一手掌尺侧缘着实于其一侧腰眼部,另一手掌缘着实于骶髂部,余指自然伸直,双手协同做节律性按揉1~3分钟,然后将双掌相叠,置于腰骶部,以第五或第四腰椎为中心做节律性按揉3~5分钟。本法操作时掌下的着力部分可灵活变化运用,或用掌缘,或用掌根,或用掌心,不必拘泥。其施术的部位,亦应根据病情而定,或固定于一处,或遍及于整个腰骶及臀部。

适应证:腰肌劳损、腰椎间盘突出症、类风湿性脊柱炎、腰扭伤、肾虚腰痛等。

六、背部分推法

操作:受术者俯卧位。术者以两手拇指螺纹面分别置于受术者脊柱两侧大杼穴平高处,余四指置其两侧协同助力,自内向外下方沿背部肋间隙分推至腋中线,由上而下,逐肋单向移动,至胃俞穴平高处止,反复操作3~5分钟。分推时,受术者应自由呼吸,分推时手法宜轻柔、均匀而用力。

适应证:外感风寒表证、肋间神经痛、颈椎病、背肌劳损等。

七、掌推肩胛法

操作:受术者坐位,患侧手叉腰。术者以一手固定受术者患侧肩部,另一手用掌根部自肩中俞穴始,沿肩胛脊柱缘,经膏肓穴向外下方斜推至腋中线止,反复操作1~3分钟。操作时,受术者头向后仰,并向前挺胸,在掌推至膏肓穴处时应着力推动,同时嘱受术者咳嗽。

适应证:肩胛背痛、咳逆上气、胸闷气短、头目昏眩、四肢乏力、胃下垂等。

八、推膀胱经法

操作:受术者俯卧位。术者以单手掌根部或肘关节尺骨鹰嘴部为着力面,自受术者脊柱左或右侧膀胱经脉的大杼穴始下推至膀胱俞穴处止,如此自上而下单向直线推动,反复操作5~7遍。

适应证:颈项强痛、腰背酸痛、尿黄及各脏腑所属诸证。

九、双掌分腰法

操作:受术者俯卧位。术者以两手掌根对置于受术者腰部脊柱两侧肾俞穴下缘处,余四指附于腰际,自内向外下方推至带脉穴处,使局部有温热感,反复操作3~5分钟。

适应证:腰背酸痛、腰椎间盘突出症、腰肌劳损、食少纳呆、倦怠乏力、腹痛腹胀等。

十、按肩胛内缘法

操作:受术者俯卧位,患侧上肢极度旋内。术者以一手拇指端自受术者患侧肩胛骨内缘上角始,沿肩胛骨内缘逐渐下移,有节律地向肩胛骨与肋骨间隙中缓缓按压,至肩胛骨内缘下角止,反复操作 3~5 分钟。此法之要领为点按时迎随受术者呼吸,点按时机在呼气时。有时也可在点按时嘱受术者用力咳嗽,随咳声向前按压。点按后,可配合局部抚摩或空拳轻揉,以消除点按后之不适感。

适应证:肩胛痛、心悸气短、胸闷胸痛、胃下垂等。

十一、叠掌按腰法

操作:受术者俯卧位。术者两掌相叠,置于受术者腰部脊柱正中的腰阳关穴处,有节律地垂直向下按压 3~5 分钟。本法操作时,用力大小以受术者能耐受为度,并应迎随受术者呼吸,按压在呼气动作时进行,忌突发突止,暴起暴落。

适应证:腰以下冷痛、腰椎间盘突出症、腰肌劳损、阳痿、早泄、遗精、月经不调、痛经、闭经、盆腔炎、附件炎等。

十二、点夹脊法

操作:受术者坐位或俯卧位。术者以两手拇指端置于受术者第一胸椎棘突下两侧旁开 0.5 寸处,并沿脊椎两侧棘突旁开 0.5 寸处下行,至第五腰椎棘突下旁开 0.5 寸处止,有节律地自上而下,由轻而重进行点压,反复操作 3~5 分钟。点压后宜结合揉法,以避免气血积聚及施术部位的局部软组织损伤。

适应证:腰背疼痛、脊柱屈伸不利、各脏腑所属诸症等。

十三、肘压环跳法

操作:受术者俯卧位。术者以肘尖部置于受术者一侧环跳穴处,持续点压 1~3 分钟。

适应证:腰椎间盘突出症、梨状肌损伤综合征、偏瘫等。

十四、横擦腰骶法

操作:受术者俯卧位。术者以一手掌侧着力于受术者腰骶部,做与腰椎垂直方向的快速往返摩擦运动,进行横向擦动,以局部透热为度。

适应证:腰痛、腰骶部酸痛、阳痿、遗精、早泄、盆腔炎、附件炎等。

十五、背部直摩法

操作:受术者俯卧位。术者以两手示、中、无名和小指掌侧并置于受术者背部大杼穴平高处,向下沿脊柱两侧经风门、附分等穴,至膈俞穴平齐处止,反复直摩 5~7 分钟。摩动时,上背部着力应较甚于下背部,以摩动局部皮肤微汗、微红为度。慢性虚损者,可在背部之膏肓穴处宜多摩;上腹疾病者,于膈关穴处宜多摩。

适应证:心悸气短、咳嗽气喘、潮热盗汗、骨蒸潮热、腰背酸痛、肩胛痛等。

十六、腰部直摩法

操作:受术者俯卧位。术者以一手或两手的示、中、无名和小指掌侧并置于受术者背部的胃俞穴平高处,由上而下直摩,经肾俞、大肠俞等至小肠俞穴平高处止,反复直摩 3~5分钟。

适应证:腰椎间盘突出症、腰肌劳损等。

十七、拍背法

操作:受术者俯卧位。术者以单掌拍击受术者背部脊柱正中,由大椎至胃俞穴平高处,反复拍打 1~3 分钟。或以双掌分置脊柱两侧,自上而下反复拍打。

适应证:胸闷喘急、胸胁胀满、腰背酸痛、头胀痛等。

十八、搓八髎法

操作:受术者俯卧位。术者以一手掌面着力于受术者骶尾部,持续搓动 1~3 分钟。

适应证:肠风下血、痔疮、睾丸炎、带下黄稠、腰骶部酸痛等。

第五节　上　肢　部

上肢部肌肤薄弱,关节灵活,在临床中常选用较柔和的手法,如理法、按揉法、擦法、拿法、揉捏法、点法等。

一、拿肩井法

操作:受术者坐位,术者立于其对面。以双手拇指掌侧置两侧肩井穴处,其余四指置于肩后部,双手着力提而拿之,或同时提拿,或交替提拿,反复操作 3~5 分钟。本法操作时,亦可与上述体位相反,即立于受术者背后,双手拇指在肩后,四指在肩前及肩井穴处进行提拿。另有跪拿法,即将拇指屈指内收,以其指间关节的尺侧部着力与其他四指合拿。

适应证:颈椎病、肩周炎、颈部扭伤、头目昏重、四肢倦怠乏力、偏瘫及其他多种慢性疾患。

二、拿手三阳法

操作:受术者坐位或仰卧位。术者一手握住受术者腕部或手部,另一手自其肩外侧循手三阳经依次拿至腕部,反复操作 3~5 分钟。本法操作时应沿经而行,不偏不斜。

适应证:颈椎病,肩周炎,偏瘫及大肠、小肠和三焦经病变等。

三、拿手三阴法

操作:受术者坐位或仰卧位。术者一手握受术者患侧腕部或手部,另一手自腋下循手三阴经脉依次揉拿至腕部,反复操作 3~5 分钟。

适应证:颈椎病,肩周炎,肺、心和心包疾患等。

四、揉肩井法

操作:受术者坐位。术者以揉法施于受术者一侧肩井部,由外向内反复操作 3~5 分钟。

适应证:颈椎病、肩周炎、颈部扭伤、头目昏重、四肢倦怠乏力、偏瘫、乳汁不下及各种慢性疾病。

五、点极泉法

操作:受术者坐位。术者一手握受术者患侧腕部,将其手臂向侧方抬起,另一手以拇指螺纹面置于腋窝极泉穴处,持续点按 1~3 分钟。

适应证:颈椎病、肩周炎、胸胁胀痛、胃痛等。

六、擦肘弯法

操作:受术者坐位。术者一手握受术者腕,另一手用大鱼际着力于其手三里穴处,自下而上经曲池擦至手五里,以局部透热为度。

适应证:肱骨外上髁炎,上肢肌萎缩、麻木等。

七、理上肢法

操作:受术者坐位。术者一手扶受术者患肩部,另一手握其腕,将患肢外展 45°,扶肩一手自肩部而下,环握上肢,握而即松,松而下移,移而再握,直理至腕部,然后两手交替,反复操作 5~7 遍。

适应证:颈椎病,肩周炎,上肢肌萎缩、劳损等。

八、理五指法

操作:受术者坐位。术者一手托受术者患侧腕掌背部,另一手以拇指螺纹面与示指桡侧或指腹部握住患侧手指根部,从指根部起捏而即松,松而即移,移而再捏,直理至指端。按拇、示、中、无名、小指的顺序依次操作。

适应证:手指麻木、疼痛、肿胀、关节功能障碍,畏寒怕凉,胸闷气短,心悸失眠,胃脘痛,便闭等。

九、揉肩周法

操作:受术者坐位。术者以一手掌侧自受术者患侧颈根部始,经肩井、肩峰揉至肩胛区,反复操作 1~3 分钟,然后自肩峰揉肩前、肩后并沿三角肌揉至肘部,反复操作 3~5 分钟。

适应证:肩周炎、颈椎病等。

十、捏上肢法

操作:受术者仰卧位,患侧上肢略外展。术者以一手拇指掌侧置于受术者上臂外侧,余四指置于上臂内侧青灵穴处,自上而下,节律性捏至腕部,反复操作 5~7 遍。

适应证:颈椎病、肩周炎、头目眩晕、胸闷胸痛等。

第六节 下 肢 部

下肢部肌腱韧带强劲,肌肉较丰厚,在临床中常选用渗透力较强的手法,如踩跷法、按揉法、滚法、拿法、推法、点法等。

一、按揉腹股沟法

操作:受术者仰卧位,两下肢伸直。术者以一手拇指螺纹面置于受术者左侧或右侧腹股沟外上端,自外上向内下反复按揉 3~5 分钟,然后将拇指端置于腹股沟中点处,持续点压 1~3 分钟。本法操作时无论按揉还是点压,用力均须由轻至重,不可突施暴力。

适应证:股骨头无菌性坏死等。

二、按揉下肢法

(一)按揉股前法

操作:受术者仰卧位,两下肢伸直。术者以两手拇指指腹置于受术者股前上方的髀关穴处,其余指置于其股前内上方助力,沿足阳明胃经,经伏兔、梁丘至膝关节外侧止,反复按揉 3~5 分钟。本法操作时应于经穴处做重点按揉,以局部有酸胀感为宜。本法亦可用单掌按揉法操作。

适应证:股四头肌损伤、偏瘫、腹胀、腹痛等。

(二)按揉股后法

操作:受术者俯卧位,两下肢伸直。术者两掌前后并置,或交叉重叠于受术者一侧下肢股后方承扶穴处,自上而下,由承扶按揉至委中穴,反复操作 3~5 分钟。

适应证:下肢痿痹、偏瘫、腰腿痛等。

三、拿股内侧法

操作:受术者仰卧位,两下肢略外展。术者以一手拇指置于受术者股内侧上方阴廉穴处,余四指置于与其相对应的股内侧后方,由上而下,逐步移动,反复提拿股内收肌 3~5 分钟。

适应证:股内侧挛痛、髋关节韧带损伤、腹痛、月经不调、痛经等。

四、拿足三阳法

操作:受术者仰卧位。术者以双手示、中、无名和小指并置于受术者患侧下肢外侧上部,两拇指则置于其股部相应内侧,由上而下循足少阳胆经和足阳明胃经线路,经膝关节拿至足踝及足背处,反复操作 5~7 遍。

适应证:腰椎间盘突出症、梨状肌损伤综合征、偏瘫、下肢肌肉萎缩、风湿痹痛、胸胁胀痛、气逆头痛等。

五、拿足三阴法

操作:受术者仰卧位。术者以双手示、中、无名和小指掌侧并置于受术者患侧下肢内侧上部,两拇指置于其相应股外侧上部,自上而下循足三阴经循行线路,经膝关节拿至内踝处止,反复操作 5~7 遍。

适应证:风寒湿痹、偏瘫、腰腿痛、胸胁胀痛、食少纳呆、月经不调、遗精、阳痿等。

六、揉下肢法

(一) 揉股前法

操作:受术者仰卧位,双下肢伸直。术者以揉法施于受术者患侧下肢股前股四头肌处,由髋下至膝关节上,往返操作 3~5 分钟。

适应证:股四头肌挛缩、偏瘫、腹胀、腹痛等。

(二) 揉股外侧法

操作:受术者侧卧位,患侧下肢在上,屈髋屈膝,健侧下肢在下伸直。术者以揉法自受术者患侧下肢股外侧上部,经风市穴揉至膝关节外侧,反复操作 3~5 分钟。

适应证:腰椎间盘突出症、股外侧皮神经炎、偏瘫、胸胁胀痛、口苦咽干等。

(三) 揉股后法

操作:受术者俯卧位,两下肢伸直。术者以拳揉法施于受术者股后部,自承扶至委中穴,反复操作 3~5 分钟。

适应证:腰腿痛、下肢痿痹。

七、推下肢法

(一) 推股外侧法

操作:受术者侧卧位,患侧下肢屈髋屈膝在上,健侧下肢伸直在下。术者以两手拇指指腹或一手掌根部置于受术者髋关节外侧下方,经风市穴推至膝关节外侧,反复操作 1~3 分钟。

适应证:腰腿痛、股外侧疼痛、偏瘫、腰椎间盘突出症等。

(二) 推股后侧法

操作:受术者俯卧位,两下肢伸直。术者以一手掌根部置于受术者一侧下肢臀下承扶穴处,自上而下经殷门、委中、承山推至跟腱处,反复操作 3~5 遍。本法操作时推动速度宜稍缓,不可粗暴速推。

适应证:偏瘫、腰椎间盘突出症、风湿性关节炎、头目昏重、尿黄等。

八、点承扶法

操作:受术者俯卧位,两下肢伸直。术者以一手拇指端或一侧肘尖置于受术者一侧股后承扶穴处,持续点压 1~3 分钟。

适应证:腰椎间盘突出症等。

九、重揉下肢法

(一) 重揉股前法

操作:受术者仰卧位,两下肢伸直。术者以一足底部置于受术者一侧下肢股上方髀关穴处,自上而下,经伏兔、阴市至膝上梁丘穴止,反复揉动 2~3 分钟。

适应证:风湿性关节炎、股四头肌挛缩、偏瘫、头昏头痛等。

（二）重揉股后法

操作:受术者俯卧位,两下肢伸直。术者以一足底部踏于受术者一侧股后上部承扶穴处,自上向下,经殷门重揉至腘窝上,反复操作 1~3 分钟。

适应证:偏瘫、腰椎间盘突出症、风寒湿痹等。

十、揉股内侧法

操作:受术者仰卧位。术者以单掌或双掌置于受术者股内侧上方阴廉、足五里穴处,自上而下,逐步下移,经阴包穴至膝下阴陵泉穴处止,反复揉动 3~5 分钟。本法操作时,自上向下的移动要缓慢,而着力沉实。

适应证:腹胀腹痛、腰痛、股内侧挛痛、月经不调、痛经、阳痿、早泄、遗精等。

十一、掌揉股前法

操作:受术者仰卧位,两下肢伸直。术者以一手掌侧置于受术者一侧下肢股前髀关穴平高处,以掌揉法自上而下,经伏兔、梁丘揉至膝关节上,反复操作 3~5 分钟。

适应证:股四头肌损伤、偏瘫等。

十二、揉膝上法

操作:受术者仰卧位,两下肢伸直。术者以一手拇指及其余四指置于受术者患侧下肢股部伏兔穴平高处,自上而下至膝关节上方呈钳形揉捏 1~3 分钟,然后以拳的指间关节突起部置膝上阴市、梁丘穴处,反复拳揉 3~5 分钟。

适应证:胃脘痛、恶心、呕吐、胸闷、心烦、膝关节肿痛、偏瘫等。

十三、揉膝周法

操作:受术者坐位,两下肢屈膝 90°。术者以一手或两手拇指指腹部分别或同时揉受术者患侧下肢的一侧或双侧膝部血海、阴陵泉、阳陵泉及内、外膝眼穴各 1~3 分钟。

适应证:风湿性膝关节炎、半月板损伤、膝关节扭挫伤、胃脘痛、食少纳呆等。

（范志勇　徐泉珍　李长辉　何立东）

复习思考题

1. 抹眉法如何操作? 其适应证有哪些?
2. 详述㨰颈项法的操作。
3. 试述推脾运胃法的操作及其要求。
4. 背部分推法如何操作? 具体有什么适应证?
5. 简述拿肩井法的操作及其适应证。
6. 简述点承扶法的操作及其适应证。

下　篇

PPT 课件

◆◆◆　　第六章　　◆◆◆

推拿手法的现代研究

学习目标

通过学习推拿手法的现代研究,了解推拿手法现代研究的手段与方向,以及推拿手法多学科交叉研究的现状,为更好地理解推拿手法临床疗效的发生机制、更加深入地开展推拿临床研究、提高推拿临床疗效奠定基础。

第一节　推拿手法研究方法

推拿手法现代研究包括手法的技术特征研究、手法作用原理研究和手法应用规律研究3个方面。手法技术特征的研究目的在于客观、定量地描述手法操作过程,从而建立可重复的手法技术规范,这是一切手法研究的基础。手法作用原理研究则有助于用现代语言阐明手法的作用机制,丰富推拿手法学的理论内涵,最终形成新的推拿手法学理论体系。手法应用规律的研究是指采用现代通用方法,对推拿手法在疾病预防和治疗中的确切作用和地位进行再评价。

推拿手法在数千年的发展过程中,历经各代医家不断地传承和创新,经过大量临床实践的验证,逐渐形成了各具特色的推拿流派,规范化的治疗方案也在不断发展和完善。但是目前关于手法操作的规范标准大多停留在定性层面,尚未有一个客观定量的评判体系。有效的推拿手法取决于刺激强度、刺激时间、手法频率、作用方向等多个因素,这些因素的量化对于手法规范化具有重要意义。同时,推拿手法的理论研究近几年也成为热点,主要集中在推拿手法古代文献的研究以及名老中医推拿学术思想的传承,以期构架完善的推拿手法理论体系。

目前研究推拿手法的方法主要集中在与推拿手法有关的力、载荷、位移、能、声响等几个方面。随着科学技术的发展,研究手段逐渐多样化,如推拿手法测定仪、体表肌电技术、三维运动捕捉系统、指压力测量仪、软组织张力测试仪、三维有限元模型等。这些研究手段的应用对进一步分析推拿的作用机制以及规范改良推拿手法有着重要的意义。

一、基础研究方法

推拿手法的基础研究内容主要包括理论研究和手法特征研究。理论决定了手法的操作及临床治疗的思路,对提高临床疗效有着重大意义;手法特征研究则主要集中于手法的动力学与运动学特征,是制定手法标准的前提,同时为进一步客观科学的循证研究提供支撑。

(一) 理论研究方法

推拿手法的理论研究是对大量推拿手法相关文献的收集、梳理、提炼、总结,并上升为具有系统性和指导意义的结论。作为主要研究内容,中医文献是理论研究的重要载体,内容包括历代医案、学术思想、经验交流等。对文献进行系统深入的整理、研究和挖掘,有利于开拓临床诊疗思路和提高临床疗效。理论研究的内容除了推拿手法古代文献之外,还有名老中医学术思想、国内外同道的经验以及国外手法经典著作。研究方法主要包括文献综述、系统评价、荟萃分析等。

文献综述是指对选题涉及的领域进行文献检索,在广泛阅读和理解的基础上提炼内容,总结归纳并进行综合分析,同时提出自己的理解和认知。文献综述的质量取决于选题和文献检索,同时需要对所有查阅文献的主要观点进行整合、提炼、陈述,并根据自己的见解做出全面、深入的评述,而不仅仅是文献的堆砌。

系统评价是针对某一具体临床问题,全面、系统地收集全世界已发表或未发表的临床研究结果,采用临床流行病学严格评价文献的原则和方法,逐个进行严格评价和分析,筛选出符合质量标准的文献,联合所有结果进行综合分析和评价。

荟萃分析则是在系统评价的基础上,对符合质量标准的所有文献进行研究结果合并,从而得出一个相对可靠的结论。在文献检索中,常常会有一些小样本、单个独立研究,或同样的研究得出的结果截然不同,此时需要采用统计学方法进行结果合并,从而尽可能得出一个更客观真实的科学结论。

推拿手法相关的理论研究与其他学科有所不同,由于推拿具有多元化特点,流派纷呈,其指导理论和特色手法各不相同,对于各流派的源流、传承和发展也说法不一,因此在理论研究中难免会出现百家争鸣的现象。因此在进行理论研究的时候,我们需要采用一些文献学及统计学方法,对研究现状进行客观的叙述和评论,提高理论研究的价值和意义。

(二) 手法特征研究方法

手法特征研究包括动力学特征以及运动学特征,随着科学技术的发展,研究方法也愈发详细和多样,为临床应用提供宝贵的基础数据和支撑。

手法的力学特征是手法基础研究的重要部分,包括力量、方向、作用部位、接触面积、作用时间等,目前手法的量化、标准化已成为研究热点,也是推拿手法发展的必然趋势。明确手法的特征参数,不仅有利于疗效及安全性提高,对于未来规范化的循证研究及考核体系也有着重要的意义。目前对于推拿手法特征的研究手段主要有推拿手法测定技术、离体模型力学研究技术、体表肌电技术、三维运动捕捉分析技术等。

推拿手法测定仪主要用于测量手法的动力学变化,利用电阻应变技术感应力的变化,通过转化器输入计算机软件,将手法表现为可视化的三维动态曲线图。有助于手法力的量化、客观化及规范化研究。20世纪80年代初期,山东中医学院和山东工学院率先研制出 TDL-I 型推拿动态测试仪,并能将动力信号转换为"手法动态曲线图"。后刘鲜京等在此基础上开发了推拿手法力学信息测录系统,建立了我国第1个"推拿手法力学信息数据库",并在后期开发出 TDL-II 型推拿手法测定仪。同一时期,沈国权在低档 APPLE-II 型微机上通过实时数据处理,发现手法动力曲线与施术方式之间存在密切联系。20世纪90年代末,上海中医药大学和复旦大学在原测定仪基础上,成功研制 FZ-I 型推拿手法测力仪,将计算机实时显示、定量和作用力三维分析处理等功能相结合,分析了𢲷法合力作用点的几何轨迹。目前,还研制开发了推拿手法力学信息测录系统、推拿力学信息计算机处理系统、推拿手法测定仪等，为探索推拿手法标准化提供了新的研究方法和途径。

手法操作过程中，肌肉作为主要动力源起着重要的作用，通过体表肌电技术能观测肌电的时间 - 空间变化。皮肤表面电极测试最早被应用在一指禅推法、㨰法、振法等手法操作的研究中，结果发现一指禅推法主要由肱二头肌、肱三头肌起动力作用；㨰法则还加入了前臂的旋前旋后肌群；振法主要由前臂伸屈腕肌群和三角肌的部分肌群参与，以屈腕肌群支配，肱二头肌、肱三头肌基本上是放松的。有学者采用表面肌电仪结合测力平台的方法，采集分析了㨰法的肌电信号，得出㨰法操作时 75% 的信号能量集中在 0~3.125Hz，前臂肱桡肌力度最大，其次为肱三头肌和胸大肌。

除了传统手法外，脊柱调整类手法的研究是以颈椎和腰椎的旋转、拔伸和扳法为主，主要采用在体实验、离体实验、数学模型以及三维重建和有限元分析等方法，分别针对手法作用下的椎间盘、小关节、神经根及椎间孔等组织结构进行相应的研究。有学者将力传感器埋入新鲜尸体椎间盘内，动态测量旋转手法时髓核内压的变化，发现操作过程中髓核内压上升的幅度与旋转角度成正比。也有学者应用电 - 机械测量法研究新鲜尸体在斜扳时的运动学变化，结果显示斜扳是一种复杂的三维六自由度运动，并应用工程系统力学中刚体转移计算理论，获得了腰椎及其后部结构在模拟加载时的三维运动量。除离体实验外，有研究者采用新鲜尸体颈椎标本建立半在体模型，在颈椎间盘前缘和关节突关节等处同时埋置微型压力传感器，并应用模拟颈伸肌正常生理段性能的弹簧，观察压力变化，结果发现小关节内的压力与后伸角度成正比；加载模拟伸肌后，椎间盘和小关节的压力明显减低。

在力学基础上，三维运动捕捉系统广泛应用于手法运动学特征的分析，利用高速红外摄像机，能捕捉研究对象体表标志点的运动信息，通过运动图像采集软件处理，得到数字化的运动轨迹。1996 年，上海中医药大学采用三维运动捕捉系统结合 FZ-Ⅰ型推拿手法测力仪建立三维坐标系，从不同角度拍摄㨰法的操作过程，记录各关节的运动轨迹。发现㨰法合力作用点轨迹主要分心形、葫芦形、8 字形及棒槌形 4 种，其中心形和葫芦形最符合㨰法操作的基本形式。此后，大量的研究应用三维运动捕捉系统，对手法的运动学特征进行了总结，并构建了技术要领数据库和生物力学模型。

但是，目前的手法特征研究仍存在许多不足，研究局限于几种手法，大多集中在单一手法的研究。同时，对于采集的数据并未给出全面的解释和说明，目前尚未有一个统一、权威的手法标准化数据。对于模型的选取仍存在许多局限性，无论是动物模型、物理模型或是尸体模型，都存在一定缺陷，仿真模型的建立有待进一步完善，更加精细的测试手段有待被应用于推拿手法的研究。

二、临床研究方法

推拿手法在临床应用中，首先术者对受术者特定部位施加一个力的作用，力作用在体表往往引发表面的形变和位移，对物体做功，做功就必然伴随着能量的传递和转化。因此，"力 - 功 - 能量"是推拿作用的基本原理轴线，这一特点决定了我们临床研究的三个内容，分别是术者施加的力、能量传递转化的过程以及最终的效应途径。

在体测力系统能较好地还原手法施力的过程，该系统由压力传感器、放大线路及数据采集分析软件等配套仪器组成，为手法学的在体测量提供了直接可靠的方法。有研究者将微型压力传感器安装在术者手上,观察仰卧定点旋转手法过程中推扳力的变化。也有学者自制旋转手法力学测量仪,选择神经根型颈椎病受术者进行旋转手法的在体测量,计算左右手施行旋转手法时的位移及冲量,发现预加载力、最大作用力、扳动力都是相近的。此外,测力手套能与测力平台、系统软件相结合,用以测量了滚法治疗过程中手掌各作用点所产生力的大小、方向、做功及累积数值。

除了体表力的测定,体内结构的力学变化在临床中也十分重要,有限元模型技术被广泛应用于这一研究领域。1972 年,荷兰学者首次将有限元分析法引入生物力学领域,与其他生物力学研究方法相比,有限元分析法可对形状、结构、材料和载荷情况及复杂的构件进行应力、应变分析。此后,有限元分析法取得了较大的发展,从二维扩展至三维,由线性发展至非线性模型。目前通过对受术者的 CT 片,采用 Mimics 软件系统能逐层重建椎体的三维有限元模型,通过设定结构参数完成椎间盘模型来分析手法操作的机制、安全性与合理性。研究显示,在牵扳手法时椎间盘髓核内压力最小且为负值,坐位旋转手法时最大;且外层纤维环应力最大,内层纤维环应力最大的是牵扳手法,两种手法均可造成椎间盘后外侧与神经根之间的移动,与生物力学研究结果基本一致。此外,应用有限元分析我们能够模拟不同体位下的各种手法操作,观察椎间盘内的应力分布。但有限元分析作为一种数字计算方法,结果范围较为狭小且固定,同时脊柱周围的肌肉、韧带对于椎体的稳定性是相互影响的,椎体的力学与多因素动态变化相关,失衡条件下的变化是有限元研究的难点所在。

推拿手法在人体有许多效应途径,研究方法根据结局指标来选取。力学作为手法作用特征,大量研究发现推拿能改善受术者肌力、肌张力,松解粘连,改善关节活动度。临床研究中,我们可以采用软组织张力测试系统、等速肌力测试系统、表面肌电图、薄膜压力测试系统、三维步态分析系统等多种手段,测量手法治疗前后受术者的生物力学特征。

推拿的另一大作用就是镇痛,推拿镇痛主要分为外周机制和中枢机制两个方面。大量研究表明推拿能调节内源性阿片肽含量,包括脑啡肽类、内啡肽类和强啡肽类,减少局部致痛物质,如 5- 羟色胺、前列腺素、组胺等,此外推拿能恢复细胞膜巯基及钾离子通道结构的稳定性、中枢易化、提供中枢性疼痛耐受和抑制疼痛传递等多种作用,其中脊髓后角是推拿手法镇痛机制中一个非常重要的部位。

此外,推拿对于呼吸系统、心血管系统、消化系统等都有一定的调节作用,在实际的临床研究中,我们应根据结局指标选取相应的研究方法。

第二节　手法的技术特征研究

推拿手法作用的基本方式包括力量、能量和信息。其中,力量是基础,只有在一定量的手法力作用下,才能产生有效的能量转换和生物电等信息,进而刺激机体产生各种生物学效应。因而,手法的技术特征研究成为其他研究的基础,研究角度主要从手法的力学特征和力学效应两个方面作为切入点,研究的手段从简单的解剖形态学和物理分析到现代的影像学及复杂的三维有限元分析等逐渐多样化,测试手段主要包括推拿手法测试仪、传感器、MTS生物力学材料实验仪、软组织张力测试仪、三维运动分析系统等。

一、手法的力学特征研究

(一) 推拿手法力学测试系统

20世纪80年代初,学者们开始采用力学方法对手法的技术特征进行客观描述。其原理主要是将力学传感器与电阻应变仪相连接,将手法力的变化转换成电信号,在长余辉慢扫描示波器上动态显示,并同步输入光线示波器实时打印。如山东中医药大学与山东工业大学共同研制的"TDZ-Ⅰ推拿手法动态测试仪"。上海中医药大学随后对此进行了改进,把电阻应变仪制作成一块电路板,与推拿手法测试平台一体化,使其输出信号直接进入长余辉慢扫描示波器或光线示波器。

1987年,计算机技术开始应用于推拿手法测试仪的数据后处理,在APPLE-2微机上,对一指禅推法和㨰法的动力学数据进行了分析。结果显示,推拿手法信号是一种周期性随机振动信号,可以用峰值变异系数、时间变异系数、冲量变异系数等统计数据反映手法操作技能的高低,并有效识别手法动力曲线的正确与否。从测试结果来看,一些富有经验的推拿术者和教师的手法信号较为稳定,而低年级的学生和实习术者的手法随机变化的成分较多。

1993年,上海中医药大学与复旦大学合作,研制出新一代微机化的FZ-Ⅰ型推拿手法测力分析仪。它采用电阻应变片传感器,将手法产生的三维方向力传入动态应变仪,经A/D卡转换,进入计算机处理。应用该仪器对㨰法的测试分析表明,通过直观显示手法合力作用点几何运动轨迹和三分力曲线,可以鉴别手法动作的正确与否;通过微分处理,还可对分力、合力进行频域和时域的定量分析。

(二) 几种推拿手法的力学特征

1. 一指禅推法　采用TDZ-Ⅰ型推拿手法动态测试仪对4种一指禅推法操作进行了测试。①以拇指端略偏桡侧着力,腕关节悬屈约60°;测试结果显示,手法周期较短,频率较快,纵向波幅较低,回摆波与前推波波幅接近,呈双峰型,横向曲线与基线重叠。②以拇指端着力,腕关节悬屈约80°,摆动时拇指指间关节自然屈伸;测试结果显示,手法节律均匀适中,纵向前推波振幅较大,峰顶略圆,回摆波波幅较小。③以拇指螺纹面着力,拇指指间关节背伸约120°,腕关节悬屈约80°;测试结果显示,手法周期较长,频率较慢,纵向前推波振幅较大,峰顶略圆,回摆波位于下降支中段。④缠法(一指禅推法摆动频率至每分钟200次以上)操作以拇指端着力,腕关节悬屈约80°,摆动时拇指指间关节呈自然的小幅度屈伸;测试结果显示,手法周期短,频率快,纵向前推波振幅较大,峰顶较尖,回摆波位于下降支1/3处。

2. 㨰法　㨰法操作时其力的大小是决定其刺激量的重要指标,也是动力学研究的主要对象。采用TDZ-Ⅰ型推拿手法动态测试仪对㨰法操作进行测试可发现㨰法操作以掌背尺侧及小鱼际部位着力,以肘关节屈伸、前臂旋转及腕关节伸屈的协调运动,带动着受力部位来回滚动。测试结果显示,㨰法操作周期较长,频率适中,纵向前滚波振幅较高,波峰尖锐,可出现2~3个回摆波,波幅达前滚波的高度或相当于其1/3~1/2。另有运用推拿手法测试仪研究发现,㨰法为一种6峰6谷的随机周期脉冲式信号,显示专家组前㨰和回㨰的手法力波谷和波峰均明显且伴峰数较多。结果提示了保证手法频率的重要性,且手法力的力幅应该与最佳受力层次相对应,峰谷值不宜过低或过高,否则手法力的有用功减少,手法难以深透。

利用摄像机与推拿手法测定仪对㨰法的运动学和力信号测试,建立包括手部、尺骨及桡骨简化的生物力学模型和方程,求解手部桡骨和尺骨远端点处的受力。结果表明当㨰法外推时,手部桡骨、尺骨远端点处X方向(㨰法动方向)受力方向不变,出现两个峰值,近外推结束时受力最大;收时两处受力大小和方向出现波动。手部桡骨和尺骨远端点处,Y方向和Z方向受力趋势相同,在逐步上升后出现了一个平缓变化的阶段,之后急骤下降。

采用FZ-I型推拿手法测力分析仪对揉法的测试结果显示,其合力作用点轨迹可呈现4种几何形态,其中,心形和葫芦形被认为是按照正确的手法要求操作而得到的。通过计算轨迹图形面积占其最大宽度所构成的正方形面积的百分比(以R表示),可定量评定揉法合力作用点轨迹,对141位揉法法术者的分析表明,心形的R值为28.5%~50.0%,葫芦形的R值为18.2%~28.5%,8字形和棒槌形的R值分别为10.0%~13.3%和0~8.3%。值得注意的是,R值只是判断揉法正确性的必要条件而非充分条件,因为通过模拟动作也能获得正确的R值,只有将揉法动作形态与R值结合分析,才能做出正确的判断。在用三维测力平台和测力手套研究揉法操作时发现手掌不同部位的接触力,得到的总体比重分别为大鱼际点31.7%,小鱼际点13.9%,小指点30.1%,无名指点8.2%,中指点16.1%。

频域分析结果表明,揉法的频段分布主要集中在2~15Hz,说明揉法法施力过程中以低频作用力为主,从而体现出该手法"柔和"的特点。正确施力的水平力模的频谱图形中,还可见少量20~30Hz的高频成分,它代表了轻微的横向冲击力。垂直向下分力的微分频谱图形显示,富有经验的推拿术者含有低频和高频两种成分,低频成分代表力的慢变化,高频成分代表力的快变化,一些初学者则只能看到低频成分。

时域分析可对垂直作用力做定量分析,具体指标为峰值离散度(以J0表示)、峰值时间(以F0表示)和总体均匀性(以R0表示)。J0反映手法力量强度的均匀性,其值越小,说明力量强度越均匀;F0反映手法时空上的均匀性,其值越小,最大力出现越早,则力的下降时间延长,梯度变小,不宜产生"撞击感"。R0是指实测手法力量—时间曲线与标准曲线面积的差值,它受手法力量强度和时空分布两方面因素的影响,因而既可反映手法的均匀性,又可反映手法的柔和性,R0值越小,说明手法技术越熟练。

与手法作用平面平行的水平方向力,又可分解为该平面上互为垂直的两个分力,其影响因素较多,目前尚无理想的定量分析方法,可以结合手法合力作用点轨迹形态,对水平作用力进行定性分析。

3. 鱼际揉法　采用TDZ-I型推拿手法动态测试仪对鱼际揉法操作进行了测试。手法操作以大鱼际着力,腕关节做略带屈伸的摆动。测试结果显示,鱼际揉法周期适中,频率较快,波形呈小丘状。

4. 平推法　采用TDZ-I型推拿手法动态测试仪对平推法操作进行了测试。手法操作以手掌着力,有节奏地来回推擦,前推时用实力,回推时用虚力。测试结果显示,平推法周期较长,频率适中,纵向波呈锥体形,上升支与下降支对称,波形光滑。

5. 振法　采用TDZ-I型推拿手法动态测试仪对振法操作进行了测试。手法操作以手掌着力,做自发地小幅度、高频率振动。测试结果显示,振法周期短、频率快,纵向波振幅小而均匀。

(三) 对手法操作过程中的动力肌群检测

对于一个完整的手法操作过程而言,首先由特定的肌肉或肌肉群收缩发出原动力,带动相关关节运动,最后由着力部位以一定的力量形式施加于作用部位。因此,对某一手法的动力肌群进行检测,并结合该手法的力学特征加以分析,则可以更为全面地认识手法力学特征的本质。采用皮肤表面电极测试肌肉运动的时间-空间序列,发现一指禅推法在操作过程中,肱二头肌和肱三头肌是主要的动力肌群,两组肌群交替兴奋收缩,带动前臂、腕部和拇指在动作起始位两侧进行往返的内外摆动。擦法法操作过程中,前臂旋后肌群和旋前肌群是主要的动力肌群,首先由肱三头肌收缩,使肘关节略伸展,随后前臂旋后肌群和肱三头肌协同收缩,使前臂旋后约45°,腕关节屈曲,完成前滚运动;然后肱三头肌、肱二头肌和前臂旋后肌群同时放松,前臂旋前肌群收缩,使腕关节背伸,前臂旋前内摆,完成回滚运动。振法操作过程中,前臂腕伸肌群和腕屈肌群是主要的动力肌群,两组肌肉以较快的速度交替收缩和放松,在伸屈肌群每一次短促的振动结束时,迅速地发生逆转,从而产生持续而有节律的振颤。

二、手法的能量转化研究

推拿手法除了通过机械力作用外,还可以通过温热刺激作用于体表特定部位或腧穴,并通过经络或筋骨等实体系统深透到脏腑,从而达到治疗和预防疾病的目的。推拿手法的基本要求是持久、均匀、柔和、有力和深透,手法的深透及温热效应的产生与手法振动引起受术者的受迫振动有关。人体的不同器官各有其固有振动频率,当手法力的频率与局部施治组织的固有频率相接近或近似相等时,就会发生生物共振效应,使手法力向组织传递的深度达到最大值,此时受术者就感到了手法传入身体组织的某一深度,并且产生温热作用。热电耦测温仪和医用红外热成像仪的应用可有效评价推拿手法的热效应。

振法是中医推拿手法中热效应较为显著的手法之一,它是以指或掌做快速振颤的手法,具有温经止痛、温阳补虚等功效,对常见内科疾病有很好的疗效。根据临床观察,受术者在接受高水平推拿医师振法施术后,除了感受到振动以外,还往往描述局部发热,或有热感向机体深部渗透。而较差的振法仅有外形振动而无热感透入,这种振法往往疗效不佳。已经有实验证实医师组和学生组推拿手法热效应比较,推拿热效应存在差异且在深层组织更为明显。明代周于蕃在《小儿推拿秘诀》中记载:"急摩为泻,缓摩为补。"说明手法频率快慢对疗效具有一定的影响。有研究表明手法频率的变化能影响人体某些系统的功能状态,而且某一特定的手法,其频率变化也会导致不同的作用效果。通过对心俞部位实施掌振法的研究,证实频率为 500 次 /min 的振法效果优于 300 次 /min 的振法,而且被术者局部的温度上升并没有随手法的结束而停止,甚至可延续到振法停止后的 1~3 分钟。证实不同振动频率产热总量并不相同,振法产热不仅仅是热传导作用,还有可能是激发了受试者体内的某种产热机制,从而达到治疗的作用。

采用精度为 0.1℃的热电耦测温仪,直接检测皮肤表面和皮下一定深度的温度变化,对手法作用的热能转化进行了研究。实验结果显示,手法的热能转化与手法技能水平、手法种类、手法作用部位与作用时间等有关,富有经验的推拿术者与初学者的差别主要体现在皮下 1.0~2.0cm 的深度范围内,升温效果相差 0.07~0.49℃。在被检测的几种手法中,擦法的热能转化效率最高,作用 45 秒即可达到一指禅推法 5 分钟的效果;其次是缠法和一指禅推法,两者相比缠法的作用部位较一指禅推法为深;再次为擦法法和按揉法;摩法的热能转化仅局限于皮肤表面。作用部位不同,手法的热能转化效果具有显著差异,臀部较腰背部的升温效果明显,皮肤表面温度升高相差 2.93℃,皮下 2.0cm 处相差 0.83℃,皮下 2.5cm 处相差 0.48℃;就同一部位而言,在皮下 2.0cm 以下,各种手法的升温效果已无显著性差异,提示手法的热能转化可能仅局限在手法作用局部的一定深度范围内。随着手法作用时间的延长,局部温度并非呈持续性升高,从目前的研究资料看,作用时间超过 5 分钟后温度即不再升高。

有研究者应用红外线热成像技术,对健康志愿者和背肌筋膜炎受术者进行手法治疗后,比较两组热像图外观及温度并进行统计学分析。结果表明,健康组和治疗组背部热像图均基本呈现以高温区为中心并由温度依次降低的带状区环绕的热像图形。健康组高温区一般呈现类椭圆形区域,而治疗组高温区则为与压痛点区基本吻合的不规则区域。健康组高温区与脊柱非常接近,而治疗组高温区与脊柱多有所偏离。背肌筋膜炎受术者热像图的最高温度、平均温度及温差均较健康志愿者显著升高,最低温度无显著差异;推拿治疗后热像图最高温度、平均温度及温差均显著下降,证明推拿对背肌筋膜炎炎症区域有显著改善作用。

三、手法的相关信息研究

手法作用于机体表面,可以理解为一种感觉刺激,对于单一感觉刺激下机体所产生的生物电信息的特征及变化,在神经生理学中已有较为详尽的描述,但是,推拿手法是一种复合感觉刺激,其确切的生物电特征及其效应尚不清楚,从已知的推拿手法刺激具有镇痛作用的事实推测,手法刺激至少可以兴奋 A_α 和 A_β 两类较粗的感觉性和运动性神经纤维,至于手法刺激所引起的各种神经冲动在外周和中枢的整合过程和机制,尚有待于进一步研究。

手法的生物学效应由手法的力学刺激所引发,力学信号转变为生物信号的关键是机械力感受器。手法力学刺激能经过与各种细胞结合产生多类型丰富的转换结果从而启动机体多种生理调节功能。目前认为可能潜在的机械刺激感受器包括离子通道、G- 蛋白连接受体、肌酸激酶及整合素族等。在大量关于机械力影响细胞的研究中,关注最多的是机械力对离子通道的激活。研究证实一定量的机械力作用于细胞能够激发离子通道,而离子通道被激发后能启动相关的信号通路。这些离子通道包括 Ca^{2+}、Na^+、K^+ 等,以 Ca^{2+} 通道为主。研究证实缺氧脐静脉内皮细胞经"㨰法样"刺激后,细胞内钙离子浓度、eNOSmRNA 水平、NO 合成和释放显著增加,但在加入 DHPR 拮抗剂的细胞培养基中进行"㨰法样"刺激时效应基本消失,提示"㨰法样"机械刺激的生物学效应通过 Ca^{2+} 介导完成。研究发现 Ca^{2+} 通道中的二氢嘧啶受体 / 通道(DHPR),具有 L 型电压门控 Ca^{2+} 通道和电压感受器的双重功能,并可以将细胞膜的去极化和肌浆网内 Ca^{2+} 的释放偶联起来,完成信号的传导。同时 Ca^{2+} 作为细胞内的第二信使在信号传导中有着极其重要的作用,由此可知 Ca^{2+} 通道在机械刺激转变为生化信号中发挥着重要的作用。

多项研究表明手法的技术特征研究从手法的力量、能量、信息 3 个方面,在其量的大小、传递模式与途径,以及相关的影响因素等几个方面初步勾画出了一部分手法的轮廓,为今后的研究指明了方向。

第三节　手法的力学效应研究

手法力学效应研究的目的是揭示手法力作用于被试对象后直接引起的应力—应变规律,属于对手法直接作用的研究。脊柱推拿是治疗颈肩腰腿痛的关键疗法之一,因此现有的研究资料主要集中在脊柱整复手法的力学效应方面,包括手法的安全性和有效性研究。手法操作均涉及生物力学问题,对生物力学效应的研究有利于进一步提高手法疗效,预防手法不当导致的医源性损伤。手法的生物力学研究多采用尸体的新鲜脊柱标本或在体模拟各种手法进行相关研究,主要研究颈腰椎的旋转扳法、拔伸法及屈伸法。

一、旋转类脊柱整复手法的力学效应

旋转类脊柱整复手法即扳法,分为定点整复和非定点整复两种,手法实施过程中,被旋转节段处于中立位、前屈位或后伸位,也有在拔伸状态下施以旋转的操作方法。研究表明,操作的方式方法和施力情况不同,其安全性和有效性存在很大差异。

在进行手法整复的过程中,绝大多数情况下伴有一种"咔嗒"样声响的出现,一些术者将这种声响的有无作为手法整复成功与否的标志。对掌指关节的研究表明,"咔嗒"声的出现是关节内气体快速流动的结果,而脊椎关节突关节与之类似。用定向式微型麦克风直接测试的结果显示,施行颈椎旋转整复手法时,"咔嗒"声主要出现在旋转一侧,定点旋转手法仅出现一个"咔嗒"声,而不定点的端提旋转手法则可出现多个"咔嗒"声,由此可以认为,非定点整复手法存在一定的盲目性,而定点整复手法具有较高的准确性。一般认为,出现"咔嗒"声时往往预示着关节活动达到了极限位置,所以,"咔嗒"声的出现说明手法作用力到达了脊椎关节,并引起了关节的位移。目前,是否将"咔嗒"声作为手法整复成功的必需标准仍存在争议。

根据 X 线平片的直接观测结果,施行颈椎中立位旋转手法时,颈椎位移的幅度从下至上依次增大,C_1 与 C_7 棘突偏离中线的距离相差 3 倍以上,说明中立位旋转手法较大的应力集中于上位颈椎,而对颈椎病多发的下位颈椎作用较小。

对新鲜颈椎尸体的直接测试结果显示,颈椎前屈旋转或过伸旋转时,对侧 C_5、C_6 神经根袖明显上移,与同一节段的另一侧相比,C_5 神经根袖分别上移 0.3~0.6cm 和 0.3~0.4cm,C_6 神经根袖分别上移 0.3~0.5cm 和 0.2~0.3cm。提示旋转手法可以调整神经根与其周围组织的位置关系。进一步分析发现,颈椎前屈旋转时,C_2、C_3、C_6、C_7 节段的椎管内截面积和矢状径与自然后伸位旋转或过伸旋转时相比明显增大;其他节段的椎管内截面积和矢状径在颈椎前屈旋转、过伸旋转与自然后伸位的差异不明显,仅前屈旋转时椎管矢状径有增大趋势。同时还观察到,过伸旋转时各节段纤维环均有轻度凸出,向中线侧突的髓核增大;而前屈旋转时,未见纤维环的凸出,向中线侧突的髓核减小。以上结果提示,在安全性方面,颈椎前屈旋转手法高于过伸旋转手法。

在新鲜尸体上,通过事先埋入的力学传感器可直接检测椎间盘内的压力变化。对颈椎施行旋转手法时,盘内压力普遍增高。在腰椎施行旋转手法时,总的趋势是随着旋转角度的增加,椎间盘内的压力逐渐增高,手法完成时盘内压力达到最高点,手法解除后,盘内压力恢复到处理前水平,未见盘内压力降低的现象。进一步分析显示,不同节段椎间盘内压的变化略有差别,L_3~L_4、L_4~L_5 节段由于受腰椎关节突关节的限制,后伸幅度较小,髓核内容积增大有限,所以在旋转过程中盘内压力持续增高;而 L_5~S_1 节段的后伸幅度较大,加之前纵韧带和纤维环前部的弹性变性范围较大,在外界压力增高时髓核内容积可在一定范围内增大,所以其盘内压力并不增高反而呈下降趋势。对于椎间盘后外缘来讲,在施行脊柱旋转手法时,其两侧的应力变化是不一样的,当腰椎做前屈侧弯旋转时,同侧椎间盘后外缘应力增高,对侧则降低;手法结束后腰椎位置复原时,应力降低的一侧出现较小的应力增高。

将微型力学传感器埋入脊椎关节突关节,可以直接观测手法力作用下关节内应力的变化,测试结果表明,施行腰椎定点旋转整复手法过程中,下关节突呈现向上→向前→向下→向后的时序运动,且活动范围较大,使错位关节出现复位倾向;关节内压则呈现先低后高的双向变化曲线,在手法操作的后半程,关节内压达到最高,比相邻关节内压增高8倍;脊椎恢复原位时,关节内压降至手法前水平。对脊椎下关节突进行标定,在平行光三维运动测量系统中可以直观地显示该关节突的三维运动变化,腰椎斜扳手法可使同侧下关节突在三维方向上发生位移,其中,向同侧位移幅度最大,向上位移次之,向后位移幅度最小。

人体和新鲜尸体的测试结果均显示,颈椎旋转手法使同侧椎间孔缩小而对侧椎间孔扩大,颈椎旋转尤其是在过伸状态下极度旋转,可以导致椎动脉完全闭塞,造成椎基底动脉供血不足,其中,右旋较左旋的危险性更大一些。

综上所述,脊柱旋转整复手法能够调整脊椎关节突关节及神经根与其周围组织结构的位置关系、调节椎间盘内外的压力。在施行脊柱旋转整复手法的过程中,椎间盘内的压力普遍增高,无法使已经突出或膨出的髓核还纳,而借助于盘内外压力的变化及对神经根的牵拉,则有可能改变髓核与神经根之间的位置关系,从而使相应的临床症状得以缓解,这可能是手法治疗椎间盘突出或膨出症有效的机制之一。从安全性角度考虑,宜在前屈状态下施行旋转,并尽可能采用定点整复方法。

二、拔伸类脊柱整复手法的力学效应

拔伸类脊柱整复手法分为持续性拔伸和间歇性拔伸两种,实际操作过程中,可根据具体情况调节拔伸力的大小、方向和作用点,以便获得最佳的效果。

在颈椎拔伸过程中,椎间盘内的压力呈下降趋势,而且,盘内压力的变化与拔伸的力量和持续或间隔的时间有关。以5kg的重量在2秒内缓慢拔伸,颈椎间盘内的压力呈一定程度的下降,但与拔伸前比较无显著性差异,以此重量继续拔伸,则盘内压力不再变化。若以10kg的重量在0.1秒内拔伸,则盘内压力显著性降低,以此重量继续拔伸,盘内压力持续降低,且在拔伸结束后维持一定时间的后效应。对颈椎实施纵向牵拉时,$C_4 \sim C_5$椎间孔由10.5mm×4.0mm扩大到13.0mm×5.0mm,对颈椎进行挤压时,则缩小为9.0mm×4.0mm。采用光弹方法的研究结果表明,颈椎关节后缘所受拉应力大小与拔伸力的着力点和方向之间存在密切关系,位于C_1和C_2棘突的拔伸力所产生的应力普遍较高;就拔伸力的方向而言,$C_4 \sim C_5$关节以15°的拔伸力所产生的应力最高,$C_5 \sim C_6$和$C_6 \sim C_7$关节以25°的拔伸力所产生的应力最高,提示临床上施行颈椎拔伸手法时,根据病变关节的不同,应选择合适的着力点和拔伸方向,从而体现出手法灵活多变的优越性。

有学者通过光测力学法,对不同着力点不同方向仰卧拔伸牵引作用下的颈椎关节应力分布进行了研究。结果显示,牵引力作用点位于C_1时,颈椎各关节的应力分布$C_5 \sim C_6$椎体后缘所受应力最大,$C_4 \sim C_5$次之,$C_6 \sim C_7$最小。牵引力作用点位于C_2,颈椎各关节的应力分布$C_4 \sim C_5$椎体后缘所受应力最大,$C_5 \sim C_6$次之,C_{6-7}最小。牵引力作用点位于C_3时,颈椎各关节的应力分布$C_5 \sim C_6$椎体后缘所受应力最大,$C_4 \sim C_5$次之,$C_6 \sim C_7$最小。牵引力作用点位于C_4时,颈椎各关节的应力分布$C_5 \sim C_6$椎体后缘所受应力最大,$C_6 \sim C_7$次之,$C_4 \sim C_5$最小。综合来看,随着作用点的下移,椎体后缘所受应力逐渐减小。另一实验测量于坐位时对不同前屈角度用拔伸法时颈椎应力的改变,结果显示,受试者头颅由自然位至前屈位20°时,同一颈椎节段最大拔伸应力逐渐增大,并随前屈角度增大及颈椎节段下移,增大趋势更为明显。对于整段颈椎,当前屈角度不变,最大应力随颈椎节段下移趋于逐渐增大,当拔伸力度相对恒定,头颅自然位时,最大应力随着颈椎节段下移其增大的趋势较为缓慢,当前屈角度增大,最大应力也存在增大趋势,但幅度大为增加。手法拔伸颈椎由后伸位到前屈位,颈椎能延长

1.5~2.3cm 使椎间隙拉宽,椎动脉的纡曲度相对减轻,皱褶于横突孔间的椎动脉得以复原,利于椎动脉的血液流动。仰卧位手法避免了头部的重力,通过颈部周围特别是颈后部肌群和韧带的牵拉,动态调节肌肉和韧带的柔顺性以调整颈椎外动力平衡结构的失常,改善颈部软组织的微循环状况。

三、屈伸类脊柱整复手法的力学效应

对新鲜颈椎尸体的直接测试显示,颈椎过伸时,脊髓变粗并形成皱褶,硬膜与黄韧带一起形成皱褶并突入椎管,纤维环膨出增大,向中线对侧突的髓核亦增大;而颈椎前屈时则未见上述现象。进一步分析发现,颈椎前屈时,C_6、C_7、T_1 节段的椎管内截面积与过伸时相比明显增大,其他节段的椎管内截面积在颈椎前屈、过伸和自然后伸时的变化不明显。同时还观察到,颈椎前屈时,椎管矢状径与过伸、自然后伸时相比似有增大趋势。以上结果提示,颈椎前屈手法的安全性相对较高。

对脊椎下关节突进行标定,在平行光三维运动测量系统中直接显示该关节突的三维运动变化,当固定下位椎体施行腰椎后伸手法时,上位椎体的下关节突主要在上下或前后方向上发生较大的移动,同时也存在少量的侧方位移;俯卧状态下的后伸手法主要使下关节突呈现向后下方且略带旋转的运动,后伸幅度过大时可以造成关节突的重叠,而小幅度的反复后伸动作则可起到松解关节突间粘连的作用;仰卧位前屈手法主要使下关节突向前移位,幅度过大时可产生关节突抵触。破坏性试验显示,当 L_4~L_5、L_5~S_1 的屈伸范围分别达 12° 和 14° 时,仍未见组织损坏;而 L_3~L_4 节段后伸达 6° 时,即可闻及软组织遭到破坏的爆裂声,继续后伸到 11° 时,出现前方椎体骨折。

脊椎关节突关节的位移会直接影响椎管的容积大小,多项研究结果显示,施行腰椎后伸手法时,可引起硬膜囊矢状径缩短、椎管长度减小;前屈手法的作用效果则相反,从而有利于神经根的减压。坐位下的腰椎屈曲旋转手法可使硬脊膜两侧的神经根向上下和内外方向移动,进而改变神经根与周围组织的位置关系。脊椎关节突关节的细小错位,被认为属于中医学"骨错缝"的范畴,临床观察数据显示大量受术者通过手法整复后病情即刻得到缓解。有学者以 10 名腰椎间盘突出症受术者为对象,通过观察推拿手法对腰椎间盘突出症受术者腰椎三维空间位移的影响,探讨推拿手法治疗腰椎间盘突出症"骨错缝"的干预机制。试验分3 组,分别为理筋手法组和理筋手法加调整手法组进行治疗;正常志愿者 5 例为理筋手法。应用 ITK 重建软件重建腰椎椎体并进行有限元分析,比较 3 组手法干预前后腰椎椎体三维位移变化情况。结果显示 3 组腰椎间盘突出症受术者推拿手法治疗后 L_1~L_5 各椎体的空间位置发生了一定改变。理调组 L_3 在 X 轴角位移为 $(1.77 \pm 0.46)°$;L_4 在 X、Y 轴角位移分别为 $(1.78 \pm 0.53)°$、$(1.89 \pm 0.75)°$,显著大于理筋组和正常组($P<0.05$);理调组 L_1~L_5 在 X 轴三维角位移分别为 $(1.50 \pm 0.47)°$、$(1.55 \pm 0.57)°$、$(1.77 \pm 0.46)°$、$(1.78 \pm 0.53)°$、$(1.61 \pm 0.39)°$;均显著大于正常组($P<0.05$);理调组 L_3 在 Y 轴三维位移为 $(2.87 \pm 0.74)\,mm$,L_4 在 X 轴三维位移为 $(1.68 \pm 0.64)\,mm$,显著大于理筋组和正常组($P<0.05$);理调组 L_1、L_4、L_5 在 X 轴三维位移分别为 (1.28 ± 0.21)、(1.68 ± 0.64)、$(1.30 \pm 0.51)\,mm$,L_1~L_3 在 Y 轴三维位移分别为 (1.92 ± 0.42)、(2.25 ± 0.61)、$(2.87 \pm 0.74)\,mm$,均显著大于正常组($P<0.05$)。以上结果提示理调手法比理筋手法更能调整失稳或退变节段的空间位置,使腰椎椎体产生水平及旋转移位,而非上下移位,对纠正腰椎"骨错缝"产生重要作用。

目前,研究推拿手法的模型主要有动物模型、物理模型和尸体模型,每一种模型都与人

体脊柱结构近似,但又都存在一定的局限性。随着生物力学现代学科和科学法的发展及检测材料、检测设备、检测手段的不断更新和完善,从动物实验到人体实验、从离体实验到活体实验、从可能有损伤的监测到无损伤性的监测,推拿学科的现代研究必然逐步获得突破和完善,从而一步步推动本学科走向规范化、科学化、现代化的发展道路。

第四节　手法的生物学效应研究

手法的生物学效应往往是通过手法力的能量转化和/或信息传递,借助于神经系统或神经-内分泌-免疫网络系统的调控作用来实现的,因此它属于手法间接作用。目前,由于手法操作的技术规范不统一,不同研究者所得到的结果很难互相印证或比较,尚无法得出系统全面的研究结论。本节仅就一部分研究结果介绍如下:

一、手法镇痛作用的研究

(一)痛与痛的调制概述

疼痛是一种与组织损伤或潜在组织损伤相关的感觉、情绪、认知和社会维度的痛苦体验,可以认为是机体的一种保护性机制,提供机体正在遭受伤害性因子侵袭的信号。痛总是伴随着程度不等的不安、焦虑、惊慌、恐惧等心理状态,强烈的情绪色彩是痛区别于机体感受非痛刺激的一个最为显著的特点;反之,心理因素对痛也存在着不可忽视的重要影响。因此,对于镇痛作用进行判定时,应充分考虑到生理性和心理性两方面因素的影响。

研究表明,机体内存在着强有力的痛调制机制,Melzack 和 Wall 提出的闸门学说首先为外周输入所致的痛抑制做出了解释,推拿手法等所产生的躯体刺激,引起粗纤维的传入冲动能激活后角Ⅱ、Ⅲ层的胶质神经元,进而对初级传入纤维末梢造成突触前抑制,即关闭了痛冲动进入脊髓的"闸门"。进一步研究显示,外周输入所致的痛抑制,更可能是脊髓丘脑束痛传递细胞上的突出后抑制。在中枢神经系统内,中脑导水管周围灰质—中缝大核及其邻近网状结构—脊髓组成了特异性的脑干下行痛抑制通路,其中,导水管周围灰质处于中心地位,来自高级中枢(包括丘脑)的影响,像通过漏斗一样集中到这一脑区,进而影响脑干和脊髓的痛传递。由于痛体验不仅依赖于伤害性感受器的活动,而且受众多心理学因子的制约,充满情绪色彩,因此,前脑各脑区在痛调制过程中也扮演着十分重要的角色。

同时,众多的递质和脑内其他活性物质参与了痛调制过程,其中主要的有阿片肽和单胺类系统。采用免疫组织化学证实,中脑导水管周围灰质、尾状核、脊髓后角Ⅱ、Ⅲ层均为脑啡肽的高浓度分布区,阿片受体位于细初级传入纤维的末梢,这些末梢伸进后角Ⅱ、Ⅲ层,是脑啡肽神经元的靶部位;单胺类递质中,5-羟色胺参与了电刺激脑干的镇痛效应,由中缝大核发出的下行轴突多半是 5-羟色胺能纤维,可作用于脊髓脑啡肽神经元。这些神经元则抑制初级传入末梢的输入,从而抑制了痛冲动的传递。

(二)手法对痛行为的影响

从神经生理学的角度看,在特定的刺激作用下,某种感觉出现与否,依赖于该刺激的强度,当刺激强度达到某一临界水平,受试者首次报告痛,此时的刺激强度称为痛阈;一个递增的阈上痛刺激,导致痛的主观体验不断增强,最后终于使受试者无法忍受,拒绝继续增强刺激,此时的刺激强度则称为耐痛阈。目前,已建立的多种测量方法可以定量测定痛阈或耐痛阈。一般认为,一个理想的测痛方法至少须满足以下要求:①所使用的刺激能引起明确的痛觉;②这种刺激能以物理单位计量并与痛觉或痛反应的强度相关;③对组织的损伤被限制到最低程度;④能多次重复应用。采用动物作为测试对象,能够在一定程度上排除心理等因素的干扰,通过动物痛行为的变化可以反映其耐痛阈的高低。

在家兔耳郭部位进行钾离子透入,测量其首次甩头时的电流强度,是一种常用的实验性测痛方法。研究结果显示,以轻手法按揉内关穴 10 分钟,或者以重手法按压内关穴 5 分钟,皆可明显提高动物的耐痛阈,其镇痛效应以手法作用后即刻最为显著,后效应可持续 10 分钟。如果以普鲁卡因呈环形封闭内关穴上方前臂组织,则轻、重手法的镇痛效应完全被取消,提示手法的镇痛首先是一种外周输入所致的痛抑制。进一步研究表明,阿片受体拮抗剂纳洛酮可翻转轻手法的镇痛效应,而对重手法的镇痛效应无影响,说明轻手法的镇痛效应有内源性阿片肽的参与;β-受体和 5-羟色胺受体阻断剂心得安则可同时翻转轻手法和重手法的镇痛效应,提示轻、重手法的镇痛机制存在一定差异,而且,除内源性阿片肽系统之外,手法的镇痛效应还存在其他调制途径。

(三) 手法的镇痛机制研究

痛的调制是一个极其复杂的过程,而手法的操作方法不同,其镇痛机制又存在着一定的差异,目前的研究结果仅从一些侧面揭示了手法镇痛的可能机制。

1. 手法对内源性阿片肽的影响　内源性阿片肽包括脑啡肽类、内啡肽类和强啡肽类 3 大类,在哺乳动物的中枢神经系统内,其常伴随吗啡受体分布,主要集中在纹状体、杏仁核群、海马、下丘脑、中脑导水管灰质及中缝核区,在丘脑、皮质和脊髓也有分布。脑啡肽则主要集中在神经末梢。内源性阿片肽参与几乎所有生理功能的调节,其中,对痛的调制是一个极为重要的方面。

有研究观察到中脑导水管灰质灌流液中 β-内啡肽的含量在手法作用前后发生了显著变化,轻手法按揉内关穴 5 分钟,可使 β-内啡肽的含量升高 110.9%;而重手法按压却使 β-内啡肽的含量降低了 37.3%。这一现象与痛行为测试结果相互印证,证明轻手法主要是通过激活内源性阿片肽系统而发挥镇痛作用而重手法的镇痛机制则有所不同。

有研究者以腰椎间盘突出症和急性腰扭伤受术者为观察对象,采用指按法和旋摩法在委中、承山及局部阿是穴等部位治疗,手法作用 20 分钟时分别检测到血浆中 β-内啡肽的含量显著升高,血浆和脑脊液中 cGMP 含量升高、cAMP/cGMP 比值显著下降。研究表明在脑室和脊髓内,cAMP 对抗镇痛,而 cGMP 参与镇痛,内源性阿片肽可增加神经母细胞中的 cGMP 含量,而抑制 cAMP 水平的升高,从而发挥其镇痛效应。

2. 手法对单胺类物质的影响　单胺类物质包括儿茶酚胺和吲哚胺两大类,前者主要有去甲肾上腺素(NA 或 NE)和多巴胺(DA);后者主要是 5-羟色胺(5-HT)。一般认为,中枢内的 NA、DA 和 5-HT 主要表现为抑制性作用,而在外周则主要是兴奋性作用。目前关于手法对单胺类物质的影响,研究主要集中在外周机制方面,结果不十分一致。手法治疗对外周单胺类物质的合成与代谢具有综合性的调整作用。一项较为系统的工作是选取腰椎间盘突出症受术者,采用骨盆牵引结合腰部按压或踩跷法,治疗后受术者血浆、血清或唾液中 NA、DA、5-HT 及其代谢产物 5-羟吲哚乙酸的含量皆呈现不同程度的降低,其降低程度与临床疗效之间存在明显的相关性;进一步研究发现,血浆中 DA 的前体酪氨酸和 5-HT 的前体色胺酸在治疗后也显著降低,而尿中的 5-羟吲哚乙酸却在治疗后显著升高。另一项研究以急性腰部或颈部软组织损伤受术者为观察对象,采用推、揉、搉、拿、拨、摇、扳等手法在病变局部治疗,对治疗后 30 分钟的血浆检测结果表明,5-HT 的含量呈现一定的升高趋势,而 NA、DA 的含量则显著降低,5-HT/NA、5-HT/DA 的比值明显升高,并且这种变化与临床疗效之间存在着明显的相关性。对急慢性腰肌损伤受术者,采用肘按、指按和轻揉等手法进行治疗,治疗 15 次后的全血 5-HT 含量亦显著升高,且升高幅度越高,临床疗效越明显。

一般认为,外周单胺类物质的降低可能引起中枢单胺类物质的升高,一些实验确实观察到手法治疗后脑脊液中 5-HT 和 5-HIAA 含量均显著升高,而 5-HT 的前体色胺酸的含量明显降低,从而推测手法镇痛的中枢机制除内源性阿片肽途径外,尚存在单胺类作用途径。

以上工作带给我们的思考是,疾病的种类、病理阶段不同,以及手法的类别、操作方法、治疗时间与周期各异,可能是导致研究结果不一致的主要原因。

二、手法改善血液循环作用的研究

(一) 手法对脑部血流的影响

手法可以增加单位时间通过的血流量。椎动脉型颈椎病受术者普遍存在着脑部供血不足,以椎动脉型颈椎病为研究对象,采用拇指推、按法和颈椎旋转手法在颈、项、肩部治疗 10~20 次后,经脑血流仪检测,脑血流图的波幅明显升高、上升时间缩短、重搏波明显;以推、抹、按、揉、引等手法在前额、头、项、肩部的治疗结果与之相似。采用 ^{131}I- 邻碘马尿酸钠静脉注射,检测颈椎病受术者的脑血流通过时间,结果显示,以提捏、按揉、推滚、拿、提端或旋转复位手法在颈、项、肩、背部治疗 20 分钟后,左右两侧脑血流通过时间均明显缩短,单位时间通过的血流量增加。同时,个别受术者也存在血流通过时间延长的现象,有学者推测手法刺激对脑血流的影响可能存在着双向调节作用。

(二) 手法对椎动脉或椎基底动脉血流的影响

脑部血流来自于椎动脉和颈动脉,改善脑部血流的手法又多在颈项部操作,因此,检测手法作用下椎动脉或椎基底动脉血流的变化具有重要意义。采用经颅多普勒超声的检测结果显示,颈椎病和眩晕受术者的椎动脉和基底动脉的血流速度显著低于健康男青年。以间歇性多次拔伸手法治疗,可使左右椎动脉、基底动脉、左右小脑后下动脉的收缩峰血流速度和平均血流速度明显提高。对于颈椎病受术者,采用揉、按、拿、捏、摩、弹拨、理筋等手法在颈、项、肩、背部治疗后,左右两侧椎动脉的收缩流速、舒张流速和平均流速也显著提高。

某些颈部动作有导致椎动脉血流受阻的风险。有研究者在新鲜尸体标本上采用椎动脉滴注方法观察到,颈椎极度右旋或极度后伸状态下,双侧椎动脉滴数均显著减少;在极度后伸位复加旋转,则使部分椎动脉完全闭塞。采用经颅多普勒超声对活体的检测结果显示,颈椎极度旋转或极度后伸时,双侧椎动脉血流明显减少,且以右侧为甚。因此,临床操作时应注意,避免在颈椎极度后伸状态下施行旋转手法。此外,实施手法治疗前,应对椎动脉血流进行必要的检测,对于椎动脉异常的受术者在手法操作时应加倍谨慎。

(三) 手法对其他部位血流的影响

手法通过有节律摆动和持续按压,可以促使血流量增加。有研究针对健康 18~35 岁男性采用不同频率段和压力值的循经按揉法,通过对比试验前后右侧腘动脉血流量差异,证明循经按揉法对下肢血液循环作用。研究表明同一压力值下、频率段在 101~150 次 /min 的组别效果最佳,同一频率段下、压力值在 7kg 的组别效果最佳。推拿手法直接作用于机体,通过刺激机体局部将手法效应深透到组织器官的深层,增加了局部血管扩张和收缩的幅度,同时可以通过增加血管内压力,加快血流速度。另外还比较试验前右侧腘动脉血流量与第1次操作和试验后隔1个月的差异,证明了推拿手法不仅具有即时效应,也具有远期疗效。

有研究表明,推拿具有可以增加血液中的氧含量的作用。慢性疲劳综合征受术者的肌肉酸痛是由于氧的代谢率降低造成的,而氧的代谢率则受血氧含量水平的影响。研究通过对血清丙二醛含量及血清超氧化物歧化酶和血清谷胱甘肽过氧化物酶活性变化的对比,证实推拿可以通过调节受术者体内的氧自由基代谢来缓解受术者的疲劳。说明推拿能有效改善受术者体内氧的新陈代谢水平,从而缓解肌肉疲劳。另有研究证实了通过慢性束缚建立的大鼠模型单胺类神经递质有较显著的变化,其中下丘脑中 NA、DA、5-HT 的含量会下降。

手法对局部血流具有双向性调节作用。一项研究以拿揉、搓等手法治疗乳腺小叶增生,乳房血流图检测结果显示,低波幅的受术者手法治疗后波幅显著增高、流入容积速度明显加快;中波幅受术者手法治疗后各指标变化不明显;高波幅受术者手法治疗后波幅显著降低、流入容积速度明显减慢。

（四）手法对外周微循环的影响

研究显示,手法作用的局部和远端,其微循环均有不同程度的改善。对于一组颈椎病受术者采用捏拿、按揉、推擦、提扳等手法治疗,分别于首次治疗和 10 次治疗后即刻检测大椎穴处的微循环和皮肤温度,结果显示,首次治疗后皮肤温度和微循环变化不明显,10 次治疗后即刻皮肤温度升高 0.2~0.4℃,皮肤微循环改善明显,表现为管袢数、正常管袢构型显著增加,清晰度提高,血流速度加快;输入支和输出支障碍例数、异常管袢构型明显减少。手外伤后患指肿胀、关节功能障碍的受术者采用捻、推、揉等手法治疗 20 次后,手指甲皱微循环异常积分值显著下降,且与临床疗效之间呈现一定的相关性。另一项研究选取一组颈椎病、第三腰椎横突综合征、梨状肌综合征受术者,观察手法治疗前后球结膜和甲皱微循环的变化,结果显示,以一指禅推、擦、揉、摩、捏、按、点、弹拨、理筋、扳、旋转及牵引等手法在特定部位治疗后,微循环总积分值显著升高,后效应持续 3~7 天。

（五）手法对血液流变学变化的影响

手法作用对宏观和微观血流的影响是通过多种途径和多个环节而实现的,其中,血液流变学的变化可能是一个重要环节。采用揉捻、搓、拿、劈、散、归合、旋转等手法对颈椎病的治疗结果显示,手法治疗 3~5 次后,血沉明显升高,血细胞比容、红细胞聚集指数、血小板聚集率、血浆黏度、低切全血黏度等指标则呈现不同程度地显著性降低,高切全血黏度变化不明显,提示手法治疗使颈椎病受术者血液的高黏滞状态得到明显改善。另一项以脑梗死为对象的研究也显示了类似的结果,而且,手法治疗后受术者已升高的胆固醇、甘油三酯等指标也显著降低。对于腰椎间盘突出症受术者,采用镇痛牵引结合脊柱推拿手法治疗后,受术者全血比黏度和全血还原黏度显著降低,血细胞比容、血浆比黏度、红细胞电泳时间、纤维蛋白原百分比则呈现不同程度的降低趋势。

另有研究表明机械力刺激可以通过调控血管活性物质调控血管内皮功能。通过实施动态力学刺激模拟手法刺激体外培养脐静脉血管内皮细胞株 ECV304,通过检测血管内皮细胞血管舒缩活性物质 ET-1 和前列环素 PGI2 含量合成释放的影响,结果发现不同频率力学作用后,细胞外培养液中 ET-1 的含量减少,PGI2 的含量增加。有研究通过精密蠕动泵提供剪切力对体外培养的脐静脉内皮细胞进行干预发现:内皮细胞受到剪切力作用后其细胞信号传导机制可能与细胞内钙的变化有关,从而影响内皮细胞的功能。另有学者使用擦法刺激发现能够对血管的内皮细胞核平滑肌细胞等产生影响,使 Ca^{2+} 含量增多,一氧化氮合酶（NOS）在 Ca^{2+} 敏感的蛋白激酶的作用下,产生更多的调节内源性血管扩张物质一氧化氮（NO）。

综上可以看出,手法刺激对局部和全身、浅表组织或深层组织的血液循环皆具有不同程度地调节或改善作用,而这种作用的基础之一往往是依赖于手法在治疗部位所产生的热效应。

三、手法对组织损伤修复作用的研究

(一) 手法对肌肉组织损伤的修复作用

推拿手法在运动性肌肉损伤的治疗中有着较为长期和广泛的应用,有研究者观察了手法对连续离心运动后延迟性肌肉疼痛及其相关指标的影响,采用特制的装置对上臂屈肌进行离心训练,同时以揉、弹拨、推、搓等手法治疗,操作顺序由肢体远端向近端进行。结果显示,手法治疗可有效消除训练后延迟性肌肉疼痛,在首次训练后第 4 天和第 5 天的作用最为明显;对于上臂屈肌肌肉硬度和肘关节松弛角度的恢复也具有明显的促进作用;同时对血清酶的检测结果显示手法可明显抑制氧自由基产物的生成。采用相同的方法对家兔胫骨前肌进行离心训练,每次训练结束后做手法治疗,研究结果显示踝关节松弛角度在 2~3 天得到恢复,而未经治疗的对照组未恢复正常;运用光镜和透射电镜对组织学的观察表明,手法治疗可明显减轻血管扩张、瘀血、血栓形成及水肿等病理性损害;同时,手法治疗组血清细胞色素氧化酶显著降低,提示肌肉有氧代谢能力得到良好恢复。

对于周围神经损伤所导致的肌肉病变,手法治疗同样具有明显的效果。实验采用机械钳夹方式造成坐骨神经分支损伤,观察了比目鱼肌、胫后肌和跖肌的变化及手法作用的效果,实验结果显示,手法治疗可明显促进萎缩肌肉的恢复,改善失神经肌肉的异常结构和代谢状态。术后手法治疗 3 个月,被检测的各肌肉出现明显的肥大性改变,经组织学证实确为肌纤维肥大,而非结缔组织增生;肌肉湿重和最大肌肉横切面面积的恢复均好于对照组。组织学检测结果,在中后期肌萎缩和肌纤维变性的恢复、肌纤维间质中脂肪结缔组织增生的减轻、微循环的改善及血管血栓的减少等方面,手法治疗组均明显优于对照组。手法治疗组有氧代谢酶类活性的降解明显减缓,5 个月时线粒体酶活性及 I、II 型纤维结构和比例的恢复接近正常。肌电图检测结果表明,手法治疗 5 个月时,失神经后比目鱼肌的静息电位、肌肉收缩的神经干刺激阈和运动神经传导速度均恢复到正常或接近正常水平。

(二) 手法对筋膜组织损伤的修复作用

体外模拟推拿摩法摩擦力刺激引起经穴筋膜组织成纤维细胞生化活性改变。取大鼠督脉以及附近宽约 5mm 处皮肤及皮下组织,取传代扩增的成纤维细胞,通过水平摇床对细胞进行摩擦加载,分为空白对照组、低强度摩擦力刺激组、中强度摩擦力刺激组、高强度摩擦力刺激组。结果显示 3 组摩擦力均对经穴筋膜组织成纤维细胞白介素及其受体表达、成纤维细胞生长因子及其受体表达、成纤维细胞肿瘤坏死因子及其受体表达、成纤维细胞趋化因子及其受体表达、成纤维细胞信号通路蛋白及信号通路负反馈调节因子表达有明显的调节作用。根据以上结果得出,由于细胞因子生理上能增强机体免疫功能,病理上能导致炎症损伤,摩擦力对经穴相关筋膜组织成纤维细胞各种细胞因子合成表达的下调,提示了推拿摩法治疗慢性筋伤的可能机制。

(三) 手法对肌腱组织损伤的修复作用

手法治疗对肌腱损伤后组织结构的恢复和生物力学性能的改善均有促进作用,而其中组织结构的恢复又是肌腱生物力学性能提高的前提和保障。

采用手术方法造成家兔跟腱断裂,3 周时拆除固定后实施手法治疗,具体操作方法为第 1 周局部揉、揉捏,第 2 周开始加弹拨。固定解除时,肉眼观察可见跟腱断端清晰,无分离,其间有新生的结缔组织形成,结构不清,跟腱与周围组织广泛粘连。经上述手法治疗 3 周后,跟腱与屈趾肌腱之间存在局部粘连,跟腱明显增粗,尚可辨认出断端。对照组在去除固定后 3 周时基本无变化。5 周后,手法治疗组粘连解除,断端模糊;对照组局部粘连和断端仍十分明显。8 周后手法治疗组断端已难以辨认;此时对照组粘连依然存在,经仔细辨认还可见到肌腱的断端。光镜观察显示,固定解除时,跟腱断端间有交错排列的胶原纤维和成纤维细胞连接,炎性细胞较多;腱纤维呈玻璃样变;腱周围结构不清,代之以大量的呈纵横交错排列的胶原纤维和成纤维细胞,有较多管壁增厚并塌陷的小血管。经上述手法治疗 3 周后,断端有丰富的成纤维细胞和胶原纤维,胶原纤维部分呈粗大束状连接两个断端,部分呈交错排列,其间有散在的炎性细胞和大量小血管,增生的胶原纤维与断端腱纤维相延续;断端腱细胞增多,核变大呈卵圆形或长梭形,染色淡,有纤细的染色质,偶见核仁;断端腱旁有较大量成熟的成纤维细胞和胶原纤维,多与肌腱纵轴平行排列。而对照组仅在邻近断端处有少量腱细胞增生,腱旁胶原纤维呈间隔细束状,大多与腱纵轴非平行排列,其余基本无变化。5 周后,手法治疗组断端间增生的结缔组织逐渐成熟,成纤维细胞减少,胶原纤维增多,其排列大多与肌腱纵轴平行,腱旁增生的结缔组织已较成熟。对照组断端间成纤维细胞仍较丰富,炎性反应明显。8 周后,手法组断端增生的结缔组织已较成熟,成纤维细胞很少,胶原纤维致密,与肌腱纵轴平行排列,腱与肌腹连接处肌纤维正常,横纹清晰。此时对照组断端间的胶原纤维排列仍紊乱,未形成粗大束状,部分腱纤维呈轻度玻璃样变,腱与肌腹连接处的肌纤维萎缩。生物力学测定结果显示,在跟腱最大断裂强度、跟腱最大断裂应力和跟腱最大能量吸收方面,手法治疗组均明显优于同期对照组。

（四）手法对关节软骨损伤的修复作用

软骨损伤后的再生修复能力较差,目前临床上广泛应用的非甾体抗炎药仅为对症治疗,长期使用可抑制软骨细胞增殖,进一步加剧软骨组织的破坏。有研究结果显示,手法可以促进炎性渗出物的吸收,还能够刺激成纤维细胞向软骨细胞转化,有利于软骨组织的再生和修复,从而体现出手法在软骨组织损伤中的独特治疗作用。

采用手术方法造成家兔半月板桶柄式纵裂、体部横裂、斜裂损伤,术后 7 天拆线后开始手法结合针刺治疗,对大腿肌肉周径的检测结果显示,治疗结束时治疗组的患肢肌肉周径已恢复到健肢水平,而对照组的患肢肌肉周径呈继续缩小趋势。

组织学肉眼观察结果,28 周时,对照组患肢膝关节囊滑膜已无充血和关节积液,部分标本半月板切口仍明显可见,少量标本切口内有组织充填,充填物与半月板连接松弛;部分标本半月板切口边缘可见约 2mm 宽的软骨色泽变淡、无光泽,与半月板其他软骨区域差异明显;少量标本股骨髁外侧关节软骨呈现光泽减退、粗糙样变化。治疗组患肢膝关节囊已无充血、水肿、积液,部分标本半月板切口不明显,仅见原切口处的光泽与正常半月板组织略有差异,有色泽稍淡的类似软骨的半透明组织与半月板紧密相连,仅见 1 例胫骨平台外缘软骨光泽降低。40 周时,对照组患肢膝关节囊无充血和积液,部分标本可见半月板切口痕迹,本切口内充填物的色泽、质地与半月板软骨略有不同,少量标本切口内无填充物;少量标本股骨外髁中心部软骨有点状磨损,病变表浅,胫骨外髁外缘软骨色泽下降。治疗组患肢膝关节囊无充血、水肿、积液,半月板切口痕迹内可见约 1mm² 大小的乳白色类软骨组织,与周围组织相连紧密,纤维走行基本一致。仅见1例胫骨平台外缘、内缘和1例股骨外髁关节软骨光泽降低。

光镜观察结果显示,28周时,对照组膝关节囊滑膜组织及切口周围仍有少量炎性细胞存在,伴有明显的异物反应和较多量的脂肪细胞,部分标本切口内有滑膜细胞覆盖于裂缘,半月板裂缘处胶原纤维排列紊乱,半月板周边的血管内皮细胞肿胀,小动脉管壁增厚,管腔狭窄;少量标本半月板组织出现同源细胞群而未见愈合现象。治疗组半月板切口处有大量滑膜细胞、成纤维细胞和少量新生的毛细血管等结缔组织充填,大部分胶原纤维与半月板纵向纤维排列一致;纵裂的裂口处胶原纤维紊乱,部分区域胶原略少,滑膜细胞和成纤维细胞较多;软骨细胞开始形成,愈合的肉芽组织向纤维软骨转化。40周时,对照组膝关节滑膜组织仍有少量炎性细胞,少量标本裂口内有成纤维细胞及滑膜细胞聚集,胶原纤维排列紊乱,呈玻璃样变及纵裂不愈合。治疗组半月板切口周围无炎性细胞,切口内成纤维细胞和毛细血管接近正常组织,较大量的胶原纤维排列开始规则有序,软骨细胞已成熟,修复区已接近正常纤维软骨。

（五）手法对椎间盘组织损伤的作用

有研究者推测推拿手法的作用机制可能是使突出物发生了变位和变性。经背侧B超探测可获得有关椎间盘大小的信息,对于椎间盘突出的临床诊断和疗效判定具有一定的意义。采用镇痛牵引加脊柱推拿治疗的方法,观察了38例腰椎间盘突出症共43个阶段突出物的变化,治疗3~6个月的结果显示,有9个阶段突出物消失,13个明显缩小,8个稍微缩小,7个无变化,6个增大。突出物总体变化呈现一定的缩小趋势。但是,上述突出物的变化与临床疗效之间无显著的相关性。

腰椎整复类手法定位作用于病变腰椎,促使髓核形变,易位的外力的产生可能与后纵韧带产生高张力有关。有研究以无退化病变的新鲜尸体作为标本模拟斜扳牵抖、牵引等手法作用于标本,通过对椎间隙压力和前后纵韧带张力的测试,发现斜扳并未明显影响腰椎间盘负压的变化,但后纵韧带产生高张力,此高张力有利于残余突出物的回纳和易位。同时也有学者通过CT实验观察手法作用前后椎间盘量化分析后认为突出椎间盘的形变是手法推拿治疗腰椎间盘突出症的重要机制。另有学者提出手法作用后,通过对关节囊的牵拉作用降低髓核内压力,突出占位并未发生明显改变,并不能直接通过扩大椎间孔而缓解神经根受压的目的。同时现在关于脊柱内外平衡失调理论中提出,手法治疗来减轻乃至解除神经根受压机制在于通过降低突出髓核压力实现,而并非仅仅依靠改变突出髓核对椎管的占位而实现治疗目的。但是,如果是时间较长的陈旧性突出,粘连处已异常坚固,则非推拿手法所能松解;或者合并有骨性椎管狭窄,亦非手法治疗的适应证。

（六）手法对神经组织损伤的修复作用

研究表明,手法治疗过程中,神经纤维的发育程度比较均衡,再次发生退变的纤维数量少,可以明显加快神经损伤的修复和再生,充分显示了推拿手法在神经损伤修复中的独特作用和优势。

目前,基础研究多采用神经夹持损伤、切断神经的失神经肌肉萎缩造模。推拿干预周围神经损伤的修复再生机制,可能与推拿干预周围神经后的脑部中枢调控、外周微环境改善以及外周对中枢的改善作用等相关。

手法治疗可在损伤早期有效促进神经修复和再生。采用机械钳夹方式造成家兔坐骨神经分支损伤,术后7天拆线后进行局部重手法揉捏、提弹、强刺激揉委中、复溜穴区、广泛轻手法揉捏等手法治疗。光镜观察结果显示,术后1个月时,手法治疗组与对照组比较,损伤远端1cm以远处可见较多的施万细胞增生,髓鞘脂肪变性程度较轻。3个月时,手法组神经干明显增粗,再生的神经纤维呈分隔束状,束间有少量脂肪结缔组织,可见轴索脱髓鞘改变;对照组神经干细,再生神经纤维少,有较多的轴索脱髓鞘改变。5个月时,手法组神经干进一步增粗,偶见轴索脱髓鞘改变;对照组神经干、增生的神经束和神经纤维仍比较细,再生的神经纤维仍呈分隔束状,尚有少量轴索脱髓鞘改变。对内踝上方1cm处胫神经再生轴索计数的结果,1个月、3个月、5个月时,手法组分别为对照组的1.2倍、1.3倍和1.5倍。

臂丛神经损伤属于较严重的周围神经损伤之一,手法可以促进损伤神经恢复。大鼠经臂丛神经夹持损伤造模,分为模型组、机械振动治疗组、神经生长因子(NGF)治疗组,治疗后发现运动神经传导速度与神经干动作电位,机械振动治疗组与NGF治疗组均优于模型组,机械振动治疗组均优于NGF治疗组。治疗后14天模型组与机械振动组Na^+,K^+-ATP酶含量表达优于NGF治疗组,28天机械振动治疗组优于模型组。表明机械振动治疗大鼠臂丛神经的损伤,可促进大鼠NGF的分泌,加快损伤臂丛神经修复,减缓肌肉萎缩。

近年来推拿治疗胫神经损伤的基础研究主要应用家兔的胫神经干切断后,探究推拿干预减缓失神经肌萎缩的机制,认为骨骼肌卫星细胞的激活与增殖,以及骨骼肌肌球蛋白重链mRNA的变化规律等,促使胫神经损伤后失神经支配的骨骼肌再生修复,重建受损肌肉结构的途径,间接揭示了推拿促进胫神经损伤的可能机制。

四、手法调节内脏功能作用的研究

(一) 手法对消化系统功能的影响

功能性消化不良常表现为胃动力下降,推拿手法对该病的治疗具有明确的疗效,其机制之一是手法刺激可在一定程度上改善和提高反映胃动力的各项指标。一项临床试验采用按揉双侧足三里穴、一指禅推中脘穴、中脘穴区施掌振法,对功能消化不良受术者治疗1个月后进行复查,胃排空时间的检测结果显示受术者治疗前胃窦平均收缩幅度、平均收缩频率和胃窦运动指数皆明显低于正常人,手法治疗后上述指标则得到不同程度的显著性提高;治疗前受术者胃窦半排空时间和全排空时间均较正常人长,经过手法治疗后均明显缩短。应用多功能胃肠动力测试仪检测的结果表明,相同时间内进食标准流汁后,手法组的胃窦收缩幅度、收缩频率和运动指数均显著性升高。对个别受术者的进一步分析发现,手法刺激对胃动力的影响可表现出不同的类型,主要为:①即刻反应型,此型对手法刺激反应快,但效应持续时间短,最快者于治疗开始后15秒时即出现胃窦收缩波幅度增高,收缩频率亦相应加快,持续时间一般为15~20分钟。②延迟反应型,此型对手法刺激反应慢,但效应持续时间长,一般在治疗开始后5~10分钟才出现胃窦收缩波幅度和收缩频率变化,持续时间多在30分钟以上。③强反应型,表现为手法作用后胃窦收缩波幅度明显升高,可达50~60mmHg,收缩频率亦相应加快。④弱反应型,表现为手法作用后胃窦收缩波幅度和收缩频率增加不十分明显。提示受术者对手法刺激的反应性可能存在个体差异。

以一指禅推法在足三里穴处刺激,采用体表胃电图检测胃体和胃窦的胃电波变化,结果显示手法对两处胃电波的波幅呈双向调节作用,即治疗前异常降低的胃电波幅治疗后有所增高,治疗前异常增高的胃电波幅治疗后则明显降低;对胃电波的频率未见明显影响。

对于2~6岁的脾虚泄泻受术者,采用补脾经、补大肠、推三关、推上七节骨、按揉足三里和捏脊等手法治疗,6周后对尿中木糖排泄率的检测结果显示,手法治疗可使异常降低的木糖排泄率显著升高,与临床症状改善呈明显的相关性。另一项研究结果显示,单纯捏脊治疗亦能有效提高患儿已降低的木糖排泄率。采用过量摄入生大黄造成大鼠脾虚模型,同时用按揉手法在中脘、天枢穴区治疗。实验结束后,肉眼观察可见,空白对照组动物腹壁下脂肪色黄、量多、分布均匀,胃肠组织外形完整清晰;模型组动物腹壁下脂肪完全消失,胃肠组织充血、模糊,大小肠充气,肠管壁薄如纸;手法组动物腹壁下尚有少量脂肪组织,胃肠组织外观基本正常,结构清晰。光镜下观察到,空白对照组动物胃肠结构完整;模型组动物小肠黏膜部分脱落,黏膜血管扩张,表面有蛋白样渗出,有较多炎性细胞浸润,胃黏膜轻度水肿,部分血管扩张;手法组动物的小肠和胃组织结构基本与空白对照组相同。生化检测结果显示,模型组白细胞数、淋巴细胞数和免疫复合物均显著高于空白对照组,血红蛋白则明显低于空白对照组;手法组的白细胞数、淋巴细胞数均显著低于模型组,与空白对照组接近,免疫复合物显著高于空白对照组,血红蛋白变化不明显。以上研究结果提示,手法治疗能够有效缓解脾虚症状,并可预防大黄造成的胃肠损伤。

多项研究结果表明,捏脊等手法对于因消化吸收功能障碍所导致的小儿营养不良症具有良好的治疗作用。例如缺铁性贫血、锌缺乏症等,手法治疗后受术者血红蛋白、红细胞、网织红细胞、全血胆碱酯酶活性增高,钙摄入量增加,尿氮、磷排出率降低,在蛋白合成方面调节原有的代谢紊乱。此外,捏脊治疗还可显著降低疳积症患儿异常升高的促胃液素水平,再次证实手法刺激对胃肠功能具有双向调节作用。

有研究者还观察了手法对胃溃疡的影响。实验采用大鼠胃溃疡模型,手法治疗方法为按揉大鼠脾俞、胃俞、足三里穴区。对溃疡面的观察结果显示,溃疡面积及其分级、出血点和红细胞计数等指标,手法组均明显轻于模型组。手法组的胃液量和胃蛋白酶活性也显著低于模型组。提示手法治疗具有一定的抗溃疡作用。

（二）手法对心脑血管功能的影响

一项较为系统性的工作研究了脊椎错位与冠心病、心律失常的关系,以及手法的治疗效果。对 69 例冠心病及可疑冠心病或心律失常受术者的检查结果显示,受术者均不同程度地存在颈椎和胸椎偏歪错位。经脊椎整复手法为主,结合水针和局部热疗,临床症状和心电图心肌缺血表现得到显著改善,治疗次数最短的为 3 次,最长的为 61 次,平均 23 次。进一步采用家兔和犬,通过手术方法造成胸 1~ 胸 5 棘突偏歪,即刻可见心电图出现异常,显示心肌缺血,复位后则部分动物心电图又恢复正常。

对高血压受术者进行手法治疗,具体操作方法采用一指禅推、按、揉、抹、拿、扫散等手法在足太阳膀胱经、足少阳胆经及督脉的头面部、颈项部、背部治疗,治疗前和治疗后即刻用心脏超声诊断进行检测,结果显示,手法治疗可使平均动脉压和二尖瓣关闭速率显著降低,提示手法治疗改善了因高血压造成的左心室舒张功能的恶化。另有研究表明,对于伴有心血管症状的颈椎病受术者施以手法治疗,可以使异常升高的心钠素水平明显降低。心钠素是由心房肌细胞分泌的一种循环激素,具有利尿、舒张血管等作用,颈椎病受术者常伴有交感神经兴奋性增高,可能与此激素有关。

（三）手法对免疫系统的影响

推拿具有调控人体免疫系统的作用,能促进神经递质细胞的释放,从而增强人体的抗病能力。在足太阳膀胱经皮部开展推拿疗法观察对免疫抑制家兔免疫功能的调节。将 18 只家兔随机均分为对照组、模型组和推拿组,采用腹腔注射环磷酰胺的方法造模。治疗后,模型组胸腺指数、脾脏指数和局部皮肤组织相容性复合物 II（MHC-II）、白介素 -12（IL-12）含量均低于对照组,血清 NGF 含量高于对照组;推拿组胸腺指数、脾脏指数和局部皮肤 MHC-Ⅱ、IL-12 含量均高于模型组,NGF 含量低于模型组。推拿疗法不但能够提高家兔机体的整体免疫功能,即改善家兔胸腺系数、脾脏系数和 NGF 的含量,还能够有效提高推拿局部的免疫功能,即改善推拿局部皮肤中 MHC-Ⅱ、IL-12 含量。

推拿可以增加机体血液中的免疫分子,增加血清免疫球蛋白及其复合物的含量,使之更好地介导各种免疫细胞之间的协作流分发挥体液免疫的功能作用。有研究发现推拿阳虚大鼠的足三里、肾俞穴,可以使 CD4+、CD4+/CD8+ 数值升高,CD8+ 数值下降,表明其通过提高外周血液中 T 淋巴细胞的免疫功能而提高机体的免疫力。

五、手法其他作用研究

采用手法治疗结合少林内功锻炼对糖尿病具有一定的疗效,手法操作方法为按揉胰俞、肾俞穴,继之以擦法,10 分钟;一指禅推中脘、气海穴,并继之以摩腹,10 分钟;按揉血海、足三里穴 5 分钟;拿五经,按、分、点头维、印堂、睛明穴,3 分钟;推手三阴、三阳,拿、点极泉、曲池穴,3 分钟。可根据上、中、下消之不同而加减变化。治疗 20~80 次后的检测结果显示,受术者空腹血糖、餐后 2 小时血糖、胆固醇、甘油三酯、低密度脂蛋白皆较治疗前显著降低;尿糖转阴率则明显升高。

手法治疗还可降低类风湿关节炎受术者的血沉和抗链球菌溶血素 O 水平。显著提高银屑病受术者血清 IgG、IgA、IgM 水平,降低补体 C3 的水平。

将 S180 肿瘤接种于小鼠前腋皮下,接种前 8 天每天施以手法治疗,具体方法为一指禅偏峰推在中脘、关元穴区各治疗 1 分钟,按揉足三里穴区 1 分钟,力量适中。接种后 3 周时处死动物。检测结果显示,平均瘤体积大小手法组显著低于对照组,手法组的抑瘤率为 36.7%,第 2 次的重复实验结果类似。而且,手法组的 NK 细胞活性也明显高于对照组。

总之,以上手法生物学效应方面的研究结果,在一定层次和侧面揭示了手法作用的内在机制,有些工作从整体水平、器官水平乃至细胞分子水平进行了较为系统的研究,为今后的工作提供了十分有益的线索和思路。

（龚　利　杨　帆　陈幼楠）

复习思考题

1. 如何开展推拿手法的理论研究?
2. 擦法的力学特征是什么?
3. 颈椎拔伸法的力学效应是什么?
4. 试述推拿手法镇痛的可能机制。

第七章

西方手法医学和技术介绍

学习目标

了解脊骨神经医学、麦肯基疗法、关节松动术和本体感觉神经肌肉促进技术等西方手法医学和技术的理论核心、手法技术特点等知识,思考推拿手法与西方手法的异同。

在西方手法医学和康复治疗技术中,结合现代解剖学、生物力学、人体发育学、神经生理学及现代病理学等学科的原理,发展而形成的各具特色的徒手操作,在骨与关节及神经系统等疾患的治疗与康复上发挥着重要的作用。这些手法操作与推拿手法既有相似之处,但又因各自的核心理论不同而存在着一定的差异。

本章作为知识拓展部分,将主要介绍脊骨神经医学、麦肯基疗法、关节松动术和本体感觉神经肌肉促进技术,以期对西方手法医学和技术的理论核心及手法操作特点有一定的了解,以有助于推拿手法的传承与创新。

第一节　脊骨神经医学

2005 年的《世界卫生组织脊骨神经医学基础培训与安全性指南》中将脊骨神经医学(chiropractic)定义为:"一门关于神经 - 肌肉 - 骨骼系统病症及其对整体健康影响的诊断、治疗和预防的医疗卫生行业。"手法矫正治疗,尤其是对半脱位的矫正,是其治疗技术的核心。

一、核心理论

(一) 整体观与平衡观

脊骨神经医学认为,人拥有自愈能力。脊骨神经医学非常注重整体观与平衡观,强调从整体上看待受术者,而非局限于某个病症;强调人体结构与功能的整体性与平衡性,尤其是骨骼(脊椎为主)- 肌肉系统的结构同神经系统功能之间的关系;强调以手法治疗为主恢复并维持人体健康。

(二) 半脱位

半脱位既是脊骨神经医学的理论基础,也是其医学实践形成的基础,是矫正手法物理效应的一种解释机制;同时,半脱位也是临床诊断,代表了一个独特的临床疾病或综合征,因此也是手法治疗和矫正的定位目标。半脱位主要通过体格检查评估神经 - 肌肉和肌肉 - 骨骼系统的功能,并结合影像学检查进行判断,以确定半脱位编码,指导矫正手法的操作。

脊骨神经医学创始人丹尼尔·戴维·帕默将半脱位定义为:"在关节表面的部分或不完全分离,并在局部保持接触。"其原始半脱位假说的核心是相邻椎骨的排列结构发生偏移,即上位椎骨以下位椎骨为参照物发生微小偏移,可能影响通过椎间孔出口的脊神经而导致疾病的发生。但随着该学科的发展,脊骨神经医学更强调的是健康与神经-肌肉和肌肉-骨骼系统结构和功能的关系。现在的半脱位概念是一个复杂的、多方面的病理实体(又称为椎体半脱位复合体),不仅体现在结构上,更延伸至功能方面。2005年的《世界卫生组织脊骨神经医学基础培训与安全性指南》中将半脱位定义为:一种结构完整的关节或运动节段在序列、运动完整性和/或生理功能上的损伤或功能障碍,后者可能影响生物力学和神经的完整性。

二、诊断特点

脊骨神经医学的核心是充分掌握相应的诊断技能。其诊断主要通过病史、体格检查和X线检查等来确定。望诊和触诊是最常用的体格检查。望诊中注重评定步态和姿态。触诊中通过静态触摸,了解骨与软组织等结构的变化以及压痛的性质,并通过脊椎被动活动时的动态触诊,对椎体的活动度及阻力进行检查和评定。同时,还需要评定肌肉的形态和功能、皮肤温度以及其他神经功能。

脊骨神经医学注重对脊柱序列紊乱的评估和治疗。影像学诊断在脊骨神经医学中有着非常重要的位置,掌握X线诊断技术是其最基本的要求。X线主要用于对引起脊柱关节位置不当的生物力学关系的评估测量及描述,其具有特殊的放射学评估方法。

三、手法技术

脊骨神经医学的手法操作可分为关节操作程序和软组织操作程序。前者包括被动关节活动、矫正手法及牵引等;后者包括点压法、按摩手法、脏腑手法和肌肉牵伸等。矫正手法是其中最常用的手法,是治疗的核心。矫正手法是通过作用于特殊解剖位置的长或短杠杆作用完成的关节操作手法,通常是一种高速率低振幅的弹道力的力量。

根据人体生物力学原理,矫正次序常常是从下位骨盆开始,逐步向上矫正,直至最上位的颈椎和枕骨,是对人体脊柱的全面矫正,以恢复神经系统的功能。矫正手法的发力方向需要随受术者脊椎曲度的变化而定,一般应使矫正发力方向平行于所在椎体关节的平面(通常指椎间盘平面)。每次矫正的次数一般不多于3次,不盲目追求弹响声。现代的脊骨神经医学矫正范围广泛,能够矫正除听小骨、牙齿以外的全身骨骼。

为了理解脊骨神经医学的手法技术,以下简要介绍一种骨盆的矫正手法:

(一)半脱位编码——骶椎Apex-P

此编码表示骶椎的骶尖向后移位,矫正接触点应为骶椎正中线下方、第三骶椎棘突下或以下。

半脱位编码是一组代表椎骨不同移位方向的字母组合,有多种体系,以帕默编码体系最为常用。如,以A代表向前偏移,P代表向后偏移,L代表棘突向左旋转或向左移位,R代表棘突向右旋转或向右移位等。在半脱位编码中,根据需要还有矫正接触点的缩写字母,如Sp代表棘突,La代表椎弓板,M代表乳突,T代表横突等。

(二)受术者体位

受术者右侧卧位,头部放于矫正床的头枕部,眼睛平视。术者调整好矫正床头枕部的高度,使受术者头颈部与下部脊柱呈一直线。受术者右下肢在下且伸直,置于矫正床的中心。左下肢在上,并屈髋屈膝,将足内侧放于右膝关节处。双手交叉于胸前,右上臂放松于矫正床上,右手轻放于左上臂;左手自然支撑于矫正床上。整个身体垂直于床面或微向右侧转动,但脊柱不能出现扭转。

（三）术者体位及手法

术者面向受术者立于矫正床的头侧(应立于受术者半脱位骶椎的近侧),取左弓步(左下肢向头侧弓步),上半身略向床头前倾。左手置于受术者骶椎基底部正中线上,并以豌豆骨抵住,右手将受术者身体略向右旋,而后左手轻握受术者的右手腕或放于受术者左上臂或肩部以固定。术者身体略向左转,右下肢上抬,抵按受术者屈曲的左大腿外侧,以稳定受术者身体,固定骨盆。术者左手固定受术者,右手豌豆骨逐渐施力于骶椎基底部正中线上,感到适当阻力后迅速屈膝下沉,向前(腹部方向)向下(足部方向)发力矫正。

若半脱位编码为骶椎 P-L(骶椎左侧向后移位),则受术者与术者体位和姿势同上,但此时的矫正接触点为骶椎上、左侧髂后上棘内侧,发力方向为向前。

四、适应证与禁忌证

脊骨神经医学的治疗方式适用人群很广泛,婴儿、老人、孕产妇或经期妇女都可应用。与脊柱相关的疾病几乎涉及人体各个系统,因此,脊源性的各类疾病均是脊骨神经医学矫正手法的适应证,如腰椎间盘突出症、颈椎病、骶髂关节紊乱、脊柱侧弯及脊源性的其他系统病症。但其矫正手法也有严格的禁忌证,包括脊柱的畸形、脊柱脊髓肿瘤、脊柱感染性疾病、骨折脱位、严重脊柱失稳、已有内固定的脊柱等。

第二节 麦肯基疗法

麦肯基疗法又称为麦肯基力学诊断技术(Mechanical diagnosis and therapy,MDT),是用于治疗颈腰腿痛自成体系的脊柱力学诊断理论和治疗技术。

一、核心理论

麦肯基疗法基于生物力学发展而成,非常重视脊柱的结构和生物力学特点。

（一）疼痛机制

疼痛是临床最常见的症状,因伤害感受器的激活而产生。疼痛可因机械刺激、化学刺激和热刺激所诱发。化学性疼痛是因组织损伤或炎症而使致痛物质水平升高,激活相应感受器而产生;疼痛会随着致痛化学物质水平的下降而减轻;却常因活动而加重,任何方向的活动均不能减轻疼痛。机械性疼痛是因外力导致组织变形超过阈值而激活相应感受器所引起;活动对机械性疼痛有明显影响,即某些方向活动可减轻疼痛,而相反方向则增加疼痛。因此,麦肯基疗法仅适用于机械性疼痛,不适用于化学性疼痛。后者应以药物治疗为主。

（二）动态间盘模型

动态间盘模型是指脊柱在进行某一方向的反复运动时,对于运动节段的椎间盘会产生非对称性的挤压,导致间盘内容物向挤压的反方向移动。例如,脊柱前屈时,髓核向后移动,反之亦然。椎间盘的移动影响纤维环和神经根的张力,因此会使疼痛加重或减轻。麦肯基疗法需以纤维环外层完整为基础,只有这样,脊柱的运动才会产生髓核运动,麦肯基疗法才能起效。

(三)向心化现象

脊柱某一方向的反复运动或调整某一体位后,源于脊柱的放射性症状和远端牵涉性症状减轻并趋向于脊柱中线。疼痛的向心化现象仅在间盘移位综合征的缓解过程中发生,此时邻近脊柱或脊柱自身的、局限的中心性疼痛可能暂时加重。

二、诊断特点

麦肯基疗法将机械性疼痛归因于三大综合征,即姿势综合征、功能不良综合征和间盘移位综合征。姿势综合征是指疼痛源于正常组织过久地在运动范围终点处受牵拉而造成的脊柱软组织力学变形,一旦解除静态力学负荷,则疼痛迅速停止。功能不良综合征是指疼痛源于脊柱受累节段及其邻近软组织结构的挛缩以及局部的力学变形,通常在活动范围终点时出现疼痛。间盘移位综合征是指疼痛源于椎间隙内解剖学紊乱和 / 或移位对外部伤害感受器的刺激。

通过准确的力学诊断以确定疼痛的性质及所属三大综合征的类别,这是麦肯基疗法确定治疗方案的关键。主要诊断方法包括病史采集、体格检查、运动缺失的评估和受术者对运动实验的反应观察等基本内容。在病史采集时,重点了解疼痛的特点;体格检查时,注重评定脊柱运动与疼痛的关系。

三、手法技术

三大综合征的治疗原则各有不同:姿势综合征主要是姿势矫正和健康教育;功能不良综合征主要是姿势矫正和有效牵伸;间盘移位综合征主要是复位、复位维持、恢复功能、预防复发及力的进阶。麦肯基疗法以各综合征的治疗原则为指导,通常是从受术者的静态体位、自我运动开始,然后是受术者的自我过度加压,继而是术者施加的过度加压,最后才是手法松动和手法治疗。在治疗初期,需教会受术者进行自我脊柱"松动"和"手法",以减少术者的操作,最大程度地发挥受术者主观能动性。

为了更好地理解此疗法,以下简要介绍颈椎相应问题的手法技术:

(一)坐位后缩

受术者坐于高靠背椅上,使腰背部有良好支撑。受术者双眼平视,头部尽可能地水平向后运动(即收下颌)到最大范围,并在终点停留 1 秒,随后放松回到起始部位。有节律地重复以上动作,并逐步增加运动幅度。在重复以上动作之后,嘱受术者在运动范围的终点时用单手或双手在颏部向后施压。受术者自我运动后,术者立于受术者一旁,一手置于受术者第 1~2 胸椎椎体上以固定躯干,另一手置于受术者颏部,并在受术者头部向后运动至终点时,以双手相向施压。此法适用于颈椎功能不良综合征、上颈椎屈曲功能不良综合征、颈椎后方移位综合征和颈源性头痛。

(二)坐位后缩加伸展

受术者体位同前。受术者头部向后运动(即收下颌)至最大范围,并在此体位开始缓慢地做头颈部全范围伸展,并在伸展的终点停留 1 秒,再缓慢回到起始部位。有节律地重复数次后,在后缩伸展终点位进行小幅度的左右旋转 5 次,并在旋转过程中逐渐加大头颈部的伸展幅度。此为坐位后缩的升级。

（三）手法牵引下后缩加伸展和旋转

受术者仰卧，头颈部置于治疗床外。术者一手托住受术者的枕部，另一手置于受术者下颌，以双手托住受术者头颈部，进行缓慢而持续地纵向牵引。在维持牵引力的基础上，嘱受术者进行后缩伸展运动。在伸展的终点位，逐步减小牵引力，并小幅度旋转受术者头部5次，以更大程度地增加伸展的幅度。此为后缩技术的再一次升级。此法适用于颈椎后方移位综合征的复位。

（四）坐位旋转松动术

受术者坐于高靠背椅上，使腰背部有良好支撑，双手放于大腿处。术者立于受术者身后，一手放于受术者非痛侧的肩上，拇指放于施治椎体的棘突旁，一肘托住受术者的下颌，手掌放于枕骨部，缓慢向患侧旋转受术者头部至终点位。术者用肘托头部向上牵引颈椎，并同时带动头部旋转，棘突旁的手指相对用力推按，然后返回至起始位。有节律地重复5~10次。在此基础上，在受术者头颈旋转至终点位时，术者放于颈椎棘突旁的拇指对棘突施加一次瞬间、快速、小幅度的力量。此法适用于颈椎后侧方移位、上颈椎功能不良综合征等。

四、适应证与禁忌证

麦肯基疗法适用于以机械性疼痛为表现的姿势综合征、功能不良综合征和移位综合征。各种感染、恶性肿瘤、脊柱的骨折脱位或不稳、中枢神经系统受累和血管性疾病等是该疗法的禁忌证。

第三节 关节松动术

关节松动术（joint mobilization）是基本的康复治疗技术之一，是指徒手施加外力使受术者在关节活动允许的范围内完成被动运动的一种手法技术，主要适用于关节疼痛、僵硬及活动受限等问题。

一、核心理论

关节松动术是在运动生理、神经生理及生物力学原理的基础上发展形成的。

（一）适度的关节运动有助于软组织损伤修复

软组织被适当拉伸时会出现弹性形变，这是软组织维持正常内稳态的关键。关节缺乏活动或活动受限后，软组织会失去正常的弹性形变，并逐渐变厚、丧失弹性、短缩，最终出现关节活动范围减小、关节僵硬和活动困难。沿机械应力方向适度的主动或被动运动，一方面可诱发牵张反射，有助于软组织的伸长、拉伸强度的增加以及本体反馈的增加，另一方面也可增加韧带和肌腱的营养获取，减少肌腱和腱鞘之间的纤维组织增生与粘连等。

有节律的运动可使关节内产生抽吸作用，可调节关节内压，改善关节内的血液循环，改善运动能力。关节内的滑液对关节的润滑作用是防止关节面磨损和撕裂的重要因素，而这润滑作用需要借助软骨面的相互接触及适当挤压［主要是边界润滑和间质（渗出液）润滑］。但是，若关节静止不动，则会导致滑液的润滑作用下降、营养输入减少以及关节内摩擦增加。因此，主动和被动运动对关节软骨的营养、润滑以及损伤修复非常重要，尤其是对活动受限的人群。关节损伤早期进行一定程度的可控运动可有助于关节软骨损伤的恢复和关节面退

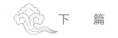

行性变的预防。

（二）适度的关节运动有助于止痛

基于痛觉闸门理论，关节运动可激活大量有髓鞘神经纤维，引起神经系统的痛阈改变和门控系统的关闭；同时，关节运动还可使导水管周围灰质的下行通路抑制，阻断致痛物质的释放而提高痛阈。疼痛和肌肉痉挛的缓解又可进一步增强关节活动范围和运动的灵活性。

二、手法技术

（一）基本运动类型

关节的基本运动类型包括生理运动和附属运动。生理运动是指关节在其生理范围内完成的活动，主动和被动均可完成，如屈伸、收展、旋转等，手法治疗时为被动完成。附属运动是指关节在其允许范围内完成的活动，通常需要施以外力才能完成，不能主动完成，如关节的滑动、滚动、牵引等。例如，借助一手完成的另一手掌指关节的轴向分离。此类运动是维持关节活动不可或缺的运动。

（二）手法等级和施用选择

根据关节的可动范围及手法操作的幅度，常用的 Maitland 关节松动术的手法分级如下：

Ⅰ级——在关节活动的起始端，小幅度、节律性地来回松动关节。

Ⅱ级——在关节活动允许范围内，大幅度、节律性地来回松动关节，但不接触关节活动的起始及终末端。

Ⅲ级——在关节活动允许范围内，大幅度、节律性地来回松动关节，且每次接触关节活动的终末端，需感觉到关节周围软组织的紧张。

Ⅳ级——在关节活动的终末端，小幅度、节律性地来回松动关节，且每次接触关节活动的终末端，需感觉到关节周围软组织的紧张。

Ⅴ级——在活动范围极限处，小幅度、快速地推进，以打断粘连组织。

一般，Ⅰ级和Ⅱ级手法用于因疼痛引起的关节活动受限；Ⅲ级手法用于关节疼痛和僵硬；Ⅳ级手法用于因关节周围软组织挛缩或粘连导致的关节活动受限；Ⅴ级手法技术难度较高。手法分级可应用于关节的生理运动和附属运动。由于生理运动治疗需要关节活动范围达到正常的60%，因此，治疗多用Ⅲ和Ⅳ级手法。

（三）颈椎松动技术的示例

治疗时，受术者应处于放松无痛的体位，常为卧位或坐位，充分暴露治疗的关节，并使其处于放松状态。术者应尽量靠近所施治的关节，一手固定关节一端，另一手松动关节另一端。描述时，靠近和远离受术者身体的手分别称为内、外侧手，靠近头和足侧的手分别称为上、下方手。每次治疗时，一种手法重复3~4次。治疗的总时间为15~20分钟，可每日或隔日治疗。

颈椎的生理运动包括前屈后伸、左右侧屈、左右旋转；附属运动包括相邻椎体间的分离牵引、滑动和旋转。

1. 长轴牵引　受术者去枕仰卧，颈中立位，头部放于治疗床外并枕于术者手掌上。术者坐于受术者头侧，一手托住受术者枕部，另一手托其下颌处，双手沿颈椎长轴做纵向牵引并持续15秒，再放松还原，重复3次。注意，牵引颈椎上段需在颈部中立位进行，牵引中下段则需在颈前屈10°~15°位进行。施加的牵引力应逐渐增加，直至施用全力。此手法为颈椎的一般松动，可缓解疼痛。

2. 旋转摆动　受术者和术者体位同上。术者以右手托住受术者枕部，左手托其下颌处，双手同时使头部向左缓慢转动。当向右旋转时,则手法操作相反。此手法可以增加颈椎旋转的活动范围。

3. 侧屈摆动 受术者和术者体位同上。术者以右手托住受术者枕部,示指和中指放于受术者颈椎左侧拟发生侧屈运动的相邻椎体横突上,左手托住其下颌。随后,术者身体微向左转,使颈椎向右侧屈;若向左侧屈,则上述操作相反。此手法可以增加颈椎侧屈的活动范围。

4. 后伸摆动 受术者体位同上。术者取坐位,以大腿支撑受术者头枕部,双手放于颈部下方向上缓慢托顶颈椎,使其呈现被动后伸。此手法可增加颈椎屈伸活动范围。

5. 垂直按压棘突 受术者去枕俯卧位,双手五指交叉,掌心置于前额,下颌稍内收。术者立于受术者头侧,双手拇指指尖相对放于同一椎体的棘突上,向腹侧垂直推动棘突。可从第2颈椎依次向下或从第7颈椎依次向上移动。此手法可增加颈椎屈伸活动范围。

6. 垂直按压横突 受术者体位同上,术者位置同上。双手拇指放于同一椎体的一侧横突上,拇指指背相抵同时向腹侧垂直推动横突。此手法可增加颈椎旋转活动范围。

7. 垂直松动椎间关节 受术者体位同上,术者位置同上。双手拇指放于棘突与横突之间,并向腹侧推动。此手法可增加颈椎侧屈和旋转的活动范围。

三、适应证与禁忌证

关节松动术适用于因力学因素(非神经性)导致的关节疼痛、肌肉紧张及关节功能障碍。但关节的急性炎症、恶性疾病、关节已有活动过度或不稳、未愈合的骨折或因外伤或其他疾病所致的关节肿胀等,则禁用关节松动术。

第四节　本体感觉神经肌肉促进技术

本体感觉神经肌肉促进技术(proprioceptive neuromuscular facilitation,PNF)是通过刺激本体感受器,促进相关神经肌肉反应,增强相应肌肉收缩能力,并通过调节感觉神经的异常兴奋改变肌张力,促进正常运动方式的活动的一项技术。

一、核心理论

PNF技术是以人体发育学和神经生理学原理为基础,根据人类正常的日常活动的动作模式所创立。

(一)人体发育学原理

1. 所有个体都存在尚未开发的潜能 治疗时需充分激发受术者的潜能。

2. 治疗遵循运动功能发育顺序 正常运动功能的发育是由头至足或自近端向远端的顺序发展,而肢体的运动及稳定性的发育亦由近到远。治疗时应遵循发展头颈运动—躯干运动—四肢运动的顺序。四肢运动的发展也应先近端后远端。

3. 利用反射调整各种活动 早期活动由反射活动控制,成熟运动通过姿势反射增强。

4. 利用运动功能的发育具有周期性倾向的特点 屈肌优势和伸肌优势可以转换并相互影响,因此,治疗时可在屈肌优势时选择刺激伸肌,而在伸肌优势时选择刺激屈肌。

5. 运动功能的改善取决于动作的学习 不断刺激和重复活动可促进动作的学习和

巩固。

（二）神经生理学原理

1. 交互抑制　主动肌的收缩伴随着拮抗肌的抑制,这种相互抑制作用是协调运动的保证。

2. 连续诱导　拮抗肌的收缩可增加主动肌的兴奋。

3. 扩散　人体产生的兴奋性或抑制性的反应强度和传播速度,可随刺激强度和数量的增加而增加。

4. 后续效应　刺激效应在该刺激停止后仍然持续存在,且随着刺激强度和持续时间的增加而增加。

5. 空间和时间总和　在身体不同部位同时给予阈下刺激,可增强神经肌肉的兴奋;在短时间内给予连续的阈下刺激可引起神经肌肉的兴奋。组合空间和时间的总和可以获得更大的活动。

二、手法技术

（一）基本程序

1. 手法接触　术者用手直接接触受术者皮肤的暴露部位,以利于刺激皮肤和其他压力感受器。采用蚓状肌握法,即握持时掌指关节屈曲,指间关节均伸直。此握法既有利于握持受术者肢体,引导正确的运动方向,但又不会阻碍运动,而且抓握时对肌肉的挤压有助于增加相应肌肉的收缩力,还可避免疼痛。

2. 最佳阻力　因抵抗阻力而产生的肌肉主动收缩是最有效的本体感觉促进。术者施加的阻力应能引起相应肌群等长或等张收缩,但以不阻碍受术者完成整个关节运动范围的动作为宜,同时以不引起疼痛和不必要的疲劳为度。

3. 牵伸　肌肉被牵伸到一定程度或收缩使肌张力增加时,会引起牵张反射。牵张反射可激发自主运动,增强较弱肌肉的收缩力和反应速度,也有利于姿势控制。

4. 牵引和挤压　牵引一方面可形成牵张反射,另一方面可增加关节间隙,激活关节感受器,促进关节周围的肌肉(尤其屈肌)的收缩。对关节进行挤压,可以激活关节感受器,提高抗重力肌肉的收缩力,增加关节的稳定和负重能力。

5. 时序　运动发生的先后顺序被称为时序。正常运动的顺序是从远端往近端发生。因此,治疗中应先易化远端肌肉收缩,再易化近端肌肉收缩。

6. 术者体位和身体力学　术者采用的体位应使身体与预期运动和施力方向一致,合理利用自身重心,注意观察受术者对运动的反应。

7. 言语刺激和视觉反馈　术者在恰当时机的口令以及受术者视觉的参与,可以有效促进肌肉的收缩,协助受术者控制或纠正姿势和动作。

8. 强化　对较强肌肉施加阻力,以引导较弱肌肉收缩,使其产生的反应强度或影响范围增加。

（二）特殊手法技术

1. 节律性启动　在关节活动范围内,受术者由被动运动逐渐增加力量,继而转为主动抗阻运动;可有助于启动运动,改善运动节律。

2. 等张组合　集肌肉向心性、稳定性和离心性收缩的一组连续动作;可控制和协调主动运动,增加肌力,增加主动运动的范围。

3. 拮抗肌反转　包括动态反转、稳定反转以及节律性稳定。

动态反转是指在不停顿或放松的前提下，主动运动从一个方向转变到其相反方向；有助于增加主动的关节活动范围，增加肌力和肌肉的协调性。稳定反转是指施加足够的阻力对抗交替等张收缩，即受术者对抗阻力但不产生运动；可增加肌力、稳定和平衡及主动肌和拮抗肌间的协调性。节律性稳定是指交替的等长收缩对抗阻力；可增加肌力、主动和被动关节活动度，减轻疼痛和增强稳定和平衡。

4. 反复牵伸　包括起始端和全范围反复牵张。牵张反射既可利用拉长紧张的肌肉引出，也可通过收缩紧张的肌肉引出；反复牵伸可增加肌力和主动关节活动度，防止或减轻疲劳等。

5. 放松技术　包括收缩 - 放松和保持 - 放松。收缩 - 放松是指功能受限的肌肉在维持充分抗阻的等张收缩活动之后放松，然后再运动到增加的活动范围，可增加被动活动度。保持 - 放松是指肌肉抗阻力等长收缩后放松，可减轻疼痛和改善被动关节活动度。

6. 重复　主要用于功能活动的训练。术者将受术者肢体放于活动结束的位置，此状态下的主动肌均处于短缩状态。术者施加一定阻力，受术者肢体保持这一位置。嘱受术者放松，术者带动受术者肢体被动向反方向移动少许，再让其返回到活动结束位。每次运动的重复应尽量向关节活动的初始位靠近，以增加关节的活动范围。

（三）基本运动模式

肌肉与相同关节（协同肌）和相邻关节（辅助肌）的肌肉共同收缩，被称为协同收缩，这是正常活动的特征，也是 PNF 运动模式的基础。PNF 运动模式是同时在三个层面上发生的组合运动模式，即矢状面的屈伸、冠状面的收展和横断面的旋转，可促进身体两侧的相互影响，又被称为"螺旋对角交叉式"的运动模式。

PNF 技术特征是肢体和躯干的对角线和螺旋形主动、被动及抗阻力运动，强调多肌群和多关节参与的整体运动，而非单一的肌肉和关节活动，并主张通过手法接触、语言指令和视觉引导来影响运动模式。

三、适应证与禁忌证

PNF 技术广泛应用于骨科和神经系统疾病的康复，如软组织损伤、骨关节疾患、脑卒中后偏瘫、脊髓损伤、帕金森病等。若治疗部位合并有皮肤感觉障碍或皮肤感染，患有听力障碍、开放性损伤、骨折或骨折未愈、骨质疏松等病症，或对指令不能正确反应的婴幼儿等，则不宜采用此技术。

（熊　英）

复习思考题

1. 脊骨神经医学中的半脱位定义是什么？其对理解脊柱扳法的适应证有何启发？

2. 麦肯基疗法对推拿手法的临床运用有何启发？

3. 如何借鉴关节松动术的核心理论来解释推拿运动关节类手法可"舒筋通络、活血止痛、滑利关节"？

4. PNF 技术的技术特征是什么？对推拿运动关节类手法的临床运用有何启发？

◇◇◇ 主要参考书目 ◇◇◇

1. 王金贵. 王金贵津沽脏腑推拿心法 [M]. 北京：中国中医药出版社, 2017.
2. 陈志华. 中医学解难：推拿分册 [M]. 天津：天津科学技术出版社, 1987.
3. 周同, 王于领. 运动疗法 [M]. 广州：中山大学出版社, 2017.
4. 张宏, 姜贵云. 物理治疗学 [M]. 2 版. 北京：人民卫生出版社, 2019.
5.《运动康复技术》编写组. 运动康复技术 [M]. 北京：北京体育大学出版社, 2015.
6. 燕铁斌. 物理治疗学 [M]. 3 版. 北京：人民卫生出版社, 2018.
7. 王雪强. 关节松动术 [M]. 北京：科学出版社, 2012.

复习思考题
答案要点

模拟试卷